龙川胡氏医学研究

胡震来医案探微

主　　编　胡为俭

副 主 编　来雅庭　张贵才　黄　辉

主　　审　胡鹏飞

编　　者　胡为俭　来雅庭　黄　辉　张贵才　江国庆　徐子航
沈智斌　凌文生　李　海　潘　兵　吴　洁　裴国勇

编者单位　黄山市中医医院，黄山市新安医学研究中心
新安龙川胡氏内科流派工作室

人民卫生出版社

·北　京·

图书在版编目（CIP）数据

胡震来医案探微 / 胡为俭主编. -- 北京 ：人民卫生出版社，2026. 1. -- ISBN 978-7-117-37569-6

Ⅰ. R249. 6

中国国家版本馆 CIP 数据核字第 2024A3E728 号

胡震来医案探微

Hu Zhenlai Yi'an Tanwei

主　　编：胡为俭
出版发行：人民卫生出版社（中继线 010-59780011）
地　　址：北京市朝阳区潘家园南里 19 号
邮　　编：100021
E - mail：pmph @ pmph.com
购书热线：010-59787592　010-59787584　010-65264830
印　　刷：北京汇林印务有限公司
经　　销：新华书店
开　　本：710 × 1000　1/16　　印张：18.5　　插页：8
字　　数：262 千字
版　　次：2026 年 1 月第 1 版
印　　次：2026 年 2 月第 1 次印刷
标准书号：ISBN 978-7-117-37569-6
定　　价：68.00 元
打击盗版举报电话：010-59787491　E-mail：WQ @ pmph.com
质量问题联系电话：010-59787234　E-mail：zhiliang @ pmph.com
数字融合服务电话：4001118166　E-mail：zengzhi @ pmph.com

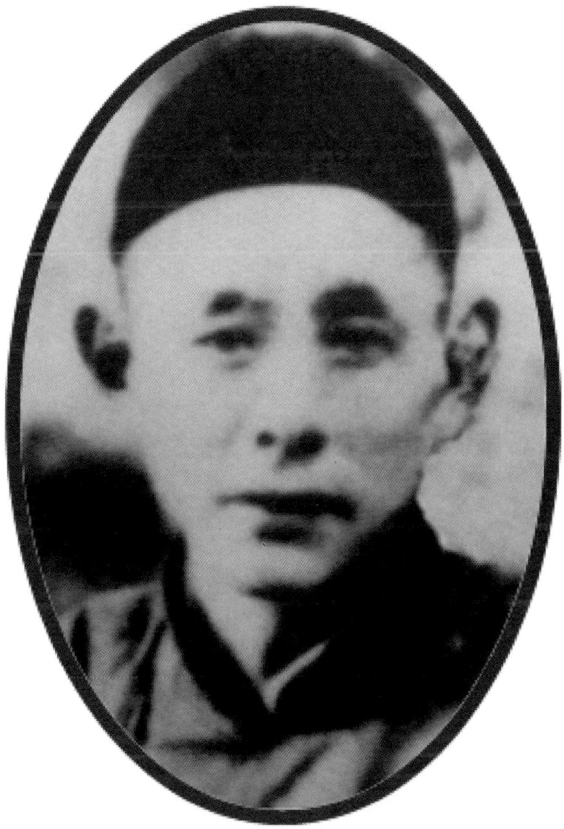

图1　胡震来先生

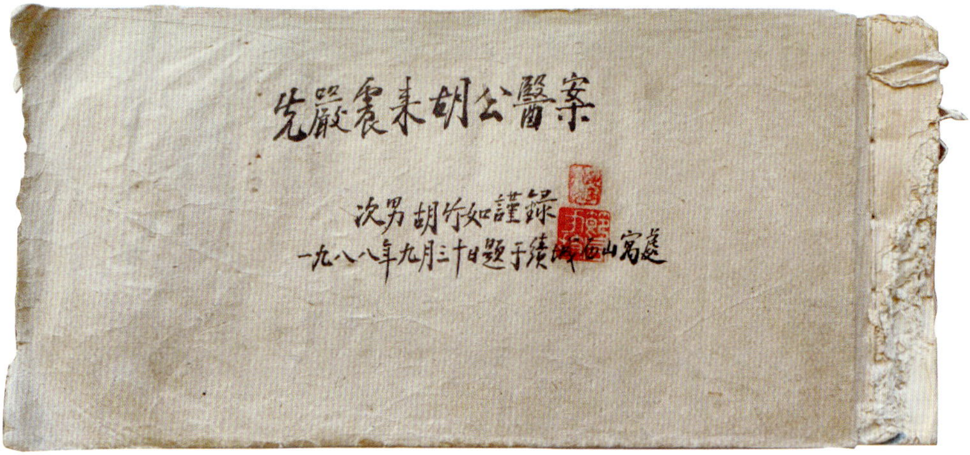

图 2 《先严震来胡公医案》手抄本

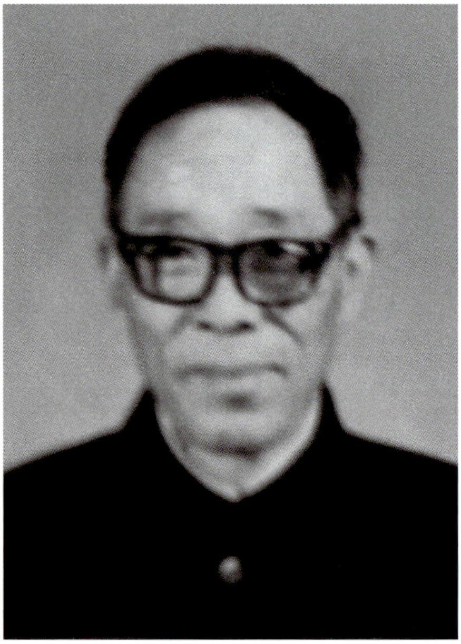

图 3　胡节君先生（字竹如）

李序

名老中医临证医案，是中医药学宝库中重要组成部分，在传承与发展中医学中，最具学术研究价值。国学大师章太炎先生尝言："中医之成绩，医案最著。欲求前人之经验心得，医案最有线索可寻，循此钻研，事半功倍。"清代医家周学海也曾说："每部医案中，必有一生最得力处，潜心研究，最能汲取众家之长。"因此，医案是历代医家活生生的临证记录，也最能反映各医家的临床经验，对现代中医临床具有重要的指导意义。

古徽州历来人杰地灵，名医辈出，医学世家众多，其家族医学传承，成为新安医学创新与发展的重要形式。早在北宋时期，新安名医张扩（字子充）受学于有着"北宋医王"之誉的蕲水世医之家庞安时（字安常）。后又闻蜀中名医王朴善脉学，便前往拜师学《太素》，历尽艰辛尽得其学。由此，"术亦高而名益著"。张扩后传学于其弟张挥（子发）、子师孟（彦醇），挥再传学于子彦仁，彦仁又传学于子张杲，杲又传学于子张九万。故有"三世授受，相传一脉"之说，成为有史料记载的新安世医第一家。而张杲著的《医说》亦成为中医学第一部医史研究专著。如今众多新安医学世家，仍沿袭传承家学，服务在疗伤愈病的医疗一线。最具典型代表性医学世家是北宋张扩后裔、传承至明代的歙县定潭"张一贴内科"，歙邑"黄氏妇科"、绩溪"龙川胡氏内科"、歙县富堨"王氏内科"、蜀口"曹氏外科"、上丰舍头"程氏内科"、郑村"郑氏喉科"（西园喉科、南园喉科）、吴山铺"程氏伤科"、祁门"胡氏骨伤科"、婺源"溪源程氏医学"等，其中绩溪"龙川胡氏医学"世家，学有渊源，医门兴旺，医术彻邻，堪为医学世家之佼佼者。尤其是胡氏世家第10代传人胡震来先生，才学宏富，医技超群，名震三邑，有着“识超学粹，仙手佛心”之称誉。时至今日，绩溪龙川医家故地仍保存着旧居、门匾、诊疗用具、遗著医案等许多医学文化历史遗迹与典故，被当地龙川景区列入“乡贤榜”并设专柜宣传。岁月烙印，彰显着胡氏医学世家历史的辉煌。

绩溪与歙县同属于徽州，龙川与定潭山水相连，为钟灵毓秀之地。早年余曾耳闻胡震来先生诊疗事迹，名贯邻里，正所谓名门出名医，名医在民间。多年来“龙川胡氏医学”与余之“张一贴内科”世家，互为信仰，友善交往。在过往的社会医疗活动中，与年长些的胡震来次子、安徽省名老中医胡节君，三子、安徽中医药大学伤寒论教授胡煌玙相识相交，业内交流。20 世纪 50 年代，余与煌玙同在安徽中医学院师资班学习，留校任教，成为同窗故友。后又与节君长子，原绩溪县中医院院长、县卫生局局长胡鹏飞，节君三子、原黄山市中医院党委书记兼院长胡为俭，更显岁月情深，多次亲临参加吾举办的学术论坛，同习共勉。他们皆秉承世家医钵，坚持临床与教学相实践，从众医中脱颖而出，参与当地医事管理，在各自岗位上皆做出了显著成绩。

2014 年始，胡为俭先生在其父胡节君整理的《先严震来胡公医案》手抄本基础上，再次对胡震来在民国时期遗留下的 584 例医案，以及部分医论医话，进一步系统整理和研究，加注按语，并挖掘出新的世家文化史料，理顺了传承关系，撰写了大量相关的学术论文，经整合撰成了《胡震来医案探微》一书，特来请余作序。余初稿阅后，备感医案论述之质朴，学识经验之丰实，特色亮点之纷呈，尤其可贵的是在急危重症的辨治和临证组方用药方面更彰显出精思而慎发，究名家之大法。一诊一法，一方一药，必穷其要领，而后治之。读之令人耳目一新。这部医案著作的成型，承载着“龙川胡氏医学”世家三代人的辛勤汗水，凝聚着 80 余年前其先祖的灵验经验，必将为医之后学带来无限的启悟，值得一读，吾亦愿为之序。

《史记·扁鹊仓公列传》中曰：“人之所病，病疾多；而医之所病，病道少。”学时总觉方书多，临证方知法药少。厚积薄发由博返约，是读书成才的必然过程。熟读深悟前人的经典医案，获取到宝贵的医家经验，实属走向成功的一条捷径，方能应对疾病的错综万变，才可临证做到有的放矢，以提高临床疗效。为俭秉承家学，坚守家风，敢担世家重责，勇探名医绝学，为振兴新安医学添砖加瓦，其志可嘉，而世家有望矣。

李济仁

2020 年 9 月 7 日

编者注：李济仁，我国著名中医专家，中国中医科学院学部委员，首届“国医大师”，享受国务院政府特殊津贴，是我国《内经》学科和风湿病学科的带头人之一，中华中医药学会终身成就奖获得者。

前言

新安医学源于上古，萌于晋唐，形成于宋元，兴盛于明清，流传至今，是中国传统医学的重要组成部分。新安历代医学世家众多，家族传承是新安医学传承发展的重要形式。绩溪县“龙川胡氏”就是新安医学世家中的重要一支。从清代中期龙川胡氏三十六世胡仲伟算起，传承至今已历十二代，胡震来是“龙川胡氏医学”第十代传人，民国时期的新安医家，其临证医案由次子胡节君于1988年整理完成《先严震来胡公医案》手抄本。胡节君三子胡为俭为继父志，光大家学，于2014年由黄山市中医医院申报“新安医家胡震来临证经验整理研究”科研课题，获批安徽省卫生和计划生育委员会中医药科研课题项目（卫中医药秘〔2014〕140号）。在胡节君所整理的《先严震来胡公医案》手抄本的基础上，加以分类编排、校对注解，并挖掘研究“龙川胡氏医学”家传史料的成果附于其后，定书名为《胡震来医案探微》，正式列入整理出版计划。承续三代世医心血之作，历时八十余年世家医涯之经验总结，终得以面世。

一、胡震来生平与学术

胡震来（1896—1943），字雨田，绩溪县龙川人，“龙川胡氏医学”第十代传人，世医胡爻吉之子。少时随伯父胡象离习医，承袭家业，攻读医典，广搜医案，融会贯通，医术渐进，医名日盛。时人罹重疾，得其治者方无有遗憾，有“妙手到处，无不成春”之誉，求医者远及江浙与徽宣各地。民国三十二年（1943年）春，绩溪县内发生流行性脑脊髓膜炎，胡震来先生日夜救治患者，数月间未安枕席而染斯疾，英年早逝，享年四十八岁。

胡震来先生临证学术经验根植于《黄帝内经》(简称《内经》),旁征于李东垣、朱丹溪、徐灵胎、喻嘉言、陈修园、王孟英、陆以湉等名家思想,善于吸取前贤经验并加以灵活运用。辨证上重视脏腑、经络、气机的辨治理论,临证十分重视肺气的宣畅、胃气的降和在生理、病理上的重要作用,认识到气机失调是人体疾病发生的主要病机之一,各种病证的治疗反复使用疏宣法、分消法、分利法等治法,以疏通气机,使其条达,提高临床疗效。他强调辨证是施治的依据,认为:"辨症之难,甚于用药……医以意会也,阅者审之。"提出要以"症"宗法,才能使治则与病症相一致。形成重视辨证、诊必求细、法必求良的辨治思想。治疗时经方、时方、验方并重,唯求一效,无门户之见。临证用药特色鲜明,亮点繁呈,彰显出其组方用药特有风格。一是组方擅用对药与炮制之药,意在以药助药,融合药力,提升疗效,首倡对药炮制新方法;二是掌握病情,体恤民意,组方喜用乡间食用"弃材",彰显简、便、验、廉的中医辨治精髓;三是汤剂方中善择膏、丹、丸、散等剂型为伍,意在明辨病情,对症施治,以丸助汤,突出缓急两宜的愈病遣方用药特点,全面发挥了中药各种剂型的协同作用。同时,胡震来先生十分重视道地药材使用,讲究药材的正品实料,处方中每每冠用双复语,提请药店与病家的重视,为增效愈病多份保障。如处方上往往有上上潞党参、上上瑶桂片、上上正官别、上上西琥珀、上上川象贝、上上金钗斛,及真正龟胶珠、真正古勇等要求,体现识斯病、善其药,追求急症危象卓著治疗效果的高标准严要求。此外,善适时采用当地野生新鲜草药,择取鲜药的短、平、快作用,利于药效的早期发挥,如新鲜败酱草、新鲜稻穗、新鲜枇杷叶、新鲜芦根等。凡此种种,从而临证施治用药自成一体,读之获益良多。

胡震来医案病机分析透彻,病状描述细致,症候比喻贴切。尤其按语朴实,语意简明,词句易懂,体现了乡间世医的简朴本质。对温热病、伤寒、疟疾、鼓胀、脘腹痛、血证、哮喘等急危重症的预后、转归传变都有较为明晰的判断,形成了胡氏医学特有的诊疗经验。同时他还善于对前医方案得失的学习,择善从之。在"湖村,聘珍令郎案"中曰:"爰将方案抄存以备后辈检览,俾知予临症不苟煞费苦心矣。”以此积累经验，启迪后人。该案也成为世家经典传承教案之一。每遇转诊来的疑难重症患者，震来先生喜在案末注明“管窥若此，质之前医以为何如，并乞酌正”或“爰邀某某互相斟酌”等虔敬用语，诚榷前医。这种慎理疾病、精准置方的理念，虚心与同道推诊论治的谦逊诊务作风，开启了同道间真诚友善、合作互助的诊疗新风，彰显堪为一代名医大家之风范。

二、胡节君《先严震来胡公医案》手抄本简介

胡震来次子胡节君先生，早年以先父病案临习取验，用心悟要，又历经数年整理编抄，于 1988 年完成了开篇大作《先严震来胡公医案》手抄本。

该自制抄本为长方形，开本为 27cm × 13cm，采用宣纸正反拆页、毛笔小楷繁体字抄录，字体工整。抄本封面封底页，采用二层厚牛皮纸制作，选白麻线装订成一册，品相尚佳。封面与扉页反面，从左至右大号楷字繁体横写《先严震来胡公医案》书名，下接小楷字，从左至右横写“次男胡竹如谨录”，另下行为“一九八八年九月三十日题于绩城西山寓处”，在署名及年月日近尾处，上钤阳文朱印“胡节君印”与“节君手按”方形篆书印各一枚。同时，在扉页反面左侧，还载记“父亲生于一八九六年殁于一九四三年农历四月十四日”之辰文。《先严震来胡公医案》正文首页，右下角由上而下除盖有封面两枚印章外，中间又插盖“胡节君章”篆体方印一枚。整个抄本左外侧页边面，用墨汁图成黑延，条色匀晰。原抄本无目录，前无序文或说明，后无跋文或编后语，不分卷，无页码，经清点全本共 364 页。可分为两部分：前部分为“震来医案”，计有 206 页；后部分主要载录民国时期海上诸多名家医案，其中也夹载少量震来、树人、节君父子治验方案，计有 158 页。

原抄本“震来医案”大体按内、外（均含小儿科）、妇产科、五官科等科属病证编次抄写，经统计共涉及各类病证 83 种。所属诊案号，由胡节君用朱红笔加编，共有诊次医案“六百零七”例，现经整理归类，并插入“先父医案拾遗”部分，共为 485 例医案。其中急危重症病案占 72%，转诊求医病案占 21%，病家延请出诊病案亦占有一定的比例。“震来医案”后载有“先父出诊日记一则”及保成、宝如、木如等子女有方药无脉案7例，又附家用“火烫药神验方”一首。抄本紧接依序录有王仲奇先生方案、思补山房医案、孟河黄体仁先生医案、王一仁《临证笔记》、金鹤琴《扶云轩录案》，以及民国时期海上及孟河医派陶可箴、叶劲秋、徐健民、曹家达、费绳甫、张聿青、丁济万、叶熙春等著名医家诸多经典验案，其后有“公元一九五〇年树哥（胡树人）治验方案”多例，下又接“震来氏治验方案”6例8诊次，临证心得感悟，采用医案医话体裁形式载记，成为震来先生最为满意的经典案例。其中有两例医案是对“震来医案”中案例的补充说明。在抄本的最后部分为“节君治验方案一九五〇年”，记载了胡节君在“余杭黄湖独山桥”“绩溪”等地诊治验案6例22诊次，其中有一诊案用蓝色钢笔书写。综合多处参夹载记震来无序号或拾遗或治验方案等诸医家医案看，节君先生早期临证从医，以学高为范，取验致用。在完成“震来医案”的整理后，又新发现部分“震来方案”和其他医家案例，而逐一随补随记递增抄录成册。此后，人度晚年，自感肩担世家之责任，思恩父之情怀，又经慎细勤录整理，最终于1988年装订为抄本。

胡节君编著《先严震来胡公医案》，是依次按内、外、妇产、五官科等科属、病证抄录整理而成，不少儿科医案皆插入前属科病证中。整个医案病证排序脏系未分，尚欠系统性、规范性，不便于现今查阅和学习。为了进一步传承胡震来先生的临证经验，将龙川胡氏医学的学术特色发扬光大，在不影响原著风格、不破坏原病案体例情况下，我们参照周仲瑛主编的新世纪（第二版）全国高等中医药院校规划教材《中医内科学》和《实用中医内科学》之病证分类，按篇、节、病证顺序排列，对手抄本原有的病证科属排序做了一定调整，重点就内科部分病证，依系进行合理排次，将同一医案复诊病案归附首诊后。

全书分上篇和下篇。上篇为胡震来医案，主要包括内科病证（含儿科病证）、外科病证（含儿科病证）、妇科病证（含儿科病证）、耳鼻口目病证及医案医话。上篇以内科病证医案为主，占调整后案例的81.2%（394例）。内科病证又分为外感病证、肺系病证、心系病证、脾胃病证、肝胆病证、肾系病证、气血津液病证、肢体经络病证八节。同时，为方便读者对医案的解读，我们针对每个病证，集中加编了按语，以突出病案的经验价值。下篇为龙川胡氏医学研究成果，刊载近年来在整理挖掘研究龙川胡氏医学世家传承及历史文献资料考证论文七篇，胡震来临证学术经验总结等专题论文五篇，全面系统地介绍这一时期对龙川胡氏医学整理研究成就，从而使读者在阅读胡震来医案的同时，又了解了龙川胡氏世医家族历史传承进程。是书集医案及学术经验总结于一体，以新的视角展示龙川胡氏医学近年来在整理研究上的成果。

原抄本《先严震来胡公医案》中的案例，多无年份记载，月日采用阴历（农历）记述，多数案例姓名、年龄、住址、用药剂数等信息记载不详，但对邻村患者或较为熟知的亲朋患者，有具体住地和称呼。从有记载地址的医案看，病源大多来自绩溪及绩溪邻近的歙南、旌德、浙江昌化等地的患者。在胡震来 485 例医案中，具体写明一诊患者的医案，约占医案的 68%，而诊次最多患者医案为 25 诊，平均每位患者就诊 1.3 诊次。究其缘由，有以下几个方面：一是大部分患者诊断准确，立法、处方、用药切合病机，故而一药而愈。二是部分患者，家贫难以承受高昂的诊费药费，无力续治，未能应诊。三是部分患者，路途较远，就诊不便，病情有所好转后终止了治疗，在家静养。从其复诊患者来看，通过便条或家属代言的情况占有一定比例。四是部分患者，病急乱投医，在一诊病情尚未稳定，听从他言，而又转诊于他医，或求助他法，造成没能续诊。此外，古时受诸多条件因素限制，不重视所留医案诊次的整理存盘，故也发现部分医案，一诊时便载“再仿原意加减”，这类病案我们仍按一诊案例统计。

在六例“震来氏治验方案”医案医话中，有两则病案与“震来医案”中两例医案有对应联系：一是汪浩如案，后附述有“（父亲诊治方案参阅四百三十七至四百三十九）”；二是章灶玉案，后附载有“方案见一百五十九至一百六十一”。医话对医案起到了补充作用。其中还载有一则病案，曰“子承先生，绩城，民国二十三年六月十三日”，这是唯一有年份（时即公元 1934 年）记载的医案。而“先父出诊日记一则”开篇载“民国二十八年十月十六日，由油坑口赴”，时即 1939 年。故据医案医话与出诊日记内容所载看，应该源自胡震来先生生前所作。上述佐证说明，

“震来医案”留存年代为1934至1949年左右。此外，在抄本“震来医案”中，保存部分“树人撰方”病案，从脉案记述看，长子胡树人已师承多年，业时已达到独立应诊阶段，人成医就，也印证离1939年不远，最晚推至震来先生祭年即1943年。在此时期，震来先生步入中年，医事技艺达到鼎盛阶段，与众多世家名医具有相同的愿望，在有生之年，将毕生学验总结出来，传授后人。但事不遂人愿，终因突染瘟疫，而英年早逝，遗憾终生。更因时代更迭，事过千秋，“震来医案”原案诊疗处方，目前未能发现，释谜有待今后新史料的挖掘研究定论。

“震来医案”文字用词古朴，新安地域性和民国时代性特征十分明显，弥足珍贵，根据“保护为主，抢救第一”的原则，为尊重手抄本原著原貌，这次整理编注，对原案原文记述内容，基本保留了民国特定时期中医术语、地方口语用词、书写习惯，药名与用药剂量单位、古病名诊断及部分没有明确病名诊断的医案，不作强行改动，维持原貌，但处方用药中随文脚注的炮制要求以“( )”形式标出，加标点，将繁体字竖排改为简体字横排。原抄本无目录，现依据正文编列目录。由于时代变迁、地域局限和特定所指，手抄本中很多名词(如病证名词、药名、地域名、称呼、人名)不为现代中医所熟知，故随文在首见处出注说明。其他不明之处亦出注释。手抄本存在的异体字、古体字、通假字、避讳字、生僻字词等，疑有讹、脱、衍、倒的情况，保留原文出校记，但鸟乌、日曰之类属明显笔误者径改不出校注；对于个别内容完全重复的条目，亦保留原貌，并在重复处出注说明。

三、胡震来医案校注说明

令正:旧时尊称对方的嫡妻(正室)。

左,右:左指男性,右指女性。

矦:“侯”之异体字,“侯”“候”通假,其义为等候。

苏花粉:天花粉。

树人:胡树人,字木如,胡震来先生长子。

参贝皮:陈皮。

参贝青皮:青皮。

崔氏夏:即半夏。因炮制方法不同而得名。

胠:指腋下。

南烛子:乌饭果。

赖氏红:化橘红。产自于广东化州道地药材。

腹笥膨脝:病证名,鼓胀。笥(sì):指盛饭食和衣物竹器,借指腹部。

丝绵炭:止血散瘀药,由丝绵经煅制而成。

菟丝饼:古方制剂,又称“大菟丝饼”,由菟丝子、鹿茸、附子、泽泻、川芎等十余种药按古法配比炮制而成,主治虚劳瘘弱,元阳痼冷。

曩昔:往日,从前。曩读 nǎng。

鸡拒子:又称作鸡距子、枳棋子、金钩钩等。

百药煎:中药名。五倍子同茶叶等经发酵制成,润肺化痰,止血止泻,解热生津,主治久咳劳嗽、便血、泄泻、脱肛、暑热口渴。

古勇:即古勇连。指产自云南古勇山道地药材黄连。

范志曲:范志神曲。源自《卫生鸿宝》卷一,由香附、槟榔、乌药、白芷、茯苓等近四十味药物组成。适用于感冒发热,及伤食腹痛等。

饮痛:古病名。《医学心悟·心痛》:“饮痛者,水饮停积也,干呕吐涎,或咳,或噎,甚则摇之作水声,脉弦滑,小半夏加茯苓汤主之。”另有“饮心痛”一证,亦称停饮心痛,指水饮、痰涎上乘于心所致的心痛(见《备急千金要方》卷十三)。

一候:五天为一候。

官别:别直参。

更衣清薄:大便溏薄。

插胁伤寒:风温身热不解,瘀留于肺、肝血络之中,咳嗽呼吸两胁引痛谓之。

千搥草:千捶草。搥为捶的异体字,搥同捶。

息贲:古病名,又名肺积。指因肺气壅积、气道不利所致右胁下积块大如覆杯,伴喘息奔溢、背痛少气诸证。《难经集注》云:“息,长也。贲,鬲也,言肺在膈上,其气不行,渐长而通于膈,故曰息贲。一曰:贲,聚也,言其渐长而聚蓄,肺为上盖,脏中阳也,阳气盛,故令人发肺痈也。”

西活石:西滑石。

飞活石:飞滑石。

甜茶:产自南方多省。性甘凉,入肝、肺、膀胱经。有截疟,利尿降压之功效。

泛事:指月经。泛:意同汛。

胃风:古病名。风邪中于胃者。以腹胀、泄下、多汗、恶风为特征。

廓清:意为澄清、肃清、清除。此处指肺的肃降功能。

豸(zhì):没有脚的虫子,又作虫子的通称,此处喻指病。《尔雅·释虫》:有足谓之虫,无足谓之豸。

平蕃:川贝母。产自四川松潘道地贝母,故又称松贝。

乳稚:指幼儿。

单腹:疑为“单腹胀”的简称,四肢不肿而腹大如鼓的病症,即鼓胀,又称臌胀。张景岳《景岳全书·杂证谟》曰:“单腹胀者,名为鼓胀,以外虽坚满而中空无物,其象如鼓,故名鼓胀。”

呃忒:呃逆。

□为字迹不清无法辨识者。

另外,剂量单位的换算使用上,有必要特别做出说明。民国四年(1915年),北洋政府公布《权度法》,实行公制与营造库平制并行,规定营造库平制为过渡辅制,以公制为比较标准。公制重量以公斤为单位,公斤以千克原器为准,一公斤合1.675库平斤。民国十七年(1928年),国民政府公布《中华民国权度标准方案》,规定标准制和市用制并行,标准制即《权度法》之公制。标准制单位与公制单位同。但徽州为偏远山区,从明清时期度量衡制度(库平制)向民国时期标准制过渡的过程相对缓慢,民间多沿用库平制。按库平制折合成现代法定计量单位,则一斤约合596.82克、一两约合37.3克,一钱约合3.73克、一分约合0.373克,可供临床学习使用时参考。

四、结语

胡节君先生临证医涯初期，勤于学，善于识，在完成胡震来医案的整理工作后，又不断收集摘抄中华人民共和国成立前报刊或流传当世的名家验案，累积成册。节君先生不以术豪，而以积验学承父志为己任。诊余暇时，午夜挑灯，沥笔索文，每获效验良案，辄即手钞撮，铢积寸累，终成一就。对传承家学，总结先人经验，延续家业，用心备至，医绩卓著。同时，抄录并保存大量中华人民共和国成立前后珍贵的海上名家医案文献史料。特别是135诊次“王仲奇先生方案”，及后夹载的王仲奇五例经典医案，据初步考阅，这些医案是目前已出版的两部《王仲奇医案》所未记载的医案，是研究探讨王仲奇学术经验的珍贵文献资料，对于研究王仲奇海上与徽州诊疗轨迹及两地中医药交流，皆有着重要的临床研究价值和重大的现实意义。

编者

2022年12月

目录

上篇

胡震来医案

第一章　内科病证

第一节　外感病证......002

一、温病......002

二、风湿......013

三、疟疾......014

（一）疟疾......014

（二）温疟......016

（三）肺疟（风疟）......017

（四）牝疟......018

（五）脾疟（温病）......019

（六）寒热类疟......021

第二节　肺系病证......026

一、咳嗽......026

二、喘证......033

三、哮证......037

四、肺胀......039

五、肺痈......041

六、咯血......042

七、肺痨......049

八、鹭鸶咳......050

第三节　心系病证......052

一、心悸......052

二、胸痹......054

三、不寐......056

四、多寐......060

五、痫病......061
六、癫狂......062

第四节　脾胃病证......065
一、胃脘痛......065
二、吞酸......068
三、嘈杂......069
四、呕吐......070
五、噎膈(格拒)......072
六、腹胀......073
七、腹痛......074
八、脘腹痛......078
九、饮痛......080
十、呃逆......082
十一、泄泻(洞泻)......085
十二、五更泻(肾泻)......090
十三、痢疾(肠澼、滞下)......091
十四、疳积......097

第五节　肝胆病证......099
一、胁痛(插胁伤寒)......099
二、积痞(积聚)......105
三、鼓胀......107
四、息贲(肺积)......110
五、头痛......112
六、眩晕......115
七、中风(类中)......116

第六节　肾系病证......118
一、水肿......118
二、淋证(淋沥)......124
三、尿浊......127
四、癃闭......128
五、遗精......129

第七节　气血津液病证......131
一、郁证......131
二、厥证......132
三、便血......136
四、吐血......138
五、鼻衄......140
六、消渴......141
七、汗证......144
八、内伤发热......148

第八节　肢体经络病证......149
一、痹证(痹着)......149
二、历节风......154
三、颤证......155
四、痉证(刚痉)......157

五、腰痛......161
六、痿证......162

第二章 外科病证

一、痄腮......164
二、疮疡......166
三、斑疹......168
四、麻疹......171
五、丹毒(大足瘟)......174
六、狐疝......182
七、白痦......184

第三章 妇科病证

一、产后病......192
二、带下......193
三、月经不调......194
四、痛经......197
五、经前手足痛......198
六、倒经......198
七、经后咳嗽......199
八、经来腰痛......200
九、月经过多......200
十、崩漏......201

第四章 耳鼻口目病证

一、鼻渊......202
二、口糜......203
三、牙疳......204
四、喉痹......206
五、缠喉风......209
六、目疾......209

第五章 医案医话

一、便泄案......212
二、汪浩如腹痛案......213
三、疫痢流行,善用人参败毒散......213
四、咳嗽案......214
五、探吐之法治痰饮案......214
六、内风旋动案......215

下篇 龙川胡氏医学研究成果

第六章　龙川胡氏医学世家研究

一、《龙川胡氏医学家真迹》校注……219
二、一份见证“龙川胡氏医学”世医家族传承的珍贵文献
——《龙川胡氏医学家真迹》解读……220
三、新安“龙川胡氏医学”世家传承研究……224
四、“龙川胡氏医学”始祖胡仲伟史料求实……227
五、龙川胡氏医学世家文化传承彰显“医者意也”的核心价值……231
六、从龙川走出来的新安名医胡节君……235
七、“龙川胡氏医学”世医生平及传承简介……244

第七章　胡震来学术经验研究

一、世传名医胡震来……255
二、胡震来辨证论治急危重症学术经验探析……258
三、胡震来临证组方用药特色三则……264
四、王仲奇、胡震来辨治汪浩如验案赏析……271
五、胡震来：一位把毕生献给了中医急症事业的医家……273

历史的责任，世家的重托——《胡震来医案探微》编后语……280

附录　绩溪“龙川胡氏医学”历史文化遗存……283

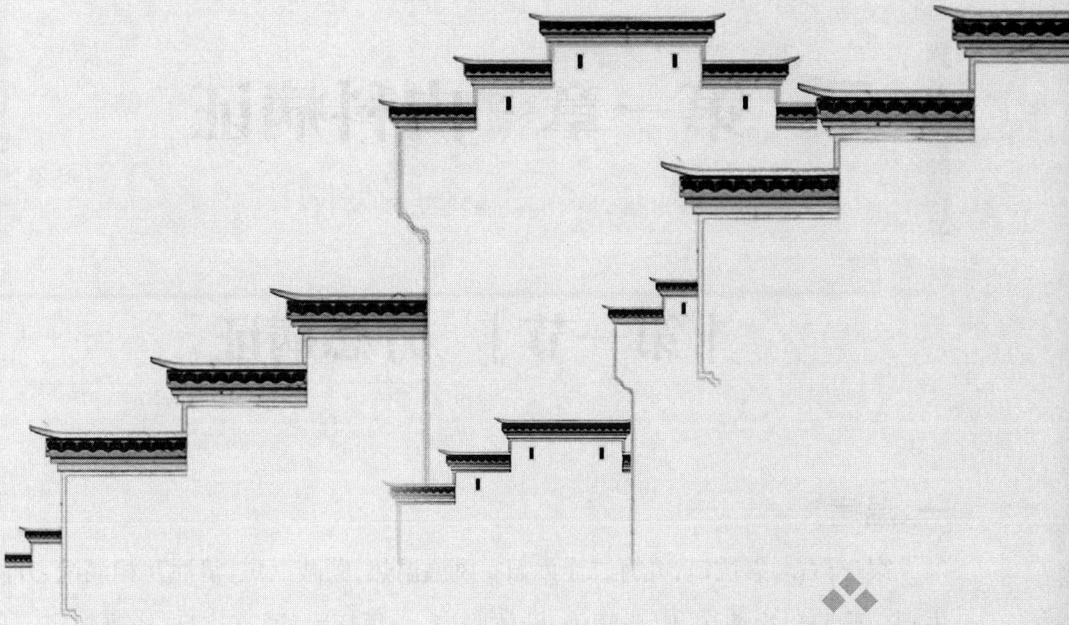

上篇 胡震来医案

第一章 内科病证

第一节 外感病证

一、温病

案一: 右[1],祭坑口,九月二十六日。风温温热,蒙蔽三焦,清浊互相混淆,升降失司。胸脘以次懊侬,呕恶频仍,肢体胀痛,心烦烦躁,通宵达旦,毕难安寐。兹诊脉象浮滑,舌苔焦黑,黑中带腻。温邪行将胶结,幸勿藐视为要。

象贝母二钱,野茯苓三钱,粉甘草六分,佩兰叶八分,竹茹(清炒)一钱,苦杏仁三钱,丝瓜络三钱,佛手花六分,陈白皮六分,荷蒂(米炒)三个,甜葶苈(去油,炒)一钱五分,炒冬瓜仁三钱,枇杷叶三钱。

案二: 右,吴家坑,六月九日。温邪蕴伏肺胃,热从内扰,气随阻滞,清浊已互相凝结,升降失司。咳嗽,痰色浓黄,气分短促。缠延已逾一候[2],气分累伤,殊为危险。勉以轻宣清解一法,翼应转危为安,诚为万幸。

竹茹(清炒)八分,瓜蒌衣一钱五分,瓜蒌根二钱,炒白前一钱,冬瓜仁三钱,丝瓜络三钱,忍冬藤三钱,川象贝各一钱,蒸紫菀一钱五分,川橘白一钱,料豆衣二钱,炒知母一钱,粉甘草四分,枇杷叶三钱。

案三: 右,五月九日。温邪蕴伏肺胃,热从内灼,宣降失司,清浊已互相混乱,气随阻滞。浑身胀痛,咳嗽,辄作呕恶,神形烦躁,屡经汗出,而热终然退却不清,

---

1 右:指女性。下同。

2 候:五天为一候。

其为温病可知。方书所谓：温邪不在汗解是也。仍用轻宣清化之法，以俟动止。

炒牛蒡子一钱五分，蒸紫菀一钱，大豆卷三钱，制郁金一钱，粉甘草一钱五分，竹茹（清炒）八分，丝瓜络三钱，苦杏仁二钱，干芦根三钱，西菖蒲六分，炒山栀一钱，炒冬瓜仁三钱，枇杷叶三钱。

案四：童，大坑，九月二十七日。伏邪秋发，热蔽清阳，神识弗宁，时时齿龂。温邪逼近膻中，目频上视，前尝搐搦。痰热互郁，气随壅滞，胸次震荡而跳。病势已入险途，诚恐难以婉转，勉拟即请酌正。

抱木神三钱，天竺黄一钱五分，山慈菇二钱，陈胆星三分，西菖蒲六分，真川贝一钱，净连翘一钱，佩兰叶一钱，佛手花八分，粉甘草六分，上上西琥珀二分（分冲），牛黄清心丸一颗（另炖，分冲）。

案五：张先生，五月五日。风温上受，热熏于肺，肺气失其清肃。咳嗽，右偏胁部注痛，稍动则呼吸紧促。屡经汗出，而热终然退却不清，其为温病可知。方书所谓：温邪不在汗解，亦不在便解是也。究其温热，原非疏散可却，亦非沉寒可清。姑以轻宣清化之法，以希转机为幸。

嫩白前一钱，竹茹(清炒)一钱，丝瓜络三钱，千搥草[1]一钱五分，苏花粉[2]二钱，苦杏仁二钱，炒黑栀皮一钱，干苇茎三钱，炒冬瓜子三钱，象贝母二钱，料豆衣三钱，蒸紫菀一钱，枇杷叶三钱。

二诊：五月七日。据述，诸恙渐见转松，前方既合效机，照述仍守原意出入，可冀转入坦途。

炙白前一钱，瓜蒌衣根各一钱五分，炙桑叶一钱，干苇茎三钱，蒸紫菀一钱，淮小麦二钱，川象贝各一钱，丝瓜络三钱，炒冬瓜子三钱，苦杏仁二钱，南沙参（淡秋石四分，泡水，炒）二钱，鲜鲜枇杷叶（去毛）二片。

案六：汪奶奶，四月十一日。风温温热，上注于肺，肺气失其下行。咳嗽，右

---

1 千搥草：千捶草。搥同捶，为捶的异体字。

2 苏花粉：即天花粉。

偏胁胸相引而痛，目合则神糊谵语。屡经汗出，而热终然退却不清，其为温病可知。方书所谓：温邪不在汗解是也。兹诊：脉象细数，舌色紫绛。阴分累伤，亟以清解和阴，开其肺气，冀应咳痰转多，方许无虑。管窥若此，质之前医以为何如，并乞酌正。

白蒺藜一钱五分，炒白前一钱，象贝母一钱五分，野茯神三钱，南沙参三钱，白蔻花六分，苦杏仁三钱，丝瓜络三钱，淮小麦三钱，冬瓜仁三钱，炙桑叶一钱五分，炒知母六分，川橘白（芒硝三分，泡水，炒）一钱，肥玉竹（淡秋石四分，泡水，炒）一钱五分。

二诊：四月十四日。来书所详，进拙方之经过情形，及近日之表现状况，似已由渐而安。前法既合效机，按示仍仿原意出入，可冀霍然。

瓜蒌根衣（米炒）各一钱五分，川象贝（去心，米炒）各一钱，淮小麦三钱，冬瓜仁三钱，无花果一钱，川橘络一钱，肥玉竹一钱五分，野茯神三钱，苦杏仁三钱，枇杷叶一片，甜百合（苏荷一分，泡水，炒）三钱，南沙参（淡秋石四分，泡水，炒）三钱。

案七：八月七日。风邪上受，热从内炽。头昏，气分急促。脉浮涩，舌色淡赤，且有紫赤芒刺。病势恐有转剧之虑。

白蒺藜一钱，干荷叶一钱，粉甘草四分，川朴花一钱，杭甘菊一钱，鲜佩兰一钱，扁豆衣一钱五分，炒牛蒡一钱，炒建曲一钱五分，冬桑叶一钱，西香茹[1]二分。

案八：小孩，四月十七日。风温从口鼻吸入，热蕴肺胃，宣降失司。咳嗽，气促作努，间有痰声，病在乳婴，势防变为搐搦，勿大意切切。

干芦根一钱，西菖蒲八分，白蔻花八分，冬瓜子三钱，制郁金八分，牛蒡子一钱，象贝母一钱，野茯苓二钱，粉甘草一钱五分。

案九：左[2]，五月十四日。风温上受，热蔽清阳，熏蒸不已。热重则神形烦躁，咳嗽频仍，转侧则肢体撼痛。曾经汗出，而热终然退却不清，其为温病可知。方

1 西香茹：即西香薷。

2 左：指男性。下同。

书所谓:温邪不在汗解是也。姑予轻宣清化之法,以希转机为幸。

象贝母一钱五分,西菖蒲六分,大豆卷三钱,制郁金一钱,丝瓜络二钱,炒冬瓜仁三钱,苦杏仁二钱,风化芒硝四分,净连翘一钱,粉甘草六分,干苇茎三钱,忍冬藤二钱,炒大力子一钱。

案一〇:右,五月七日。辛劳感触时邪,热从内扰,肺失宣肃,胃失降和,呕恶乃作。或为咳嗽,平卧则胸闭气逆,肢体胀痛。姑予宣金肃肺,和中镇逆,以观动止。

白蔻花一钱,佩兰叶一钱,竹茹(清炒)八分,象贝母一钱五分,炒白蒺藜一钱五分,干苇茎二钱,嫩前胡八分,炒冬瓜子三钱,大豆卷三钱,粉甘草一钱,丝瓜络三钱,枇杷叶三钱。

案一一:右,楼基,九月四日。肺为温邪抑遏,治节之令,毕难下行。内热悒郁而不化,厥阴之气,仍有冲逆。清阳失其展舒,胸膺以次,时作懊侬,或为嗳噫。刻诊:脉象参伍不调,苔色灰而兼腻,其为热郁可知。方书所谓:诸气膹郁皆属于肺是也。

干苇茎二钱,合欢皮二钱,甜葶苈(炒去油)三分,川象贝(去心)各一钱,白蒺藜一钱,玫瑰花四支,佛手花四分,绿萼梅六分,石菖蒲一钱五分,瓜蒌衣一钱五分,枇杷叶二片。

案一二:左,十一月六日。风温温热,蕴郁三焦,痰浊互相壅遏,清阳失其展舒。咳嗽频仍,耳经重听,肢颤面赤,齿枯唇燥,恙久阴分累虚,虚阳不时上越,以致汗出只见头部也。姑予柔肝熄风之法,是否有当,仍俟[1]前医酌正。

淮小麦三钱,真川贝一钱五分,明天冬一钱,西菖蒲六分,五味子四粒,石决明三钱,川橘白一钱,肥玉竹一钱五分,炙甘草六分,野茯神三钱,双勾藤一钱五分,西琥珀四分(研,分冲服)。

案一三:左,三月十九日。肺为温邪抑郁,热从内扰,上蔽清阳,治节之令既

1 俟:"候"之异体字,"俟""候"通假,其义为等候。

失下行，腑浊复失通畅，清浊渐形混乱，分泌之职顿失内守，津液渐难上承。舌色转为赤燥，冲逆嗳噫，气犹急促，病势业见复杂，殊难疗治，勉方即乞酌正。

炒桔梗八分，干苇茎三钱，佩兰叶二钱，竹茹（清炒）一钱，白蔻花一钱，西茵陈八分，炒晚虫砂[1]一钱，枇杷叶二片，荷蒂（米炒）四个，佛手花六分。

案一四：左，三月十九日。肺胃被温邪抑郁，清浊混乱，弥漫三焦，气机旋转时有蹇蹶。热从内扰，由肺胃已达膜原，虽经汗出，而热毕难清退，其为温病可知。方书所谓：温邪不在汗解是也。恙久气阴累伤，津液渐渐不克上承，以致舌色光板而燥，脉数鼓指。病势酿成复杂，恐有变幻，附方敬俟前医裁酌。

全瓜蒌一钱五分，干苇茎三钱，制郁金一钱，荷叶络二钱，建泽泻一钱五分，西菖蒲一钱五分，川象贝各一钱，西茵陈八分，苦杏仁三钱，丝瓜络三钱，佛手花六分，料豆衣二钱，粉甘草四分。

案一五：左，正月十四日。风温上受，肺气壅遏，胃少降和，始由头疼痛，继则热迫呕恶，肢体酸胀。昨法轻宣清化药后，诸恙见松，仍照原意出入可也。

佩兰叶一钱五分，佛手花八分，白蔻花一钱，竹茹（清炒）一钱，淡豆卷三钱，刺蒺藜二钱，川朴花一钱，制半夏一钱，荷蒂（米炒）四个，苦杏仁三钱，野茯苓三钱，西粉草六分，枇杷叶三钱。

案一六：左，正月二十日。温邪蕴伏肺胃，升降失司，咳嗽频仍，或作干恶，夜寝烦躁少寐，食欲不振，神形萎靡。为期已久，势恐变幻之虑，勿失大意，切切。

法半夏一钱，竹茹（清炒）一钱，炒苡仁三钱，山萸肉八分，远志肉一钱，炒北秫米（布包）三钱，抱木野神三钱，佛手花六分，象贝母一钱，丝瓜络三钱，怀山药三钱，炒冬瓜子三钱，粉甘草一钱五分。

案一七：右，芦柴湾，三月十四日。流行瘟疫，自口鼻感触，从太阳而转入，阳明胃气翳滞[2]。始由头痛怯冷，肢颤体栗，继之精神不爽，似睡而非，气促呕恶。风

---

1 晚虫砂：即中药蚕沙（又称晚蚕沙、二蚕沙），手抄本中亦作“二虫砂”。

2 翳滞：阻塞停滞。下同。

温厉气，弥漫清阳，酿成险象，勉方务希酌服为妥。

苏花粉二钱，西菖蒲六分，竹茹（清炒）一钱五分，天竺黄八分，佩兰叶一钱五分，象贝母一钱五分，干苇茎三钱，清水豆卷三钱，佛手花六分，丝瓜络三钱，冬瓜子三钱，白蔻花八分，粉甘草一钱五分。

二诊：三月十五日。昨拟芳香化浊，清宣肺胃之法。据述：药下以后，咳吐痰浊甚多，嗣后能知浑身作痛，所详病情，似乎见松。前方既合病机，当从原意出入，而杜反复。

竹茹（清炒）一钱，炒苍术八分，佛手花六分，制半夏一钱，西滑石三钱，荷蒂（米炒）四个，缩砂仁八分，广藿香一钱，大豆卷三钱，川通草四分，苦杏仁三钱，陈皮一钱，炒枳壳八分，苏花粉一钱五分。

案一八：灶高妹，倩令堂[1]，三月十六日。肺与大肠相表里，肺为温邪抑郁，热从内扰，阻其升降，或热迫呕恶，或协热下利也。体胀，肌肤甲错，无汗。年华已逾花甲，惟恐温邪内陷，劫津耗液，以此为虑。姑予清金肃肺，调其升降一法，以俟消息。

竹茹（清炒）八分，干苇茎三钱，佛手花一钱，白蔻花八分，炒桔梗八分，清水豆卷三钱，佩兰叶一钱，荷叶蒂（米炒）四个，二虫砂（酒炒）一钱，粉甘草四分，枇杷叶三钱。

二诊：三月十八日。据述：肢指清冷，咳痰似不爽快。所详病情，乃温邪内扰，气分着滞所致。照述为拟数味，以俟动静。

佛手花六分，白蔻花四分，炒冬瓜子三钱，扁豆衣二钱，粉甘草四分，陈佩兰八分，枇杷叶三钱，抱木野神三钱，崔氏半夏[2]两粒（研，分冲服）。

案一九：左，正月二十日。气机为风邪壅遏，热从内郁，旋转失司。手足身体酸楚，夜寝烦扰，有汗且不安眠。刻诊：脉象浮紧，舌苔灰黄。姑予清疏宣化一法，

1 令堂：对别人母亲的尊称，也可称为令慈。

2 崔氏半夏：即半夏。因炮制方法不同而得名，亦写作“崔氏夏”。

以期向安。

白蒺藜一钱五分，淡豆卷三钱，白蔻花一钱，佛手花六分，川加皮二钱，炒牛蒡子一钱五分，桑枝片（酒炒）二钱，忍冬藤二钱，野茯苓三钱，粉甘草一钱五分。

案二〇：左，九月二十七日。风温凝注气中，热从内扰，熏蒸为汗，汗出淋漓清冷，神形烦躁，少腹隐隐作胀，间日举作寒热，必致吐泻交迫。为期已久，气机渐形壅遏，卫阳渐渐不温于外矣。脉象已伏，舌色灰淡转糙。病势已入险途，不易挽转，勉方即乞酌正。

干淡竹叶一钱，五味子五粒，无花果一钱五分，佩兰叶一钱五分，淮小麦三钱，炒二虫砂一钱五分，炒甘草六分，野茯苓三钱，陈胆星两分，海浮石一钱五分，佛手花八分，白蔻花一钱五分。

案二一：左，九月二十八日。肺之清肃，胃之降和，为风温温热抑郁，而失常度。胸宇以次，恒觉不舒，稍动旋转即泛恶，一再烦躁，口粘腻而甜，头目晕眩而痛，烦渴引饮。治法宜以开豁肺气，和中降逆，度可由渐而瘳。

苦杏仁二钱，大力子一钱五分，瓜蒌衣一钱五分，炒白薇一钱，生苡仁三钱，佩兰叶一钱，佛手花一钱，荷叶蒂（米炒）三个，生谷芽三钱，枇杷叶三片。

案二二：右，九月三十日。通体胀痛，热灼无汗，耳聋，神形倦怠，似睡非睡，知觉有时错乱，咳痰不爽，两颧团赤。所详病情，大致是温邪蕴郁，阳明胃气抑遏，金水两伤之咎。然未辨脉舌真相，照述为拟数味一试，是否有当，请加斧削。

苍耳子一钱五分，白苏子一钱，大豆卷三钱，毛姜炭一钱五分，飞活石[1]三钱，刺蒺藜二钱，五味子五粒，苦杏仁三钱，西菖蒲六分，白茅根三钱，崔氏半夏两粒。

案二三：左，芦柴湾，三月十五日。长途跋涉，劳感时邪，肺胃二气，互相拂郁，热从内扰，宣降失司。动则头晕目眩，呕恶频作，体胀，屡经汗出，汗后邪仍留恋，入晚烦躁不安，胸痹嗳逆。脉来弦数。治以清宣宣透之法，冀其逐咎安良。

干芦根三钱，白蔻花一钱，炒牛蒡一钱五分，陈胆星二分，忍冬藤三钱，陈佩

1 飞活石：指飞滑石。

兰一钱，风化芒硝八分，粉甘草一钱五分，荷叶蒂（米炒）三个，野茯苓三钱，川通草六分。

案二四：左，三月十七日。温邪怫郁肺胃，气机失其展舒。热从内扰，熏蒸为汗，汗出淋漓清冷，此明以表虚里实，断无疑义。今脘间震荡即跳，肢指颤蠕，良由痰热充斥阳明，胃风[1]内动之咎。治法宜以舒展气机，开豁阳明，而逐胃中痰与热为急务。管见如斯，质之理平同志，以为何如，并乞酌加斧正。

皂角炭两分，佩兰叶一钱五分，新会皮一钱，无花果一钱，飞芦荟两分，粉甘草一钱五分，西菖蒲八分，陈胆星四分，炒枳壳八分，风化芒硝八分，煅石燕八分，忍冬藤三钱，双勾藤一钱五分。

案二五：右，方村，七月二十六日。伏邪秋发，热多上炽，廓清[2]已失其清，胃浊渐渐雍遏，俨然沸腾，腑阳有升无降，胸烦烦躁，屡经呕恶。脉沉数，舌尖紫绛少液。口渴不喜多饮，气分急促。温邪盘踞上焦，行将弥漫转重，亟予轻可去实法，以冀歼灭其猛也。是否有当，敬求雅兄斧正。

刺蒺藜一钱五分，苦杏仁二钱，大豆卷三钱，无花果一钱，苏花粉一钱五分，佛手花六分，象贝母一钱五分，石菖蒲六分，粉甘草四分，瓜蒌衣一钱五分，木蝴蝶六分，崔氏半夏二粒，枇杷叶三钱。

案二六：左，十二月九日。肺为痰热抑郁，清肃之令，毕难下行。右侧卧渐拒舒适，协热下利。阴分累伤，津液不能上承，是以舌绛而燥，唇若涂朱。病非浅鲜，恐难疗治，勉方仍俟前医酌正。

炒桔梗一钱，银柴胡八分，白蒺藜一钱五分，马兜铃一钱，苦杏仁一钱五分，款冬花一钱五分，冬瓜子三钱，丝瓜络三钱，佛手花六分，嫩前胡八分，金钗斛二钱，空沙参一钱五分，煅石燕八分，粉甘草四分。

案二七：怀基令堂，十一月十七日。风邪客于半表半里，少阳为病。以致头

---

1 胃风：古病名。风邪中于胃者。以腹胀、泄下、多汗、恶风为特征。

2 廓清：意为澄清、肃清、清除。此处指肺的肃降功能。

晕目眩,苦口身热,时欲呕恶。拟用和解法。

毛柴胡一钱,炒芩八分,制半夏一钱,粉猪苓一钱五分,陈青皮各八分,佩兰叶一钱,无花果一钱,丝瓜络三钱,细木通六分,粉甘草五分,嫩前胡一钱。

二诊:十一月二十二日。肺热壅盛,移于大肠,下则为利。利之过甚,阴分必伤,清浊必致混乱,渐渐神昏欲寐,咳痰不爽。温热业经下陷,影响于肾,可见一班[1]。方书所谓:但欲寐,少阴偏乃肾热也。拟以石膏承气汤之法,可冀向安,勿以为虑,管窥所及,质之竹兄以为何如,并乞酌夺。

生石膏(酒炒)一钱五分,料豆衣三钱,丝瓜络三钱,刺蒺藜一钱五分,炒桔梗一钱,青防风(酒炒)八分,佛手花六分,干芦茎三钱,炒白芍一钱,粉干葛一钱五分,炒冬瓜子三钱。

三诊:十一月二十四日。风温温热与痰浊胶着,盘踞阳明,胃气失其舒展,热渐下陷,影响肾阴。阴分累虚,肺气益形不利。爰拟石膏承气,参入葛根之属,冀其鼓起胃气,载邪外达。药后,便滑较疏,咳痰随之爽豁。蕴郁之热,已从痰中解化,病势逐渐转机,实为万幸。兹更以利气化痰之法,可步入坦途勿虑也。

川象贝(去心,米炒)各一钱,丝瓜络三钱,刺蒺藜一钱五分,空沙参一钱五分,佛手花六分,苏花粉[2](米炒)一钱五分,川橘络八分,炒冬瓜仁三钱,五味子四粒,枇杷叶(去毛)一片。

案二八:观贤,八月十八日。树人撰方。风温温热久注于肺,肺之治节,迫难下行。咳嗽频频,喉间痰筑,介介有声,胸闭艰于平卧,目合则神糊谵妄,肢指清冷,冷汗不时外泄,头部尤甚。脉细数,舌色淡赤少苔,以此为重。姑予宣金肃肺,宁心豁痰之法。管见如斯,仍俟竹兄酌正为妥。

赖氏红一钱,天竺黄八分,玉苏子二钱,苏花粉(飞青黛两分,拌)二钱,灵磁石三钱,淮小麦三钱,煅牡蛎三钱,潼沙苑二钱,熟女贞二钱,五味子七粒,上上川

1 班:通“斑”。

2 苏花粉:即天花粉。

象贝(去心)各一钱五分，合欢皮二钱，仙灵脾二钱，野茯苓(飞芦荟两分，拌)三钱。

二诊：八月十八日午后。树人撰方。脾肾两调，开豁肺气，以镇痰浊上逆为害也。

蒸百部一钱五分，蒸于术一钱，炙麻黄根八分，煅鹅管石一钱五分，净连翘一钱五分，炒白前一钱五分，炒白芍一钱，玉苏子二钱(杵)，炒白芥子八分，刀豆壳三钱，苦杏仁三钱，橘红衣八分。

三诊：八月十九日。树人[1]撰方。脾为运化之源，胃为藏纳之腑。恙久，脾阳不振，胃气翳滞，饮浊停蓄其中，充满势必上溢，障碍于肺，治节之令，迫难下行，迫为咳呛，或心烦烦躁也。有时肢麻清冷，冷汗津津外出。姑予和中运脾，摄纳肾气，而逐痰浊一法，谅与病机有裨。

桂枝木六分，煅鹅管石一钱五分，炙麻黄根六分，蒸百部一钱五分，蒸于术一钱，刀豆壳二钱，冬虫草一钱，炒白前一钱五分，破故纸一钱五分，淡苁蓉二钱，制香附三钱，玉苏子一钱五分，炒白芥子八分，赖氏红[2](盐水炒)一钱，益智仁(盐水炒)八分。

四诊：八月二十日。树人撰方。气之出入，痰之分泌，皆主于肺，肺若气逆，咳嗽频仍，幸肢冷转温，汗亦见解，胃纳精神渐振。复诊：诸恙似已转松，更以轻宣肃肺豁痰可也。

百部一钱，刀豆壳二钱，冬虫草八分，马兜铃一钱，玉苏子二钱(杵)，赖氏红(盐水炒)一钱，仙灵脾二钱，生苡仁二钱，甜百合三钱，炒白芥子六分，潼沙苑(盐水炒)一钱五分，车前子(盐水炒)一钱五分，怀牛膝一钱五分。

案二九：童，百鸟墓，十月十四日。脉象濡滑，舌色灰淡而腻。热灼体痛，须人按摩，神形烦躁不清，烦渴引饮。由疟邪转为温病，病势故凶。附方，尚祈酌正为妥。

---

1 树人：胡树人，字木如，胡震来先生长子。

2 赖氏红：即化橘红。产自于广东化州道地药材。

炒川椒目一分，野茯苓三钱，建泽泻一钱，粉甘草四分，西滑石一钱五分，炒毛姜炭八分，炒扁豆一钱五分，荷叶络一钱五分，川通草四分，炒白芥子八分，崔氏夏[1]两粒(研冲)。

二诊：十月十五日。疟邪转为温病，痰热内扰，弥蔓清窍，神识乍昏乍昧，肢体战栗，为痉厥之初步。既痉续厥，则难为耳。勉方，仍候酌进为妥。

西潞党三钱，薄附片三分，净麻黄三分，炒白芍一钱，风化芒硝八分，当归全一钱，炒毛姜炭八分，青防风八分，炒川芎八分，炒白芥子一钱五分，汉防己一钱，苦杏仁二钱，粉甘草六分，野茯苓三钱。

【按语】温病系外感温邪(病毒)而致，多呈急性热病之候，临证依据临床表现以及发病季节可分为风温、春温、暑温、湿温等证，与西医学所称流行性感冒、上呼吸道感染以及病毒性肺炎、流行性脑脊髓膜炎(简称流脑)等疾病相当。治疗上多以解表、清气、化湿、清营诸法为原则。皖南地域湿热偏盛，湿邪与温邪合病常致中焦脾胃运化受阻，升降失司，故胡震来先生在辨证遣方上常常兼顾清暑化湿、和中安胃之法，遵从明清新安医学先哲"时方轻灵"派之医旨，以轻宣、清化为大法，顾护阴津，慎用发汗及苦寒之品。本证29例医案，解表宣肺多以浙贝(象贝)、苦杏仁、大豆卷、枇杷叶、丝瓜络等；和中化湿常选佩兰、川朴花、白蔻花、佛手花、竹茹、石菖蒲等。其中大豆卷、丝瓜络、石菖蒲三味药的运用较为突出。

大豆卷(《神农本草经》名大豆黄卷，又名淡豆卷，清水浸泡发芽者称清水豆卷)，为豆科植物大豆黑色的种子(即黑大豆)发芽晒干而成，味甘性平，入脾、胃经，为发表之轻剂，善于通达宣利，可解表祛暑，清热利湿，尤其适用于南方暑湿感冒，湿温初起诸证，值得借鉴。现代新安医家程门雪就擅以大豆黄卷治疗温病初期，新安医术可谓一脉相承。

丝瓜络一味，药性甘平，多用于通经络，行血脉，亦可用于风湿痹痛，历代本草文献记载不多，现代研究则发现其有解热抗炎作用。胡震来先生独具慧眼，将

1 崔氏夏：即半夏，因炮制方法不同而得名，亦写作"崔氏半夏"。

丝瓜络用于温病，推测系从其多年实践经验中掌握丝瓜络具有解热之功，实为胡氏临证之发挥。

石菖蒲（菖蒲、西菖蒲），宣气开窍，化湿除痰，对中焦湿阻、气郁腹胀等具有化湿宣通之功。清代《本草备要》云："菖蒲，辛苦而温，芳香而散……去湿逐风，除痰消积，开胃宽中。"对温病而兼有中焦脾胃运化受阻、气郁烦闷、胸腹胀满、咳逆上气者，尤宜选用石菖蒲。由此可见震来先生用药之精。

二、风湿

案三〇：右，芦柴湾，八月十九日。卫阳为风湿阻遏，而不温于外，故肢体厥冷，冷汗频出。盖风为阳邪，湿为重浊，风湿相博[1]，阻其升降，致令脘腹疼痛，痛即便泄，或作呕恶也。兹诊：脉象沉涩，舌色淡赤、少苔。病势已入险途，勉方尚希酌服为妥。

佩兰叶二钱，带皮苓四钱，无花果一钱五分，川通草六分，晚虫砂（酒炒）一钱，苏荷八分，扁豆衣三钱，白蔻花一钱五分，佛手花八分，青防风（酒炒）八分，炒桔梗八分，粉甘草四分。

案三一：左，三月十九日。风湿抑郁气中，清浊渐形混乱，宣降失司。身热乍轻乍重，胸宇痹塞不舒，形色黧黄而闭，肌皮甲错，无汗。缠延多日，营分累伤，邪热行将胶滞。脉细数，苔黄板。亟以宣透一法，俾中肯乃吉。

野茯苓一钱五分，白蔻花一钱，西菖蒲八分，佩兰叶一钱五分，双枝[2]片三钱，象贝母一钱五分，炒牛蒡一钱五分，川通草六分，建泽泻一钱五分，大豆卷三钱，安桂丸八分（分吞）。

案三二：右，九月二十五日。口味泛甜，肺经有热，脾经有湿，缠延时日。仿泻黄汤意加味治之，谅与病机有裨。

---

1 博：通"搏"。

2 双枝：桑枝。

生石膏（酒炒）八分，黄芩（酒炒）八分，象贝母一钱五分，炒甜葶苈四分，野赤苓三钱，青防风（酒炒）八分，粉甘草（酒炒）八分，广藿香（酒炒）八分，炒大力子一钱五分，苏荷八分。

案三三：元梅[1]，九月十日。

白蔻花六分，缩砂仁四分，炒甘草一钱五分，野茯神三钱，生熟苡仁各二钱，炒仙灵脾一钱，建泽泻（盐水炒）一钱五分，续断（酒炒）一钱，补骨脂八分，怀牛膝一钱，甜百合（苏叶一分，泡水，炒）一钱五分，沉桂丸一钱二分（分吞）。

【按语】本节所列“风湿”4例病案，系胡震来先生次子胡节君先生整理其脉案原稿时的归类。此“风湿”非风寒湿痹浸淫关节，致关节疼痛、屈伸不利之风湿，而是外感病中邪在肺卫与湿邪困脾并见，风湿相搏合而为病之证。《临证指南医案》云：“风为百病之长，盖六气之中，惟风能全兼五气，如兼寒则曰风寒，兼暑则曰暑风，兼湿曰风湿，兼燥曰风燥，兼火曰风火，盖因风能鼓荡此五气而伤人。”此之谓也。临证所见腹痛、便泄、呕恶、身热不扬或乍轻乍重等，与西医学所谓“胃肠型感冒”的临床表现相类似，治疗当以宣肺透表、和中化湿为法。近现代中医外感病多分为感冒、发热、湿阻、疟疾等，胡氏列出“风湿”一证，可谓别具匠心，值得学习借鉴。

三、疟疾

（一）疟疾

案三四：右，八月二日。风湿两感，气分着滞，有时怯冷，有时身热，头颅晕眩不爽，食入则胸脘作胀。治以芳香化气之法，俾转疟乃吉。

藿香梗一钱，制川朴一钱，川通草一钱五分，新会皮一钱，白蔻花一钱，广木香六分，半夏曲一钱五分，川加皮一钱五分，焦六曲一钱五分，炒冬瓜子三钱，野

1 注：原案仅存方药。

赤苓三钱。

案三五：左，十一月五日。浊邪盘踞中区，脾阳不运，胃气翳滞。形色黧黄，入晚寒热交作。姑予分消之法，以期转疟乃吉。

川朴根一钱，川通草六分，法半夏一钱，安桂片四分，炒冬瓜仁三钱，广陈皮一钱，焦六曲一钱五分，粉猪苓二钱，野茯苓三钱，煨草果仁一钱五分，大腹皮二钱，荷叶包饭[1]一块（煨炭，入）。

案三六：左，十月二十八日。风湿内侵，脾少运用，胃少降和，肺气失其清肃。咳嗽，背部压胀，寒热类疟。用疏和法。

炒牛蒡一钱五分，玉苏子一钱五分，橘红衣一钱五分，苦杏仁二钱，炙紫菀一钱，川朴花八分，炒甜茶[2]一钱五分，炒白芥子一钱五分，粉甘草一钱五分，野茯苓三钱。

案三七：左，方村，四月二十一日。脾虚湿郁，气分着滞。寒热间日乃作，热来汗多，口渴喜饮，形色晦黄。脉象濡缓。治以建中之法，佐以扶正分利，以期向安。

西潞党三钱，扁豆衣二钱，炒于术一钱，白蔻花一钱五分，炒白薇一钱，无花果一钱五分，生苡仁三钱，炒黄芩八分，广陈皮一钱，野茯苓三钱，六一散（荷叶包）三钱。

案三八：先进，九月十日。肺之治节，幸经下行，胃之降和，渐见恢复，风温转化为疟，是为佳象矣。但寒热往来分清，日轻夜重，温邪行将退解，禀质累虚，更以标本兼施，意以期从速就痊。

炙升麻两分，炙毛柴胡四分，炒白术一钱，炒白芍一钱，当归一钱，白蔻花六分，煨草果仁四分，炒陈皮一钱，生苡仁三钱，野茯苓三钱，炒甘草六分，炒小青皮

---

1 荷叶包饭：用荷叶包饭一块，煨成炭入药同煎。用于恙久体虚，食欲不振患者。有开胃气，助消化，充能量功能。

2 甜茶：产自南方多省。性甘凉，入肝、肺、膀胱经。有截疟，利尿降压之功效。

六分，法半夏一钱。

【按语】疟疾系由感受疟邪而致，以邪正交争、寒热往来、休作有时为特征。然追溯其沿革，隋代巢元方《诸病源候论》及宋代陈无择《三因极一病证方论·疟叙论》等亦有“五脏疟”“三因致疟”“痰湿致疟”诸说，不唯以“疟气”“瘴毒”立论。清代中叶以后，更有不少医家把疟疾列入温热病范畴加以探讨，治疗提倡芳香化气，分消走泄，而不拘于“截疟”“和解少阳”等常法。这种广义疟证观所包含的病证范围更广，实际上涵盖了以寒热往来为特征的诸多病证。胡震来先生受清代温病大家的影响，亦是持广义疟证观的，治法用药上亦更加丰富和灵活多变。

本节所载三十四至三十八案，多为邪正相持，湿热之邪流连于气分之证，胡震来先生从温病大家叶天士、薛生白之说，故而在治疗上倡导芳香化气，或分消三焦膜原之邪，或辅以建中除湿之法，宣上、畅中、渗下，用药多以藿香、川朴花、白蔻花、杏仁、薏苡仁、猪茯苓、通草、草果、六一散等，以期“湿去热孤”，使邪热自退，体现了清代新安医家“时方轻灵派”的特色。这对于现今疟疾、其他出现寒热往来的病证以及各类热证的治疗均具有一定的借鉴意义。

（二）温疟

案三九：锦章姻弟，八月十二日。暑风外逼，阻遏气机，热随内郁，俨然上蒸，体经汗泄，而余热终然退却不清，热中间或怯冷，其为温疟可知。盖暑风原为阳邪，善行而数变，仍以轻清之法，谅与病机相宜，守原意出入可也。

净连翘一钱，建泽泻一钱五分，扁豆衣三钱，寒水石一钱五分，干荷叶（米炒）一钱，佛手花六分，苦杏仁二钱，忍冬藤一钱五分，无花果一钱，苏花粉（米炒）一钱五分，川通草六分，粉甘草六分，干淡竹叶（蜜炙）一钱。

二诊：八月十六日。暑风外逼，热蒸汗耗，阴分累亏，于今头痛，发于初醒时间，遂告平息。此为标邪甫却，阴分亏虚，已可概见。方书所谓：外感头痛无休，内虚头痛，时作时已是也。仍仿原方加减，可冀就痊。

熟女贞二钱，炙龟板三钱，寒水石一钱，炒知母一钱，明天冬一钱，粉甘草六分，夜交藤三钱，干荷叶(米炒)一钱，建泽泻(盐水炒)二钱，川黄柏(盐水炒)四分，肥玉竹(淡秋石四分，泡水，炒)一钱五分，磁朱丸一钱五分(分吞)。

【按语】疟邪感人，遇素体阳盛者，或复受暑热之邪，则多形成温疟；如素体阳虚，复感寒气，则可引发寒疟。温疟以寒少热多为特征，或汗出，或头痛、骨节酸疼，或阴伤口渴，小溲赤热，治疗总以清热宣化、兼顾阴津为法。本案一诊以寒水石、连翘、忍冬藤清热解表，杏仁宣上，泽泻渗下，扁豆衣、佛手花、通草清暑利湿和中，淡竹叶、荷叶、无花果、苏花粉清热生津，粉甘草和诸药，共奏退热祛邪之功。二诊标邪甫却，阴分亏虚，故而强调顾护阴津，其中女贞子、炙龟板、天冬、玉竹为养阴生津的中正平和之品，黄柏、夜交藤、磁朱丸含育阴、安神之功。

可见胡震来先生治温疟仍以“轻清之法”为特色，并暗合温病大家“分消走泄”之法。病情向愈，则又加以顾护阴津等调理手法。这对温疟发热、寒少热多以及寒热往来诸证的治疗均可提供一定的借鉴。

(三)肺疟(风疟)

案四〇：左，九月二十二日。风温上受，肺气着滞，间日寒从背起，移时热从内灼，举作数次。肺阴累虚，致令鼻衄也，是名肺疟，又名风疟。脉浮数，苔灰糙。用轻可去实法。

苏花粉一钱，象贝母一钱五分，炒赤芍八分，苦杏仁二钱，蒸桑叶一钱，扁豆衣三钱，料豆衣二钱，炒白薇八分，野茯苓三钱，粉甘草一钱五分，枇杷叶二片。

案四一：厚刚令郎，八月五日。风湿内侵，肺失清肃，胃少降和。每届傍午洒寒身热，热来咳嗽，此属肺疟。拟以清解之法。

苦杏仁二钱，嫩前胡八分，京半夏六分，炒建曲一钱五分，瓜蒌衣一钱五分，北紫菀一钱，嫩白薇一钱，炒冬瓜子三钱，炒知母八分，野茯苓三钱，枇杷叶三钱。

案四二：左，九月十一日。肾阴亏虚，疟发三日。

制首乌三钱，小青皮八分，炒知母八分，炙龟甲三钱，苦杏仁三钱，青蒿珠一钱，料豆衣三钱，炒冬瓜子三钱，参贝皮一钱，旋覆花（布包）一钱五分。

【按语】隋代《诸病源候论》有“五脏疟”之病证名。清代沈金鳌《杂病源流犀烛·疟疾源流》谓：“邪气深伏，并能为五脏疟。”肺疟为五脏疟之一。《素问·生气通天论》曰：“魄汗未尽，形弱而气烁，穴俞以闭，发为风疟。”以上均为广义疟证观点。本节所载胡震来先生肺疟三例病案，均为风温、暑热之邪侵袭于肺，寒热间作，热伤肺阴，致使肺失清肃，并有咳嗽、多痰呼吸道诸症，治疗以象贝母、苦杏仁、枇杷叶、桑叶宣肺止咳，前胡、紫菀、瓜蒌衣、冬瓜子、旋覆花清肺涤痰，知母、白薇、青蒿、龟甲、天花粉清解肺卫之热，并兼护肺阴，或兼以二陈、建曲和中降逆，遂使诸症向愈。

（四）牝疟

案四三：左，东村，七月十八日。脾胃亏虚，每届午后怯冷，乃为牝疟。形瘦神疲，口水不时涌吐。仿理中汤意治之。

炒于术一钱，娑罗子一钱五分，炙甘草六分，炒白芍一钱，炒北秫米三钱，炙干姜四分，法半夏一钱，新会皮一钱，藿香一钱，野茯苓三钱。

案四四：左，五月二十八日。寒少热多，头痛眩晕，胸宇痹着失舒，时欲泛恶，形色黧黄而闭。姑予疏解，以防变幻。

川朴花一钱，生苡仁三钱，川加皮二钱，焦六曲一钱五分，西滑石三钱，白蒺藜一钱五分，陈皮一钱，干荷叶二钱，粉甘草六分，野赤苓三钱，炒冬瓜子三钱。

【按语】牝疟为古病名，《金匮要略·疟病脉证并治》曰：“疟多寒者，名曰牝疟。”清代黄元御《四圣心源》曰：“其寒多而热少者，是谓牝疟。以其阴盛阳虚，卫郁不能透发，故寒多热少。盖疟病之寒，因阴邪之束闭，疟病之热，缘卫阳之郁发。其相火虚亏，郁而不发，则纯寒而无热，相火隆盛，一郁即发，则纯热而无寒。”历代医家治疗牝疟多以蜀漆散、柴胡桂枝干姜汤及柴胡瓜蒌干姜汤等温阳和解之剂。本节两案，症见神疲形瘦，午后怯冷，寒少热多，或口中泛恶，或头痛眩晕，均为卫阳受遏，阴邪束闭，脾土失运之象，故以炒白术、干姜、炙甘草温中健脾，娑罗子、川朴、二陈理气和中，北秫米、生苡仁、西滑石和胃化湿，炒白芍、白蒺藜解郁疏肝，诸药共奏温阳和中，散寒发卫之功。

（五）脾疟（温病）

案四五：亲家母，五月二日。咳嗽乍缓乍亟，缠延岁月，脾肾累虚，肺气终然不利。近因寒邪感触，脾之运用，胃之降和，偶失常态，间日寒热，亦脾疟之属也。拟用和解法治之，谅与病机有裨。

玉苏子（炒，杵）一钱五分，焦六曲一钱五分，制半夏一钱，炒冬瓜子三钱，野茯苓三钱，小青皮（醋炒）八分，白蔻花八分，煨草果仁四分，缩砂仁八分，济生肾气丸一钱五分（分吞）。

二诊：五月七日。辛劳感触时邪，热从内扰，肺失宣肃，胃失降和，呕恶乃作。或为咳嗽，平卧则胸闭气逆，肢体胀痛。姑予宣金肃肺，和中镇逆一法，以观动静。

竹茹（清炒）八分，佩兰叶一钱，炒冬瓜子三钱，丝瓜络三钱，嫩前胡八分，炒白蒺藜一钱五分，白蔻花一钱，象贝母一钱五分，干苇茎二钱，粉甘草一钱五分，大豆卷三钱，枇杷叶三钱。

三诊：五月八日。肺之清肃，胃之降和，为痰浊壅阻，而失常度。热从内扰，迫无出路，以致浑身胀痛，咳嗽呕恶，乍亟乍缓，引饮移时即吐，吐出纯系绵延酸苦。仍用和中降逆，宣金肃肺之法，以观动静。

野茯苓四钱，细甘草六分，炒白薇一钱，玉苏子一钱，炒白前一钱，丝瓜络三钱，制半夏一钱（杵），杏仁三钱，炒冬瓜子三钱，大豆卷三钱，炒白芥子六分，橘红衣（盐水炒）六分，枇杷叶三钱。

四诊：五月九日。温邪蕴伏肺胃，热从内灼，宣降失司。清浊已互相混乱，气随阻滞，浑身胀痛，咳嗽辄作呕恶，神形烦躁，屡经汗出，而热终然退却不清，其为温病可知。方书所谓：温邪不在汗解是也。仍用轻宣清化之法，以俟动止。

炒牛蒡子一钱五分，大豆卷三钱，粉甘草一钱五分，炒山栀一钱，丝瓜络三钱，竹茹（清炒）八分，干苇茎三钱，蒸紫菀一钱，制郁金一钱，苦杏仁二钱，炒冬瓜子三钱，西菖蒲六分，枇杷叶三钱。

五诊：五月十日。肺胃为温邪怫郁，痰热内扰，阻其升降。胸烦烦躁，屡见举作，咳嗽喉间筑有痰浊，介介有声，甚则泛恶倾吐。治法主以清宣清化，调其升降，庶为妥善。照原意出入，以希转入坦途为幸。

炙紫菀一钱，苦杏仁二钱，炒牛蒡子一钱，南沙参三钱，炙桑叶一钱五分，丝瓜络三钱，西菖蒲六分，炒冬瓜子三钱，川橘络一钱，川象贝各一钱，瓜蒌衣一钱五分，天花粉一钱五分，枇杷叶三钱，旋覆花（布包）一钱。

六诊：五月十二日。身热较轻，肺胃二气，依然壅逆，呕恶难见平息，而心烦烦躁，仍不时举行，喉间痰筑有声，唾咯终难清净。良由风生热，热生痰，痰浊业起上逆，此乃禀质累亏，不能胜邪故也。再仿甘平益胃，宣郁肺金一法，以希中肯。

参贝皮[1]一钱五分，款冬花一钱五分，佛手花八分，野茯苓三钱，炒冬瓜子三钱，扁豆衣三钱，粉甘草六分，绿萼梅四分，炒白前一钱，上上戈制半夏六分（另炖，分冲），枇杷叶三钱。

案四六：左，七月八日。寒从肢起，继即发烧，间日乃作。以脉参舌，此属太阴脾疟之症。

炒白薇一钱，炒知母八分，煨草果仁四分，炙银胡六分，西香茹三分，广藿香一钱，粉甘草六分，赤芍（酒炒）一钱，扁豆衣三钱，苏花粉一钱，炒青皮八分，建泽泻一钱五分。

案四七：左，九月二十五日。寒从肢起，继则发烧，每届午后举作。以脉参舌，此属太阴脾疟之象。附方，敬候酌正。

半夏曲一钱五分，佩兰叶一钱五分，川朴花八分，野茯苓三钱，煨草果仁四分，焦六曲三钱，新会皮一钱，白蔻花一钱，粉甘草一钱五分，炒冬瓜仁三钱。

案四八：童，九月十三日。树人撰方。寒从肢起，继则热烧，间日乃作，以脉参舌，此属太阴脾疟之象。治以清解，可冀向安。

---

1 参贝皮：即陈皮。

银柴胡四分，炒白薇六分，西茵陈六分，荷叶络二钱，西滑石一钱五分，刺蒺藜一钱五分，天花粉三钱，广陈皮一钱，炒冬瓜子三钱，粉甘草一钱五分，野茯苓三钱。

【按语】脾疟为五脏疟之一，《诸病源候论》卷十一曰："脾疟者，令人疾寒，腹中痛，热则肠中鸣，鸣已汗出。"又云："足太阴之疟，令人不乐，好太息，不嗜食，多寒热汗出，病至则善呕哕，呕已乃衰。"本病系指因疟邪深伏太阴脾经而见寒热往来，并见有腹胀肠鸣，腹痛呕吐等证。

案四十五，患者肺有宿疾，脾肾已虚，因复感时邪，进而寒热间作，时而咳嗽气逆，时而呕恶吐酸等。一时间手足太阴肺脾，以及温邪外感诸症，相互交织，辨证棘手。胡震来先生却以"太阴脾疟"之诊断统领辨证，以简驭繁，可谓切中肯綮。治法上以芳香化气、和中理气为主，药如佩兰、白蔻花、草果、砂仁、陈皮等；并兼以宣金肃肺、降气化痰，如杏仁、苏子、贝母、前胡、枇杷叶之类；对于蕴伏之温邪则用轻宣清化之法，用牛蒡子、大豆卷、丝瓜络、桑叶等以解其表。

案四十六至四十八，脉证叙述简要，仅为脾疟。治方依然是芳香化气，和中理气为主。

综观胡震来先生治疟之法，仍暗含有叶天士治温病"分消走泄""宣上、畅中、渗下"之意，且时时注意顾护阴液，避免伤阴。其治疗思想彰显了新安医家"时方轻灵派"之特色，值得借鉴。

（六）寒热类疟

案四九：左，十月三日。寒热混淆，似疟而非，背部时有压胀，两目交睫，辄有汗出。以脉参舌，此属阴分亏虚，外感风邪，肺气失其清肃，致令头痛咳嗽也。

炒知母一钱，嫩前胡一钱，苦杏仁三钱，玉苏子一钱，刺蒺藜一钱五分，炒山栀一钱，炒黄芩一钱，毛柴胡八分，法半夏一钱，全当归一钱，炒赤芍一钱，橘红衣四分，北紫菀一钱，粉甘草四分。

案五〇：美卿兄，九月十四日。风邪客于表，宿食停于里，表邪不解，里气不舒，以致寒热混淆，似疟非疟。脉沉迟，苔灰白兼糙，肌肤晦黄少汗。用疏导法解之。

陈佩兰一钱，西茵陈一钱，白蔻花一钱五分，川朴花一钱，新会皮一钱，煨草果仁六分，大豆卷三钱，川通草六分，带皮苓三钱，建泽泻一钱五分，荷叶包饭一块（煨炭，入）。

案五一：左，东村，七月二十日。湿邪内侵，膀胱之气不化，寒热混淆，形色黄。曾经便泄，稍动则自汗淋漓。病象如斯，势防生变，勿大意切切。

白蔻花一钱五分，川朴花一钱，粉猪苓三钱，野赤苓三钱，西茵陈一钱五分，佩兰叶一钱，炒建曲一钱五分，生苡仁二钱，建泽泻一钱五分，扁豆衣二钱，川通草六分。

案五二：孩，八月三日。芳香化气，醒脾导滞。

广藿香一钱，煨广木香四分，白蔻花八分，川朴花一钱，佩兰叶一钱，新会皮八分，炒半夏曲一钱五分，焦六曲一钱五分，粉甘草四分，野茯苓二钱。

案五三：左，八月二十四日。风湿两感，由肺中转入大肠，气机升降不利。间日寒热，举作之际，必致上吐下泄。拟用和中之法，利其升降，谅与病体咸宜。

佩兰叶一钱五分，无花果一钱五分，白蔻花一钱，藿香梗一钱五分，炒桔梗一钱，炒晚虫砂三钱，荷叶蒂（米炒）四个，茯苓皮四钱。

案五四：右，芦柴湾，八月二十七日。寒热往来类疟，体胀酸楚，每届举发之际，必致吐泻互作。风湿内扰，阻其升降使然，拟用分消法治之。

佩兰叶一钱，白蔻壳一钱五分，广藿香一钱五分，广陈皮一钱，炒甘草六分，制半夏一钱，制川朴一钱，炒桔梗一钱，带皮苓四钱，川通草六分，荷叶蒂（米炒）四个，青防风（酒炒）一钱，晚虫砂（酒炒）二钱。

案五五：九月二十一日。寒热混淆，似疟而非。小溲短涩，似癃而非。非惟表邪缚束，即州都之气不化。用分消法。

双枝片（酒炒）二钱，野赤苓三钱，粉猪苓一钱，炒车前一钱五分，建泽泻一钱五分，海金砂六分，川通草六分，益智仁八分，川加皮二钱，白蔻花一钱，通关丸三钱(分吞)。

案五六:左,十一月五日。形色晦黄,胸宇痹塞,腹之偏左,酿成痞气,大便溏薄。乃寒湿凝注太阴,脾阳不振,木贼横逆使然。

桂枝木八分,威灵仙六分,广木香六分,阳春砂八分,半夏曲一钱五分,炒苍术八分,建泽泻一钱五分,川通草六分,炒冬瓜子三钱,野茯苓三钱,安桂丸一钱二分(分吞)。

案五七:左,八月十八日。树人撰方。浊邪内注阳明,胃腑失其通降,胸宇痹闷,时作嗳噫。热乃滋扰,终不清退,形色黧黄而闭,肌肤甲错,无汗,夜失安寐。病势尚未鸱张,亟仿香苏饮意加味治之,以防弥蔓生变。

制香附二钱,西秦艽(酒炒)八分,广陈皮一钱,佛手花六分,白蔻花一钱五分,仙灵脾二钱,焦范志曲[1]二钱,川加皮三钱,石菖蒲八分,炒冬瓜仁三钱,刺蒺藜二钱,炒赤芍一钱,野赤苓三钱,粉甘草六分。

案五八:左,八月二十三日。树人撰方。背部洒寒,旋即热烧,胸次痹着失舒,少腹隐匿而胀,头晕目眩,小溲短涩不畅。用分消法治之。

制香附二钱,石菖蒲一钱,荷叶络一钱,仙灵脾二钱,生苡仁三钱,新会皮一钱,白蔻壳一钱,西滑石三钱,焦六曲三钱,苏花粉一钱五分,炒冬瓜子三钱,野赤苓三钱。

案五九:柏溪,九月三日。树人撰方。风湿壅遏营卫,卫阳被其抑郁,旋转失司。浑身痹着胀痛,胸宇懊侬,欲作泛呕,形色黄闭,无汗头晕,稍有洒寒之象。脉短涩,苔灰黄。仿香苏饮意治之,俾转疟乃吉。

全当归一钱,炒川芎六分,大豆卷三钱,西秦艽(酒炒)一钱五分,桑枝片(酒炒)三钱,制香附二钱,仙灵脾二钱,新会皮一钱,焦六曲一钱五分,炒赤芍一钱,法半夏一钱,炒冬瓜子三钱,粉甘草六分,川加皮二钱。

1 范志曲:即范志神曲。源自《卫生鸿宝》卷一,由香附、槟榔、乌药、白芷、茯苓等近四十味药物组成。适用于感冒发热,及伤食腹痛等。

案六〇:右,九月十六日。树人撰方。风湿壅遏营卫,卫阳被其抑郁,旋转失司。浑身酸楚胀痛,热乃滋扰,乍轻乍亟,亟则心烦烦躁,时欲泛恶,入晚纷纭失眠,形色黄闭,少汗。病势正在鸱张,犹虑转重,幸勿大意切切。

全当归三钱,炒白芍一钱,仙灵脾二钱,川加皮二钱,炒六神曲一钱五分,无花果一钱,佛手柑六分,新会皮一钱,石菖蒲六分,炒冬瓜子三钱,丝瓜络三钱,炒甘草六分,野赤苓三钱。

案六一:童,十月九日。树人撰方。风湿内侵,脾运蹇蹶,胃气翳滞。胸脘痹塞不舒,面浮黄闭,寒热一再混作。以分消法主之。

天仙藤二钱,炒桑皮一钱五分,仙灵脾一钱五分,建泽泻一钱五分,陈皮一钱,川朴花一钱,白蔻壳一钱五分,干荷叶二钱,生苡仁三钱,大腹皮一钱五分,川通草一钱五分,野赤苓三钱。

案六二[1]**:**九月二十一日。寒热混淆,似疟而非。小溲短涩,似癃而非。非惟表邪缚束,即州都之气不化。用分消法。

双枝片(酒炒)二钱,野赤苓三钱,粉猪苓一钱,炒车前一钱五分,建泽泻一钱五分,海金砂六分,川通草六分,益智仁八分,川加皮二钱,白蔻花一钱,通关丸三钱(分吞)。

案六三:周君,荆村,十月十五日。树人撰方。风湿两感,营卫渐渐壅遏,旋转失司。浑身痹着胀痛,间或淅寒灼热,口干不喜多饮,入晚纷纭失眠,形色萎黄,无汗,食欲不启。脉沉迟,苔灰糙。病势沉重,恐有变端,幸勿以小恙而视之。附方还希酌进。

当归全一钱五分,炒川芎六分,法半夏一钱,焦六曲一钱五分,川加皮二钱,炒白芍一钱,炒桑枝二钱,炒苍术皮六分,炒冬瓜子三钱,陈皮一钱,白蔻花一钱,丝瓜络三钱,制香附一钱五分,野赤苓三钱。

案六四:童,四月二十五日。树人撰方。风邪蕴郁于肺,肺气肃降不利,稍有

---

1 注:此案内容与案五五同,疑为重出。

咳呛，内热重炽少汗，鼻干带煽，神情乍昏乍昧，四肢微冷，胸宇时喊嘈杂，面色黄晦而闭。宜予清解，以防变端。

佩兰叶一钱，刺蒺藜一钱五分，干荷叶一钱，西滑石一钱五分，生苡仁二钱，青防风八分，炒赤芍一钱，炒桔梗八分，炒冬瓜子二钱，嫩前胡八分，野赤苓二钱。

案六五：左，七月十二日。寒热往来类疟，每届举作之际，甚则呕恶乃作，头目晕沉不爽，入晚烦躁少寐，间或神糊谵语，耳渐重听。脉弦数，舌色灰黄少苔。势防增剧，守原意出入，以希转入坦途为幸。

川象贝各一钱五分，西菖蒲八分，石决明三钱，炒竹茹一钱，新会皮一钱，苏花粉一钱五分，沉香曲二钱，料豆衣三钱，炒甘草一钱五分，生苡仁三钱，荷叶蒂(米炒)四个，野茯苓四钱。

案六六：左，八月十五日。寒热混淆，似疟而非，脉舌合参，此属辛劳感触使然。

法半夏一钱，大豆卷三钱，苦杏仁三钱，川通草六分，西滑石三钱，炒赤芍一钱，西香薷一钱五分，白蔻仁一钱五分，小青皮八分，天花粉一钱五分，六神曲二钱，野茯苓三钱。

【按语】有关"类疟"之病名，历代医家论述不多，依其寒热交作之症状特性，各家医案多以"类疟""寒热类疟""时疟"等名称冠之。类疟之病，多见于外感，亦可见于内伤。清代薛生白《湿热病篇》曰："湿热证，寒热如疟，湿热阻遏膜原"。王孟英《温热经纬》曰"若感受风温、湿温、暑热之邪者，重则为时感，轻则为时疟"，即为外感时邪所致"类疟"。而病久伤及正气，邪气乘隙伏于阴分，亦可为"类疟"形成之因。

本节所载"寒热类疟"17例病案，几乎全为外感时邪所致之时疟，发病季节以夏季暑月居多，其中"风温、湿温、暑热"当为主要病邪。其核心病机为湿热内侵，邪伏膜原，郁阻少阳。因邪正交争，而呈寒热往来之状；又因湿性黏滞，脾为湿困，可兼见脘痞、腹胀、呕恶诸症；或风热伤肺，而见咳喘、胸闷、痰血等；或湿热下移，而见小溲短赤、下利便溏诸症；湿性缠绵，病久多伤及气阴；邪伏阴分，则湿热稽留难退。

对于类疟的治疗，胡震来先生多以芳香化气、开达膜原为主要治法，以求除湿退热之功，药如白蔻花、川朴花、煨草果、通草、知母等，含吴又可《瘟疫论》达原饮之方意；或以香苏饮加味，理气和胃，祛湿降浊，药如藿香、佩兰、茯苓、川朴等。风热伤肺者，辅以宣肺止咳，如杏仁、桔梗、紫菀、前胡；小便短赤者，佐以利湿分消，如西滑石、车前子、猪苓、泽泻。再则，清利湿热亦不忘顾护阴液，常酌加天花粉、荷叶之类等。另外胡震来先生善用大豆卷、丝瓜络、蚕沙等，清热祛湿，并能疏风透邪，属中药发表之轻剂，尤具解热之功，亦是一大特色。

第二节　肺系病证

一、咳嗽

案六七：宏吉兄令正[1]，三月十五日。肺为时邪抑遏，治节之令迫难下行，以致右胁注痛。治以宣畅之法，以冀咳嗽吐痰，庶几有豸[2]。

炒白前一钱，制郁金一钱，苦杏仁二钱，玉苏子一钱，佛手花六分，白蔻花六分，马兜铃八分，象贝母一钱五分，嫩前胡八分，丝瓜络二钱，炒冬瓜仁三钱。

案六八：洪林嫂，三月十七日。风温上注于肺，肺气壅滞，咳嗽胸痹而痛，痰多浓厚，两颧带红。治以清化为宜。

瓜蒌衣一钱五分，瓜蒌根二钱，川橘络一钱，川贝母一钱，象贝母一钱，炙桑

1 令正：旧时尊称对方的嫡妻（正室）。

2 豸（zhì）：没有脚的虫子，又作虫子的通称，此处喻指病。《尔雅·释虫》：有足谓之虫，无足谓之豸。

叶一钱五分，苦杏仁二钱，炒川郁金八分，浮小麦二钱，寒水石一钱，粉甘草四分，肥玉竹（淡秋石，炒）一钱五分，枇杷叶（去净毛）二钱。

二诊：三月十九日。恙久，肺阴累亏，清肃之令，失其下行。内热终渐退却，惟右胁依然隐痛。再仿原意加减，可冀霍然。

嫩白前一钱五分，炙苏子八分，瓜蒌衣一钱五分，肥玉竹一钱五分，真川贝一钱，炒甘草四分，炙兜铃一钱，大力子一钱，冬瓜仁二钱，淮小麦三钱，川橘络一钱，蒸紫菀一钱，天冬肉八分。

案六九：左，歙南，三月二十日。内热燔灼，肢体胀痛，咳嗽气促，两颧颊皆是赤色，神形烦躁，肌肤甲错，无汗。温邪经已内陷，营阴累伤肺气，渐渐壅盛，势有内闭外脱之虞，勉方仍俟顺兄酌正。

川象贝各一钱，瓜蒌衣一钱五分，瓜蒌根二钱，苦杏仁三钱，抚川芎八分，丝瓜络三钱，料豆衣三钱，粉甘草六分，西菖蒲八分，白蔻花一钱五分，野茯神三钱，淮小麦三钱，寒水石二钱，炒冬瓜子三钱。

二诊：三月二十一日。病情详叙，前方兹不复赘，照述仍仿原意加减，以期霍然。

川象贝各一钱，粉甘草四分，野茯神二钱，瓜蒌衣二钱，南沙参三钱，淮小麦三钱，丝瓜络三钱，川橘白一钱，寒水石一钱，扁豆衣一钱五分，肥玉竹一钱五分，蒸紫菀一钱，枇杷叶（去净毛）三钱。

案七〇：左，岭里，四月二十一日。温邪自口鼻吸入，热蕴于肺，肺气壅遏。右偏胁部注痛，通宵达旦，不安枕席。刻诊脉象细数，舌苔厚黄，黄而板涩。病势已成险象，恐难疗治，勉方尚祈，酌服为妥。

炒白前一钱五分，川象贝（去心）各一钱，瓜蒌衣根各一钱五分，丝瓜络三钱，蒸紫菀一钱，炒大力子一钱，制郁金一钱，川橘白一钱，南沙参三钱，苦杏仁三钱，野茯苓三钱，枇杷叶（去毛）五钱。

二诊：四月二十二日。热度较轻，舌苔渐化，惟肺气仍未能得其清肃，咳嗽，偏右隐痛，稍动则气分亟促，自汗淋漓。缠延时日，正气累亏，再仿原意施治，以期转入坦途。

南沙参三钱，炒白前一钱，川象贝（去心，米炒）各一钱五分，淮小麦三钱，炒大力子一钱，扁豆衣二钱，无花果一钱，白蔻花一钱，白蒺藜一钱，大豆卷二钱，瓜蒌衣一钱五分，苦杏仁一钱五分，川通草四分，野茯苓三钱。

三诊：四月二十五日。咳嗽咯痰转前爽豁，神识转清，惟内热依然未却，耳犹重听。温邪上蔽清阳，仍照前方加减，冀应转入坦途，诚为万幸。

南沙参三钱，真川贝（去心，米炒）一钱，淮小麦一钱五分，山慈菇一钱五分，苦杏仁三钱，苏花粉一钱五分，丝瓜络三钱，野茯苓三钱，粉甘草四分，玫瑰花露三钱，荷叶露三钱。

案七一：右，龙须，四月六日。阴虚火动，胃少降和。咳嗽气分喘促，胸烦懊侬，甚则干呕，腰背胀，有时灼热，形瘦，肌肤甲错，无汗。治以甘平养阴，和中益胃之法，以杜转入怯途。

苏花粉二钱，蒸紫菀一钱，合欢皮二钱，款冬花一钱五分，真川贝一钱，扁豆衣三钱，怀山药二钱，炒白前八分，冬瓜子三钱，丝瓜络三钱，北秫米（布包，炒）三钱，鲜枇杷叶（去毛）三钱。

案七二：右，龙须，四月十二日。肺之清肃，胃之降和，为痰热壅遏而失常度。咳嗽气分喘逆，平卧则胸次隐痛。仍用清宣之法，以俟动静。

苏花粉二钱，蒸紫菀一钱，大豆卷三钱，炒白前八分，五味子四粒，干苇茎三钱，苦杏仁三钱，丝瓜络三钱，金钗斛二钱，真川贝一钱，炒冬瓜子三钱，象贝母一钱，枇杷叶三钱。

案七三：童，四月十四日。身热乍轻乍剧，咳嗽频仍。乃风邪上注于肺之象，用轻可去实法。

蝉蜕衣四分，象贝母一钱，苏荷四分，苦杏仁一钱五分，炒冬瓜子三钱，粉甘草四分，法半夏八分，前胡六分，双勾藤一钱五分，炒大力子六分。

案七四：右，五月八日。肺之清肃，胃之降和，为痰浊壅遏而失常度。热从内扰，迫无出路，以致浑身胀痛，咳嗽，呕恶，乍缓乍亟，引饮移时即吐，吐出纯系绵涎酸苦。仍用和中降逆，宣金肃肺之法，以观动静。

炒白薇一钱，炒白芥子六分，制半夏一钱，炒白前一钱，大豆卷三钱，苦杏仁三钱，橘红衣六分，冬瓜子三钱，丝瓜络三钱，细甘草六分，野茯苓三钱，玉苏子一钱，枇杷叶三钱。

案七五：童，八月十四日。风邪久注厥阴，肝失疏泄，热从内炽。咳呛作努，入晚为甚。治以清疏降逆，搜风解咳，以杜酿成搐搦之变。

炙柴胡六分，海蛤壳一钱五分，粉甘草四分，扁豆衣三钱，天花粉一钱五分，生石膏一钱，茯苓皮二钱，地骨皮一钱，飞青黛二分，西滑石（杵）三钱，枇杷叶（去毛）二片。

案七六：左，十月三日。体楚形寒，热蒸咳嗽，乃外感风邪，肺气壅滞之咎。

嫩前胡一钱，苦杏仁三钱，玉苏子二钱，法半夏一钱，桑枝三钱，炒川芎八分，橘红衣四分，青防风八分，粉甘草四分。

案七七：左，正月二十一日。风从上受，肺气着滞。面部卒然浮肿，咳嗽频仍，喉间似有痰筑，辘辘成声，势防弥漫生变。

天仙藤三钱，威灵仙四分，炒白芥子六分，炒桑白皮一钱五分，陈广皮一钱，制半夏一钱，苦杏仁二钱，潼沙苑一钱五分，汉防己二钱，野茯苓三钱。

案七八：左，十月二十四日。热灼体胀，鼻窍壅塞，乃风寒上受，肺气着滞，致令咳嗽也。

全当归一钱五分，炒川芎八分，生苡仁三钱，刺蒺藜一钱五分，白蔻花一钱五分，嫩前胡八分，橘红衣一钱五分，玉苏子一钱五分，苦杏仁二钱，粉甘草一钱五分。

案七九：左，十一月五日。背部怯冷，咳嗽交加，乃寒邪犯肺之象。方书所谓：肺恶寒是也。

法半夏一钱，抚川芎八分，嫩前胡一钱，苦杏仁三钱，玉苏子三钱，白茯苓三钱，粉甘草六分，杵葱白三根，生姜二片。

案八〇：左，七月十九日。风湿上受，痰热互蒸，肺之清肃不利，以致头痛，咳嗽，食欲不启。拟用宣金肃肺之法可也。

佩兰叶一钱，抚川芎八分，嫩前胡八分，滁菊花一钱，霜桑叶一钱，白蒺藜一钱，象贝母一钱五分，苦杏仁一钱五分，粉甘草六分，野茯苓三钱，炒桔梗八分。

案八一：曹君，七都中潭，三月十七日。湿邪从太阴上注于肺，肺气既失清肃，脾胃复失运行，浊邪留滞而不化，气机旋转时有蹇蹶。胸次痹着胀痛，咳嗽频仍，右侧卧渐感不适，大便溏薄，坤土累虚。治法主以宽中运脾，舒展气机，而畅于肺，以却重浊。

款冬花一钱五分，御米壳[1]三钱，炒白前八分，白芥子一钱五分，橘红衣六分，怀山药三钱，潼沙苑二钱，炒北秫米三钱，炒冬瓜子三钱，佛手花三钱，野赤苓三钱。

案八二：灶宝，八月十八日。树人撰方。风寒犯肺，肺气着滞，咳嗽乃作，间或热烧。治以清解风寒，宣金肃肺可也。

刺蒺藜二钱，制川朴一钱，生苡仁三钱，粉甘草六分，野茯苓三钱，玉苏子一钱五分，橘红衣八分，象贝母一钱五分，炒桔梗八分，炒冬瓜子三钱。

案八三：福铨君，社屋后，五月三日。辛劳感触时邪，热从内扰，上燥于肺，肺气失其清肃。喉间卒然作痛，肢体酸胀，肌肤甲错，无汗。脉细数，舌色块赤，似脱而非。亟以宣金肃肺，而清燥逆之法，俾中肯乃吉。

山豆根八分，炒牛蒡一钱五分，象贝母一钱五分，苏花粉一钱五分，川通草四分，丝瓜络三钱，炒冬瓜子三钱，粉甘草一钱五分，野茯苓三钱，鲜枇杷叶（去毛）三钱。

二诊：五月五日。兹接志坚兄来函，得悉尊恙，较前转机，前法既合病情，应从原意出入，冀图奏效。

竹茹（清炒）一钱，象贝母二钱，川橘白一钱，天花粉一钱五分，大豆卷三钱，丝瓜络三钱，炒冬瓜子三钱，粉甘草六分，野茯苓三钱，鲜枇杷叶（去毛）三钱。

---

1 御米壳：即罂粟壳，功能敛肺、涩肠、止痛。本品易成瘾，不宜常服。

案八四:左,四月三日。甘平养阴,宣金畅肺,以解咳嗽,而弭寐时汗出。

甜百合三钱,款冬花一钱五分,川橘白一钱,扁豆衣三钱,苦杏仁二钱,蒸紫菀一钱,野茯苓二钱,粉甘草一钱五分,枇杷膏二钱(分冲)。

案八五:左,四月二十一日。肺胃二气相迫,宣降失司。咳嗽乍缓乍亟,胸次不舒,间或声音哑嗄。方书所谓:金实不鸣是也。姑予和中降逆,佐以宣畅之法,以期向安。

款冬花一钱五分,炒白前一钱,玉苏子一钱,马兜铃一钱,蒸紫菀一钱,参贝皮一钱,扁豆衣二钱,炒冬瓜子三钱,粉甘草四分,野茯苓二钱。

案八六:右,四月二十二日。脾肾两调,宣降肺气,以解咳嗽,而清蕴热。

款冬花一钱五分,炙白前一钱,炙苏子一钱五分,蒸紫菀一钱,潼沙苑一钱五分,参贝皮一钱五分,甜百合(白芥子四分,同杵)三钱,银杏肉三枚,苦杏仁二钱,炒冬瓜子三钱,粉甘草一钱五分,野茯苓三钱。

案八七:方君,五月十一日。肺胃二气相迫,宣者失宣,降亦难降。咳嗽,胸次痹塞,呼吸紧迫,行动为甚。治法主以宣畅肺气,和中降胃,以俟动静。

炒白前一钱五分,玉苏子三钱,白芥子八分,橘红衣(盐水炒)六分,苦杏仁二钱,蒸紫菀一钱五分,潼沙苑二钱,京半夏八分,炒冬瓜子三钱,野茯苓三钱,旋覆花(布包)二钱。

案八八:方君,九月三日。肺胃二气相迫,宣降失司。咳嗽一再咯红,胸次塞窒,背胀,行动气分喘逆,腰部酸跸。治法宜以宣畅肺金,和中降逆,是否有当,敬候酌进。

款冬花一钱五分,炒白前一钱五分,川橘白一钱,马兜铃一钱,炒玉苏子二钱,潼沙苑二钱,炒白芥子四分,炒冬瓜子三钱,野茯苓三钱,枇杷叶(去毛)三钱。

案八九:右,居瑞霞,九月三日。阳明胃虚,痰从内溢,上注于肺,肺失宣降之权。咳嗽,气分喘逆,身瘦神疲,常有蕴热。缠延已久,恐入瘵途,勿大意切切。

款冬花一钱五分,玉苏子一钱五分,炒白芥子四分,法半夏一钱,炒北秫米(布包)三钱,潼沙苑一钱五分,怀山药二钱,扁豆衣三钱,炒冬瓜子三钱,粉甘草六分，野茯苓三钱。

案九〇：右，三月十八日。肺之清肃，胃之降和，两失常度。咳嗽，右偏胁部隐痛，午后旋即灼热，前曾咯血，阴分累亏，严防故态复萌，慎之。

款冬花一钱五分，马兜铃一钱，炙白前一钱，炙紫菀一钱，料豆衣三钱，金钗斛二钱，肥玉竹一钱五分，真川贝一钱，怀山药一钱五分，丝瓜络二钱，枇杷叶三钱。

案九一：左，芦柴湾，九月十五日。脾肾本亏，外感风湿，气机未能旋转，手足身体酸痛，腰部亦然。寒热混淆，邪热上冲于肺，致令咳嗽也。

炒白前八分，仙灵脾二钱，川加皮二钱，橘红衣四分，粉甘草四分，玉苏子一钱五分，生苡仁三钱，京半夏一钱，冬瓜子三钱，野赤苓三钱，旋覆花（布包）一钱五分。

【按语】咳嗽是指肺失宣降，肺气上逆作声，咯吐痰液而言，为肺系疾病的主要证候之一。有声无痰为咳，有痰无声为嗽，一般多为痰声并见，难以截然分开，故以咳嗽并称。咳嗽的病因有外感、内伤两大类。外感咳嗽为六淫外邪侵袭肺系；内伤咳嗽为脏腑功能失调，内邪干肺。不论邪从外入，或自内而发，均可引起肺失宣肃，肺气上逆作咳。《临证指南医案·咳嗽》指出："咳为气逆，嗽为有痰，内伤外感之因甚多，确不离乎肺脏为患也。"并精准地提出了治疗原则："若因于风者，辛平解之；因于寒者，辛温散之；因于暑者，为熏蒸之气，清肃必伤，当与微辛微凉，苦降甘淡，俾上焦蒙昧之邪，下移出腑而后已；若因于湿者，有兼风、兼寒、兼热之不同，大抵以理肺治胃为主；若因秋燥，则嘉言喻氏之议最精；若因于火者，即温热之邪，亦以甘寒为主，但温热犹有用苦辛之法，非比秋燥而绝不用之也。至于内因为病，不可不逐一分之。有刚亢之威，木叩而金鸣者，当清金制木，佐以柔肝入络。若土虚而不生金，真气无所禀摄者，有甘凉、甘温二法，合乎阴土阳土以配刚柔为用也。又因水虚而痰泛。元海竭而诸气上冲者，则有金水双收，阴阳并补之治，或大剂滋填镇摄，葆固先天一气元精。"叶天士这些治咳论述，对临床具有重要的指导价值。

本节共载咳嗽病案25例、30诊次，其中男患14例，女患9例，儿童2例。综析全案，其证多起于外感，或时疫温热邪气，致肺失宣肃，或胃失降和，痰浊壅遏，气机失调，临证除咳嗽外，伴见乍寒乍热，或气喘，或肢体酸痛，或胸次胀痛，甚至肌肤甲错、吐血等不同临床表现，为外感表证入肺入胃状态。胡震来先生意识到治疗关键，即恢复肺胃的通降功能，故以多用宣畅、清化为其治疗大法，由此采用宣金肃肺、和中降逆等法，再依据不同证因，拟以清解风寒，或清疏搜风，或甘平养阴，或脾肾两调等法，以宣散外邪，肃肺养阴，使肺气复常，咳嗽自平，肺胃双理。其处方涉药共83味，中成药3种，临证中擅长以药性、药效相近之药组成对药，增强疗效。

常用药物有：炒白前与玉苏子相组，具有降气、消痰、止咳的功效，用于肺气壅实，咳嗽痰多，胸满喘急等。《本草纲目》指出，白前"长于降气，肺气壅实而有痰者宜之"。紫菀与橘红衣相伍，具有温肺散寒、利气消痰、止咳平喘的功能，用于风寒咳嗽气喘、喉痒痰多，甚咳吐脓血等症状。冬瓜子与丝瓜络相合，具有清肺化痰、通经活络、利湿排脓的功效，用于痰热咳嗽之证型。《本草再新》认为，丝瓜络有通经络、调和血脉、化痰顺气的作用。潼沙苑与茯苓相佐，具有脾肾两调、和中降逆、健脾去湿的功效，主治脾肾不足，腰膝酸痛，痰饮咳逆，肌肤甲错、吐血等。川、象贝母同用，取之清肺止咳化痰共性，而象贝母具有止咳、宁喘、祛痰、润肺功能，用于外感表实之咳嗽，胃痛吐酸等；川贝母用于肺热燥咳，肺虚久咳。再配以枇杷叶"清肺气，降肺火，止咳化痰"（见《本草再新》）。三药组合为疗肺正药，具有清肺、润肺、敛肺、补肺之功。此外，震来先生治咳诸方中，粉甘草的使用频率最高，取其清热解毒、祛痰止咳、缓急止痛、调和诸药之作用。震来先生临证灵治运用上述药对与组合治咳，多见良效。

二、喘证

案九二：右，浒里，三月十九日。肺胃二气相搏，宣者失宣，降亦难降。咳嗽时缓时亟，历今数月，肾脏累亏，速宜疗治，庶免转入哮途。

款冬花一钱五分，御米壳二钱，苏子霜二钱，马兜铃一钱，橘红衣四分，胡桃肉三钱，潼沙苑一钱五分，怀山药二钱，炒白芥子八分，炒冬瓜仁三钱，粉甘草六分，野茯苓三钱。

案九三：右，一月九日。痰热凝滞中区，脾运蹇蹶，气随阻霁。四肢麻木不仁，咳嗽，喉间痰筑，介介有声，胸脘以次痹胀。脉来浮滑。治以开豁中区，调其气道，而降痰热。

净麻黄三分，生石膏一钱，苦杏仁二钱，炒甘草六分，炒枳壳八分，白芥子八分，冬瓜仁三钱，风化硝八分，汉防己一钱，新会皮一钱，野茯苓三钱。

案九四：右，三羊坑，六月二十五日。情怀悒郁，气阴累伤，木火乘咎内干，上燥于肺。咳嗽，喉间痹着而痛，悬壅以次突起红丝，且有粒粒形象，手足心不时灼热，背部压胀，腰跸，筋惕肉瞤，治以甘濡之法，以候动静。

炙龟版二钱，明天冬一钱，肥玉竹一钱五分，炒白薇一钱，无花果一钱五分，金钗斛二钱，金果揽一钱五分，山慈菇一钱五分，夜交藤三钱，冬瓜子三钱，蒲公英一钱五分，地骨皮露、枇杷叶露各四钱（分冲）。

案九五：左，十二月二十日。咳喘宿恙，肾脏久亏，肺气宣畅不利，近因外感风寒，举发益甚。治法宜以标本兼施为妥。

款冬花一钱五分，川橘白一钱，玉苏子一钱五分，炒白芥子一钱五分，冬瓜子三钱，苦杏仁二钱，粉甘草四分，野茯苓三钱，济生肾气丸三钱（分吞）。

案九六：左，十二月二十四日。阴虚火动，胃少降和，咳嗽，气分喘促，胸烦懊侬，甚则干呕，腰背酸胀，有时灼热，形瘦，肌肤甲错，无汗。治以甘凉养阴，和中益胃之法，以杜转入怯途。

款冬花一钱五分，川贝母一钱，炒白前一钱，炙紫菀一钱，合欢皮二钱，怀山药一钱五分，炒北秫术三钱，扁豆衣三钱，炒冬瓜子三钱，丝瓜络三钱，苏花粉二钱，枇杷叶三钱。

案九七：左，二月八日。肾阴久伤，精失蛰藏，少火变为壮火，火动于中，气随上逆，障碍于肺，肺之治节，毕难下行。咳嗽咯红，一再举发，左侧卧稍有不舒，腰部背部跸胀。缠延数月，恐有水竭金枯之虞，附方即乞酌正。

冬虫夏草八分，甜百合三钱，御米壳三钱，炒肥玉竹一钱五分，扁豆衣三钱，叭哒杏仁三钱，潼沙苑一钱五分，炒冬瓜子三钱，参贝皮一钱五分，代赭石（醋炒）三钱，琼玉膏四钱。

案九八：左，三月十九日。肾为胃关，胃气既失于升腾，肾气复无以摄纳，无形之火，一再蠢动，上刑于肺，肺之治节，毕难下行，迫为咳嗽，倾吐缠延痰浊。由来数月，中土累伤，食欲锐减，形容逐渐瘦削，病势已入怯途，殊难疗治。

款冬花一钱五分，御米壳三钱，五味子七粒，怀山药三钱，扁豆衣三钱，金钗斛二钱，白及末一钱，参贝皮一钱五分，炒冬瓜子三钱，粉甘草六分，野茯苓三钱。

案九九：左，九月二十五日。虚里穴隐匿而痛，咳嗽频仍，屡经失血，以脉参舌，此属气积络伤，肝少条达，胃失降和，肺气未能宣畅使然。恙久，营卫两耗，致令怯寒灼热也。惟恐转入怯途是虑。

款冬花一钱五分，甜百合三钱，叭哒杏仁二钱，空沙参三钱，马兜铃一钱，川橘白一钱，御米壳一钱五分，十大功劳一钱五分，炙紫菀一钱，白及末六分（分冲），炒小蓟一钱五分，野茯苓三钱，枇杷叶二钱，金钗斛二钱。

案一〇〇：左，十一月六日。脾肾之阴并虚，虚阳一再蠢动，上燥于肺，肺之治节，毕难下行，咳呛乃作。矧肺为娇脏，其道狭小，其形如钟，有撞则鸣是也。拟用保肺宁咳，育阴镇逆之法。

甜百合三钱，空沙参二钱，肥玉竹二钱，天冬肉一钱，扁豆衣三钱，参贝皮一钱，怀山药三钱，潼沙苑一钱五分，炒甘草一钱五分，炒冬瓜仁三钱，枇杷膏三钱（分吞）。

案一〇一：左，磻溪，三月四日。肝阴肾阴均见亏虚，无形之火，与有形之痰，一再上逆。清阳失其展舒，则心烦懊侬，或耳鼓蝉鸣，头晕眩运。然痰火上迫，必致熏蒸为汗也。姑予济肾水平肝木，佐以镇逆一法。管见如斯，敬乞泽翁酌加斧正。

参贝陈皮一钱五分，肥玉竹（米炒）一钱五分，明天冬（炒枯）一钱，山萸炭（盐水拌、炒枯为要）八分，灵磁石（醋拌炒）三钱，炒酸枣仁一钱五分，远志肉一钱，夜交藤三钱，炒冬瓜子三钱，蒸紫菀一钱五分，枇杷叶（清水炙）三钱，指迷茯苓丸三钱（分吞）。

案一〇二：左，五月十五日。恙久，脾胃不运，肺失畅宣，咳喘又复举发，食欲不振。拟用和中运脾，宣畅肺气之法，可冀就痊。

崔氏夏两粒（分冲），潼沙苑一钱五分，玉苏子一钱五分，白芥子六分，橘红衣一钱五分，生谷芽三钱，冬瓜仁三钱，川朴花六分，炒甘草六分，野赤苓三钱。

案一〇三：左，三月二十一日。脾肾二脏久虚，气少镇纳，行动呼吸喘逆，足胫酸软。脉来濡弦。治以甘温法调之。

御米壳二钱，五味子四粒，陈萸肉六分，怀山药三钱，菟丝子一钱五分，仙灵脾二钱，炒冬瓜仁三钱，沉香曲一钱五分，白茯苓三钱，济生肾气丸二钱（分吞）。

案一〇四：左，油坑口，四月十八日。久病后，体元未复，肺胃二气互相抑遏，宣畅失司，咳嗽，右偏胁肚[1]隐匿而痛，为时已久。法宜和中益胃，宣金肃肺，以冀向安。

甜百合三钱，款冬花一钱五分，御米壳一钱五分，炙白前八分，马兜铃一钱，川橘白一钱，参贝皮一钱，怀山药二钱，扁豆衣二钱，冬瓜子三钱。

【按语】喘证是指以呼吸困难，甚至张口抬肩、鼻翼扇动、不能平卧为特征者。喘证常由多种疾患引起，病因复杂，概言之有外感、内伤二大类。外感为六淫外邪侵袭肺系；内伤为饮食不当、情志失调、劳欲久病等导致肺气上逆，宣降失职，或气无所主，肾失摄纳而成。《景岳全书·喘促》云："气喘之病，最为危候，治失其要，鲜不误人。欲辨之者，亦惟二证而已。所谓二证者，一曰实喘，一曰虚喘，二证相反，不可混也"。在治疗上，《证治汇补·胸膈门·喘病》云："治喘大法，外邪则散之，气郁则开之，痰则豁之，火则清之，停饮者吐之，脾虚者温之。气虚而火入于肺者，补气为先；阴虚而火来乘金者，壮水为亟。水寒火不归经者，导龙入海；

1 肚：指腋下腰上的部位。

肾虚水邪泛溢者,逐水下流”。清代林珮琴《类证治裁·喘证》认为:“喘由外感者治肺,由内伤者治肾。”这些论点,皆具有很重要的指导意义。

本节喘证篇共载医案13例,其中男患10例,女患3例。综析喘证13案,具为内伤虚喘之证。胡震来先生诊之,证起脾肾并虚,上燥于肺;或肺胃两气相搏,肺失宣,胃难降;或肝肾阴亏,气阴累伤,上燥于肺;或阴虚火动,胃少降和;或脾胃不运,痰湿内阻;或肾亏,肺气不利等,引起肺气闭塞,肾不纳气,痰热阻滞,产生咳喘,甚则气积伤络,出现咯血或痰中带血,临证还伴见胸痹胀,或怯寒灼热,或食欲不振,或心烦懊侬,或肌肤甲错,或头眩耳鸣,或形瘦无汗,或腰酸膝软等不同症状,呈现出恙久,体弱虚喘状态,累及肺、脾胃、肾诸脏腑。治疗上,震来先生采用保肺宁咳、育阴镇逆;济肾水平肝木、佐以镇逆;和中运脾,宣畅肺气;和中益胃,宣金肃肺;甘濡养阴,或甘温调之等治法。注重标本兼施,达到平喘止喘功用。

全案处方用药共58味,中成药5种,主要处方药有款冬花、御米壳、怀山药、冬瓜仁、粉甘草、野茯苓、新会皮,其中使用频率最高药为炒冬瓜仁,达12次。方中御米壳(罂粟壳)入肺经,具有较强的敛肺气止咳喘作用。若咳逆,咯痰稀薄者,可选用玉苏子、紫菀、款冬花、白前、白芥子等,再佐枇杷叶露,清肺止咳定喘,和胃下气;若偏气阴亏虚者,加补肺养阴之品,如潼蒺藜、玉竹、金钗斛、百合、沙参、天冬等,再佐以琼玉膏补肺健脾,用于气阴不足,肺虚干咳,形体消瘦;若脾虚痰多者,加补中益气之品,如扁豆衣、山萸肉、山药、菟丝子等,再佐以指迷茯苓丸和中除湿,化痰止喘;若肾虚,喘促不已,动则尤甚,加龟板、淫羊藿(仙灵脾)、胡桃肉、虫草等,再佐用济生肾气丸,补肾纳气;若咯血,或痰中带血者,加白及、小蓟、山萸炭等,再佐以地骨皮露,凉血止血,除蒸止喘。总之,临证结合虚喘之脏腑偏衰,侧重补肺、益肾及健脾,酌情兼顾。并以汤丸(膏、露)相伍,协同增效。

三、哮证

案一〇五:左,一月六日。素有哮症,脾肾累伤,运纳失其常度,一饮一食,尽酝酿成为痰与气,肺之治节,概被窒塞,渐次未能下行。咳喘胸闭,有碍平卧。脉来短涩。诚恐难短期奏功。

款冬花一钱五分，炒射干八分，蒸百部一钱，炒白芥子八分，炒玉苏子二钱，凌霄花一钱五分，潼沙苑一钱五分，野茯苓三钱，济生肾气丸三钱(分吞)。

案一〇六：钟吾兄，荆州，八月四日。济肾水，平肝木，为血后调善剂，仿坎离法。

金钗斛二钱，北条参三钱，苏芡实三钱，青龙骨三钱，远志肉三钱，熟女贞一钱，肥玉竹一钱五分，明天冬八分，酸枣仁一钱五分，抱木神三钱，粉甘草一钱五分。

【按语】哮证是一种发作性的痰鸣气喘疾患。发时喉中有哮鸣声，呼吸气促困难，甚则喘息不能平卧。哮证的发生为痰伏于肺，每因外邪侵袭、饮食不当、情志刺激、体虚劳倦等诱因引动而触发，以致痰壅气道，肺气宣降功能失常。根据致病原因和临床表现的不同，分为冷哮、热哮、痰哮、食哮、肾哮等。《临证指南医案·哮》认为，喘证“邪散则喘亦止，后不复发……若夫哮证……邪伏于里，留于肺俞，故频发频止，淹缠岁月”；《医学正传·哮喘》云“哮以声响名，喘以气息言”。故有哮必兼喘，喘未必兼哮，一般通称“哮喘”。治疗上《景岳全书·喘促门》曰：“扶正气者须辨阴阳，阴虚者补其阴，阳虚者补其阳；攻邪气者须分微甚，或散其风，或温其寒，或清其痰火。然发久者，气无不虚，故于消散中宜酌加温补，或于温补中宜量加消散。”这些论述成为临证辨治要领。

本节哮证篇载案2例。案一〇五素有哮症，又证见咳喘胸闭，有碍平卧，脉来短涩，为旧疾新起之候。胡震来先生组方用款冬花润肺下气，化痰止喘；炒射干与蒸百部配用，除咳喘痰多、气急胸闷；用炒白芥子豁痰利气，平喘止咳；用炒玉苏子降气平喘，用于痰壅气逆之咳嗽气喘，苏子炒后其温肺降气之效更佳。由于是患恙久入络，造成气滞血瘀，脉见短涩，震来先生用凌霄花以行气去瘀，冀气血运畅，促进郁痰排出。方又以潼沙苑、野茯苓及济生肾气丸合用，共奏养肺健脾，渗湿祛痰，补肝益肾，温化气机之功。综合全方，有温凉并用、扶正祛邪、标本兼顾之效。

案一〇六为咳嗽失血后，出现心肝肾亏虚。胡震来先生诊之，采用济肾水，平肝木，用于血后调善之剂，治仿坎离法。中医学认为，心属火，藏神；肾属水，藏精。两脏互相作用，互相制约，以维持正常的生理活动。肾中真阳上升，能温养心火；心火能制肾水泛滥而助真阳；肾水又能制心火，使不致过亢而益心阴。这种关系，也称水火相济。本例为血后体亏，出现心肾阴虚，虚阳上亢证候，震来先生以气阴双补，宁心安神，滋水平木为治。不止咳而咳自宁，补其虚而资血源。

四、肺胀

案一〇七：金标君，岭里，三月十三日。树人撰方。浊邪弥蔓三焦，肺气渐渐抑遏，热从内扰，时轻时重，间或淅寒之象。咳嗽，胁胠隐匿疼痛，胸宇窒塞不舒，呼吸气尤急促，烦渴喜饮，通宵达旦毕难安寐。脉来沉细无力，舌苔时有变更，乍尔皖白干燥，乍尔黟黑少液，其为热郁可知，究非热损真阴也。高年患此，势恐痰闭之虞，亟仿轻宣肃肺一法，冀应从速转为吐痰，庶有把握，否则别无他想矣。管见如斯，质之前医以为何如，并希裁夺。

上上金钗斛四钱，煅鹅管石一钱，炒射干一钱，远志肉一钱，马兜铃一钱，上上川象贝（去心）各一钱五分，苏花粉二钱，北紫菀一钱五分，肥玉竹（淡秋水石四分，泡水炒）一钱五分，南北沙参各四钱，川橘白（芒硝两分，泡水炒）一钱，枇杷叶一钱五分。

二诊：三月十五日。树人撰方。痰浊自下上泛，障碍于肺，治节之令，毕难下行，每遇肺气冲逆，则咳喘胸闭，通宵达旦，平卧竟不能自由。缠延多日，脾肾累伤，水泛为痰，继续不断。治法主以脾肾两调，徐图奏效。

蒸于术八分，蒸百部一钱五分，刀豆壳二钱，煅鹅管石一钱，代赭石二钱，款冬花一钱五分，炒桑白皮一钱五分，赖氏红八分，南沙参三钱，马兜铃八分，远志肉一钱，上上戈制半夏六分（研细，分冲），枇杷叶三钱。

案一〇八：左，七月十二日。风寒湿互相侵袭，壅遏营卫，里气渐形抑郁，宣降失司。恙久，脾运蹇滞，水泛为痰，偶然上逆，肺之治节，迫难下行，胸宇痹着紧塞，甚则气分喘促也。腹笥膨脝[1]，肌肤块累瘙痒，病势已达极点，诚恐鞭长莫及。附方务希裁度。

陈胆星三分，薄附片四分，风化芒硝四分，无花果一钱，佛手花六分，木蝴蝶六分，大蒜壳二钱，飞青黛两分，野茯苓三钱，天仙藤二钱。

【按语】肺胀是指多种慢性肺系疾病反复发作，迁延不愈，肺脾肾三脏虚损，从而导致肺管不利，气道不畅，肺气壅滞，胸膺胀满为病理改变，以喘息气促，咳嗽咯痰，胸部膨满，胸闷如塞，或唇甲发绀，心悸浮肿，甚至出现昏迷，喘脱为临床特征的病证。因久病肺虚，痰瘀潴留，每因复感外邪诱发，多属标实本虚之候，标实为痰浊、水饮、瘀血和气滞，痰有寒化与热化之分；本虚为肺、脾、肾气虚，晚期则气虚及阳，或阴阳两虚。其基本病机是肺之体用俱损，呼吸功能错乱，气壅于胸，滞留于肺，痰瘀阻结肺管气道，导致肺体胀满，张缩无力，而成肺胀。治疗上以祛邪扶正，标本兼顾。感邪时偏于邪实，急者祛邪治标为主，平时偏于正虚，缓者以扶正固本为主。《灵枢·胀论》说："肺胀者，虚满而喘咳。"本病的发生，多因久病肺虚，痰瘀潴留，每因复感外邪诱使本病发作加剧。

本节肺胀篇载案2例。案一〇七为胡震来先生长子胡树人(木如)代诊。证见胸宇窒塞不舒，呼吸气尤急促，伴有热扰淅寒，咳嗽，胁肚隐匿疼痛，不寐，脉沉细无力，舌苔乍尔眺白干燥，乍尔秽黑少液等；案一〇八证见胸宇痹着紧塞，甚则气分喘促，伴有腹笥膨脝，肌肤块累瘙痒等。2例均为肺胀之危重证。痰壅肺络为证之标，肺脾肾亏虚为病之本。震来先生治以宣肺降气，祛痰通闭，健脾补肾。

案一〇七组方用药：金钗斛滋阴清热、生津止渴；煅鹅管石补肺通络；炒射干清热化痰，消闭除满；远志肉安神益智，用于心肾不交，不寐多梦；马兜铃清肺降气、止咳平喘；川象贝清肺化痰，止咳宁喘；苏花粉清热泻火，生津止渴；北紫菀祛风寒，治咳嗽气喘；肥玉竹清热润肺，补益气血，平补而润；南北沙参养阴润肺，益胃补气；川橘白通络化痰，除痞去满；枇杷叶清肺止咳，和胃止渴。二诊以脾肾两

1 腹笥膨脝：病证名，鼓胀。笥(sì)：指盛饭食和衣物竹器，借指腹部。

调善后。

案一〇八组方用药:胆南星清热化痰,用于痰火咳喘肺胀;附子补火助阳,散寒除湿;风化芒硝软积开痰,用于胸脘痞塞;无花果健胃清肠,消肿解毒,用于食欲不振,脘腹胀痛;佛手花疏肝理气,用于肝胃气痛,食欲不振;木蝴蝶润肺和胃,用于肺热咳嗽;大蒜壳温中行滞,主脘腹冷痛;野茯苓健脾渗湿,为补肺脾治气虚之要药;天仙藤行气活血,通络止痛,用于脘腹刺痛。全方可温化痰瘀,肃肺除闭,以解胸痞腹胀之患,徐图奏效。

五、肺痈

案一〇九:左,八月二十八日。初患偏右胁痛,继而内热燔灼,咳嗽不休,多吐臭痰,痰中夹血,种种见症,此属肺痈之象,从缓调之。

款冬花一钱五分,海蛤粉三钱,真川贝一钱,蒸紫菀一钱五分,苏花粉(青黛四分,拌)二钱,金钗斛三钱,旱莲草一钱五分,炒茜根一钱五分,枇杷膏四钱,丝绵炭[1]四分(研极细,分冲)。

案一一〇:左,东村,四月二十四日。热蕴阳明,逗留已久,胃阴累伤,燥气时时上逆,失清肃之权。咳痰腥臭,胸次痹闷而痛,亦肺痈之属,拟以清降法。

真川贝一钱,蒸紫菀一钱五分,苦杏仁三钱,苏花粉(米炒)二钱,粉甘草四分,合欢皮二钱,飞青黛(布包)两分,荸荠粉三钱,白茅根(去毛,杵)三钱,海蜇皮(洗淡入)三钱,枇杷叶三钱。

案一一一:左,十二月十一日。热蕴于肺,肺气抑郁,为期已久,酿成肺痈。咳嗽痰多腥臭。治以清降之法,度可步入坦途。

款冬花一钱五分,真川贝一钱五分,马兜铃一钱,蒸紫菀一钱五分,海蛤粉(青黛二分,同拌,布包)三钱,合欢皮三钱,苏花粉二钱,白蒺藜二钱,荸荠粉(布包)三钱,海蜇皮(洗淡入)三钱,白茅根(去毛皮,杵)三钱。

---

1 丝绵炭:止血散瘀药,由丝绵经煅制而成。

【按语】肺痈是指由于热毒瘀结于肺，以致肺叶生疮，肉败血腐，形成脓疡，以发热，咳嗽，胸痛，咯吐腥臭浊痰，甚则咯吐脓血痰为主要临床表现的一种病证。其发病的主要原因为感受外邪，内犯于肺，或因痰热素盛，蒸灼肺脏，以致热壅血瘀，蕴酿成痈，血败肉腐化脓。如《类证治裁·肺痈》云"肺痈毒结有形之血，血结者排其毒"，又谓"肺痈由热蒸肺窍，致咳吐臭痰，胸胁刺痛，呼吸不利，治在利气疏痰，降火排脓"。而《医门法律·肺痿肺痈门》云："凡治肺痈病，以清肺热，救肺气，俾其肺叶不至焦腐，其生乃全。故清一分肺热，即存一分肺气，而清热必须涤其壅塞，分杀其势于大肠，令秽浊脓血日渐下移为妙。"明确了治肺痈当以清肺热为其治疗大法。

本节肺痈篇载案三例。胡震来先生依据"咳嗽痰多腥臭"或"多吐臭痰，痰中夹血"，以清降法治疗贯穿始终，采用清热解毒，宣降肺气，化瘀排脓为治。并按照有脓必排的原则，主要组方用药为：川贝母、紫菀、款冬花为主药，以清肺降气，消痰排脓，用于痰多喘咳，劳嗽咳血。而款冬花润而不燥，善治温热之邪，郁于肺经而不得疏泄者，外感内伤、寒热虚实型肺痈皆可应用，特别是肺虚久咳不止者，最为适用；苏花粉清热泻火，生津止渴，排脓消肿，用于肺燥咳血；海蛤粉清热利水，化痰软坚，治热痰喘嗽，明代医家缪仲淳曰"诸痰皆火气上炎煎熬津液而成，得此能软坚润下，故痰消"；合欢皮有解郁宁心，和血消痈之功，治心神不安、心烦失眠；荸荠粉清热、去湿、解毒；白茅根、海蜇皮清热解毒，止血排脓，软坚化痰，治痰嗽，痞积胀满。在治疗过程中，为防止清降排脓太过，出现阴液受损，故在组方中又酌情选用金钗斛、墨旱莲、白蒺藜、枇杷膏，以扶正祛邪。全方主以清降为大法，具有肃肺排痈的作用。

六、咯血

案一一二：左，三月五日。肝肾阴虚，虚阳上越，肺气肃降不利。咳嗽带红，乍发乍已。脉弦软，舌洁无苔。治以育阴潜阳，清金保肺。

甜百合三钱，款冬花一钱五分，川橘络一钱，参贝皮一钱五分，炒茜根八分，熟女贞二钱，肥玉竹一钱五分，寒水石二钱，枇杷叶三钱，琼玉膏三钱（分冲）。

案一一三：左，歙县苏村，五月六日。肺象空悬，喉即肺系，胸中即肺之腑也。咯红一再举发，发时胸背前后相引而胀，喉间痹痒。此乃阴虚火动，上刑于肺，肺气壅逆使然。

甜百合三钱，叭哒杏仁二钱，炙白前一钱二分，马兜铃一钱，北紫菀一钱，苏子霜一钱二分，炒冬瓜仁三钱，茅花炭二钱，炒茜根八分，野茯苓三钱，枇杷叶三钱，陈墨汁少许，引。

案一一四：左，荆村，四月六日。脾虚失其运用，肾虚失其纳气，肺苦气逆，宣降失司。咳嗽一再咯红，寒热混淆，两足痹着而痛，脉来濡软。治以脾肾两调，宣畅肺气，而镇其逆，俾中肯为上。

款冬花一钱五分，炙马兜铃一钱，潼沙苑一钱五分，仙灵脾二钱，茅花炭一钱，炒冬瓜仁三钱，野茯苓神各三钱，粉甘草一钱五分，济生肾气丸二钱（分吞）。

二诊：四月二十四日。兹凭来人传述，进拙方之情形，及近日之状况，似已向安，前法既合病机，照述仍守原意出入，以观动静。

款冬花一钱五分，马兜铃一钱，炒白前一钱五分，十大功劳一钱五分，炒川续断一钱五分，潼沙苑一钱五分，菟丝饼[1]二钱，仙灵脾二钱，炒白芥子一钱，茅花炭二钱，炒苡仁三钱，济生肾气丸三钱。

案一一五：左，石京，三月十六日。阴虚火动，上刑于肺，肺络累伤，咳呛有声少痰，屡经失血，脉来濡软。治以保肺宁络，养阴止咳，以期向安。

甜百合三钱，款冬花一钱五分，叭哒杏仁三钱，川橘络一钱，银杏肉三枚，肥玉竹一钱五分，怀山药三钱，扁豆衣二钱，茅花炭一钱五分，炒茜根八分，潼沙苑一钱五分，粉甘草六分。

案一一六：右，纹川，三月二十二日。阴分亏虚，虚阳暗动，肺气失其清肃。

1 菟丝饼：古方制剂，又称“大菟丝饼”，由菟丝子、鹿茸、附子、泽泻、川芎等十余种药按古法配比炮制而成，主治虚劳瘘弱，元阳痼冷。

咳嗽痰浓且腥，屡经咯红，夜寝胸闭少寐，腰背酸胀，手足心每届午后辄有蕴热。脉来沉细无力。治以甘平养阴，清金肃肺，不致转入怯途为幸。

金钗斛三钱，北条参三钱，真川贝一钱，叭哒杏仁三钱，川橘络一钱，山萸炭八分，茅花炭二钱，仙鹤草一钱五分，怀牛膝一钱五分，扁豆衣一钱五分，夜交藤三钱，合欢皮三钱，甜百合（紫苏八分，泡水，炒）三钱。

案一一七：熊君，六月三日。脾虚湿郁，不司鼓动运行。盖脾为肺母，母病及子，则肺失宣畅之权。咳嗽，胸臆不舒，日晡寒热。恙久，形容消瘦，体布疮痍，食欲不启。治以和中运脾，宣畅肺金，以逐其咎而固其本。仿徐灵胎先生，治咳必先治脾之例。

款冬花一钱五分，马兜铃一钱，潼沙苑二钱，怀山药三钱，扁豆衣三钱，法半夏一钱，炒北秫米（布包）三钱，炒白薇一钱，炒桑皮一钱五分，炒冬瓜仁三钱，炒粉甘草四分，野赤苓三钱。

案一一八：左，二月二十四日。肝胃火升，上刑于肺，肺络迸裂，血从络溢，屡见咯红，咳嗽入晚为甚，虚里穴隐隐注痛，辘辘有声，此乃瘀积络伤之象。姑仿秦越人先生，舒肝和胃，保肺宁络一法，冀其除暴安良，是否有当，请加斧正。

真川贝一钱五分，蒸紫菀一钱，花乳石八分，白茅根三钱，炒茜根一钱，藕节炭四钱，川橘络一钱，丝瓜络二钱，代赭石三钱，旋覆花三钱，粉甘草四分，木蝴蝶六分，枇杷叶三钱，陈墨汁少许（分冲）。

案一一九：左，二月十八日。胸次痹闷不舒，偏右肩臂压胀，咳嗽时作，间或痰中带红。舌脉相参，此属肝胃火升，震动肺络，血从络溢所致。仿秦越人先生，畅肺降逆法。

十大功劳一钱，炒茜根一钱，真川贝一钱五分，款冬花一钱五分，陈墨汁少许，杵玉苏子一钱五分，木蝴蝶六分，川橘络一钱，丝瓜络三钱，粉甘草四分，枇杷叶三钱。

案一二〇：左，磻溪，一月四日。咳嗽乍缓乍亟，缠延岁月，肾阴累伤，肺络复见迸裂，痰浊带红，红而且腥，右偏胁部隐痛，恐有金枯水涸之虞，勿大意切切。

款冬花一钱五分，真川贝一钱，炙白前一钱，川橘络一钱，蒸紫菀八分，御米壳三钱，仙鹤草一钱五分，炒茜根六分，合欢皮三钱，银杏肉四枚，琼玉膏四钱(分冲)。

案一二一：左，科村，六月二十七日。阴虚火动，上刑于肺，肺络迸裂，卒然咯红，红静，续作咳嗽，夜寝盗汗。脉濡软，舌淡赤且有裂纹。治法主以养阴保肺宁络，以期霍然。

甜百合三钱，款冬花一钱五分，叭哒杏三钱，川橘红一钱，御米壳二钱，肥玉竹二钱，淡秋石一分，扁豆衣三钱，怀山药三钱，粉甘草一钱五分，枇杷膏四钱。

案一二二：左，十五都上村，四月二十一日。气积络伤，肺失清肃。咳嗽乍疏乍数，缠延岁月，肾阴暗耗，阳频上逆，偏左胛俞一胀，旋即咯红，时发时已。脉来弦涩。治以调气和络，宣金肃肺，谅与病机有裨。

甜百合三钱，炙白前一钱五分，潼沙苑一钱五分，十大功劳一钱五分，炒续断一钱，白及末四分，茅花炭三钱，炒茜根一钱，炒白蒺藜(研细，布包)四分，丝绵炭三分(研细，分冲)，怀牛膝一钱五分，粉甘草一钱五分，旋覆花一钱五分(布包)。

案一二三：冯德升兄，绩城，九月一日。木火刑金，肺苦气逆，咳呛声甚猛烈，左肱部隐痛。治以清金畅肺，佐以镇逆，以免伤阴，以防咯红。

甜百合三钱，款冬花一钱五分，叭哒杏仁一钱五分，马兜铃一钱，御米壳一钱五分，木蝴蝶四分，白及末四分，参贝青皮一钱，扁豆衣三钱，炒茜根四分，代赭石(醋炒)一钱，琼玉膏三钱(分冲)。

案一二四：潘君，昌化人，九月五日。左升太过，右降不及，木火时有冲逆，上迫于肺，治节之令，未能下行。咳呛声甚激烈。方书所谓：肺形如钟，有撞则鸣是也。缠延数月，阴分累伤，金水渐有暗耗，恐成肺痿是虑。附方敬乞酌正。

甜百合三钱，款冬花一钱五分，叭哒杏仁三钱，苏子霜二钱，炙马兜铃一钱，肥玉竹一钱五分，明天冬一钱，参贝青皮[1]一钱五分，代赭石三钱，毛柴胡(飞芦荟

1 参贝青皮：青皮。

一分，泡水炒）三分，粉甘草四分，枇杷叶三钱，琼玉膏四钱。

案一二五：章君，四月十六日。肝胃火升，血随上逆。去秋曾咯鲜红，红静，脉仍弦紧，间有遗泄，肾阴累亏。此趁春令木旺之时，务希加意调摄，以御故态复萌。

冬虫夏草四分，苏芡实三钱，天南烛一钱五分，熟女贞三钱，野料豆三钱，真川贝母（去心，米炒）一钱，肥玉竹一钱，明天冬一钱，夜交藤三钱，抱木神三钱，粉甘草一钱五分。

案一二六：黄先生，八月二十八日。椒、酒为辛温燥性，阴虚体质，本在禁例。矧秋为肺旺之时，秋燥较曩昔[1]尤盛。盖肺为娇脏，其道狭小，有感即患。今肺络为猛烈燥逆引动迸裂，血从络溢，卒然咯红，缠延数日，仍有紫瘀外咯，咳嗽频仍，呼吸似难接续。禀质肾阴亏虚，肺气益形苦逆也。秦越人先生云：暴吐鲜紫，宜降逆不宜降火。姑仿其例，以俟动静，管见如斯，敬候酌加斧正。

木蝴蝶六分，真川贝（米炒）一钱，炙马兜铃一钱，鸡拒子[2]三钱，粉甘草四分，茅花炭二钱，炒茜根一钱，藕节炭三钱，白及末（布包）四分，白蒺藜（研细末，布包）一钱，丝绵炭（研细末，布包）三分，炒粳米四钱，鲜枇杷叶三片。

二诊：九月一日。奉书敬悉，所详进拙方之经过情形，及刻下之表现状况，似已转松。前方既合效机，按示仍守原意出入，是否有当，还乞指教。

木蝴蝶一钱五分，真川贝一钱，款冬花一钱五分，白苏子八分，川橘络一钱，鸡拒子二钱，丝瓜络二钱，炒茜根一钱，炒小蓟炭八分，茅花炭二钱，白及末（布包）六分，紫降香木（布包）二分，粉甘草六分，枇杷叶三钱。粳米汁代水煎药。

案一二七：左，油坑口，三月四日。暴吐鲜红，宜降气，不宜降火。仿秦越人先生法，冀其除暴安良。

仙鹤草二钱，炒茜根一钱，藕节炭三钱，山萸炭八分，粉甘草四分，元参心二钱，炒白芍一钱，川橘络一钱，代赭石二钱，旋覆花（布包）三钱，陈墨汁少许（分冲）。

---

1 曩昔：往日，从前。曩读 nǎng。

2 鸡拒子：又称金钩钩。

案一二八：左，三月十八日。卒然吐血，血色带紫。治法宜以降气，不宜降火，仿秦越人先生法。

仙鹤草一钱五分，十大功劳一钱五分，藕节炭三钱，茜根炭一钱，白及末八分，冬瓜仁三钱，炒玉苏子二钱，粉甘草一钱五分，枇杷叶三钱，旋覆花二钱。

案一二九：左，八月十九日。肺胃二气相迫，宣者失宣，降亦难降，背部右胁必随疼痛，咳嗽咯红，一再举作，夜寝少寐。姑予宣畅肺金，和胃理气，冀其应手乃吉。

款冬花一钱五分，川橘络一钱，炙白前一钱，苏子霜一钱二分，杏仁泥三钱，蒸紫菀一钱，白蒺藜一钱五分，木蝴蝶八分，十大功劳三钱，炒茜根八分，藕节炭三钱，白及末一钱，野茯神三钱，旋覆花一钱五分。

案一三〇：德海君，六月十七日。阴虚火动，上燥于肺，肺液累伤。咳嗽于黎明时为甚，几经咯红，喉痒，右偏胛俞不时作胀，腰部酸跸，每届午后潮热。恙久，形容消瘦，脉仍弦急，恐入怯途，幸勿藐视切切。

款冬花一钱五分，百药煎[1]一钱五分，炙白前一钱五分，御米壳二钱，炒茜根八分，金钗斛三钱，寒水石一钱，炒白薇一钱，肥玉竹二钱，马料豆三钱，扁豆衣三钱，炒冬瓜子三钱，琼玉膏四钱（分冲）。

二诊：六月二十四日。喉间痒患已弭，燥仍如故，咳嗽每届部曙时仍剧。恙久，肺阴累亏，肾阴益见不足，再仿原意施治，冀应效机，是为万幸。

炙款冬花一钱五分，百药煎二钱，甜百合三钱，炙白前一钱五分，桑白皮一钱五分，上上金钗斛三钱，寒水石一钱，炒白薇一钱，肥玉竹二钱，扁豆衣三钱，夜交藤三钱，炒茜根八分，炒粳米三钱，琼玉膏四钱。

案一三一：童，石京，八月二十三日。恙久，坤土累亏，肺气宣畅不利。咳嗽，痰中带红，一再举作，形色萎黄，肢心常有蕴热。脉濡软，苔灰滑。姑仿徐氏治咳必先治脾之例，以资土生万物意，是否有当，敬候酌服为盼。

1 百药煎：中药名。五倍子同茶叶等经发酵制成，润肺化痰，止血止泻，解热生津，主治久咳劳嗽、便血、泄泻、脱肛、暑热口渴。

甜百合三钱，款冬花一钱五分，川橘白一钱，御米壳二钱，炒冬瓜子三钱，金钗斛一钱五分，怀山药二钱，扁豆衣三钱，粉甘草六分，野茯苓三钱，炒粳米三钱。

【按语】咯血是指血由肺及气管外溢，经口咳咯而出，表现为痰中带血，或痰血相兼，或纯血鲜红，间夹泡沫，均称为咯血，亦称为咳血或嗽血。咯血量可多可少，临床须与上消化道出血所致之呕血相鉴别。咯血属中医学血证中的一种，诱发咯血的因素纵然复杂，究其基本病机系气火逆乱而使血不循经，络伤外溢，自肺而出。因肺为娇脏，位于上焦，主一身之气，主宣发肃降。肺感受风热燥邪，肺气失于宣降，壅滞郁闭，郁而化火，或木火刑金，或心火过亢，或痰火伤络，皆可灼伤肺络而咯血。正如《景岳全书·血证》所云："凡治血证，须知其要。而血动之由，惟火惟气耳。故察火者，但察其有火无火；察气者，但察其气虚气实，知此四者，而得其所以，则治血之法无余义矣。"在辨治原则上，《先醒斋医学广笔记·吐血》强调："吐血三要法：宜行血不宜止血。血不行经络者，气逆上壅也，行血则血循经络，不止自止。止之则血凝，血凝则发热恶食，病日痼矣。宜补肝不宜伐肝。经曰：五脏者，藏精气而不泻者也。肝为将军之官，主藏血。吐血者，肝失其职也。养肝则肝气平而血有所归，伐之肝虚不能藏血，血愈不止矣。宜降气不宜降火。气有余便是火，气降即火降，火降则气不上升，血随气行，无溢出上窍之虞矣。降火必用寒凉之剂，反伤胃气，胃气伤则脾不能统血，血愈不能归经矣"。

本节咯血篇载案20例、23诊次，其中男患18例，女患1例，儿童1例。综观诸案，具为内伤引发之咯血。胡震来先生依据诸症候诊之为：肝肾阴虚，虚阳上越，肺气不利；或脾虚失运，母病及子，肺气上逆；或肝胃火升，上刑于肺（木火刑金）；或肺胃失降，气积络伤等证型。临证见络血，或痰中带血，或咳痰腥红，时发时止，或咳盛暴吐鲜血，伴见胸胁及背，或左、或右肩胛作胀或隐痛，腰背酸胀，喉间痹痒，肢体手心午后蕴热，或潮热，盗汗，或形瘦，不寐，食欲不启，寒热混淆，舌淡赤，或无苔，脉弦软，或濡软，或弦急，或脉沉细无力。震来先生治以育阴潜阳，清金保肺，或脾肾两调，或宣畅肺气，而镇其逆，或保肺宁络，养阴止咳，或甘平养阴，清金肃肺，或舒肝和胃，保肺宁络；或仿秦越人之畅肺降逆法、宣畅肺金，和胃理气法；或仿徐氏治咳必先治脾之例，以资土生万物意。震来先生师法取古意，因型立法，来应对不同的咯血病患，临证丰富了内伤咯血的辨治，其治重在清金保肺宁络以治标，养阴滋肾平肝以固本。根据这一原则，涉案用药以甜百合、玉竹、野茯苓、山药、潼蒺藜、琼玉膏、济生肾气丸等，养阴润肺，滋肾平肝以固本；以款冬花、杏仁、冬瓜仁润肺下气，止咳化痰；马兜铃清肺降气、止咳平喘；代赭石、旋覆花降逆气；十大功劳、寒水石、木蝴蝶润肺清热通腑；参贝皮、紫菀、白前宣通肺气，调其宣降；炒茜根、藕节炭、白及、仙鹤草、丝棉炭、陈墨汁凉血止血，活血行血；甘草益气补中，调和诸药，以防克伐太过。诸药共奏润肺养阴、降气止咳、凉血止血之功效。药证合拍，标本兼顾，故有较好的临床效果。血止之后，再依据不同病证，求因论治，以绝善其后。

七、肺痨

案一三二：左，五月十二日。肾脏既伤，脾脏又耗，一失纳气，一少运用，水谷之精微，不能布化为生气，反尽酿为痰浊。痰越多，肉愈脱，阴愈损，渐入瘵途，不易医治。勉方，务希另请高明斧正。

款冬花一钱五分，川贝母(米炒)一钱，川橘白一钱，怀山药三钱，扁豆衣三钱，潼沙苑一钱五分，五味子四粒，淮小麦三钱，北沙参（淡秋石，泡水炒）三钱，炙甘草八分，野茯神三钱。

案一三三：左，九月三日。咳久，阴分累伤，肺液暗耗，声音渐渐哑嗄，潮热形瘦，夜寝盗汗。肾损经已及脾，不易疗治，勉方敬候高明采取。

甜百合三钱，款冬花一钱五分，地骨皮二钱，川橘络一钱，扁豆衣三钱，金钗斛二钱，山萸肉八分，五味子三粒，炒粳米三钱，粉甘草一钱五分，蝉蜕肚四片，琼玉膏四钱(分冲)。

案一三四：右，十二月一日。身热怯冷，两覆盆时有压胀，咳嗽频频，甚则喉间带腥，夜寝口干。恙久，胃阴亏虚，肺之宣畅不利，防入怯途。

甜百合三钱，款冬花一钱五分，叭哒杏仁三钱，川橘络一钱，蒸紫菀一钱，金钗斛二钱，肥玉竹二钱，十大功劳一钱，合欢皮二钱，银杏肉三枚，炙甘草一钱五分，枇杷叶三钱，琼玉膏三钱(分冲)。

案一三五：右，溪上，一月三日。肺脾肾三焦皆损，气水渐形上逆，影响于肺，肺之治节因此不克下行，脾运因此蹇蹶，肾气亦因此而失镇纳也。以致腹笥膨脝，食入则生䐜胀，行动呼吸，似难接续，咳喘胸闭，日复一日。脉来短涩。治法已成棘手。

款冬花一钱五分，冬虫夏草一钱，炒白前一钱五分，炒射干一钱，甜葶苈(隔纸炒，去油)六分，潼沙苑二钱，阳春砂四分，炒枳壳一钱，野茯苓三钱，白芥子(细辛三分，拌炒)四分。

【按语】肺痨是具有传染性的慢性虚弱疾患，以咳嗽、咯血、潮热、盗汗及身体逐渐消瘦为主要临床特征。病轻者，不一定诸症悉具，重者则每多兼见。肺痨的致病因素，外因系指痨虫传染，内因系指正气虚弱，两者往往互为因果。痨虫蚀肺，耗损肺阴，进而演变发展，可致阴虚火旺，或导致气阴两虚，甚则阴损及阳。正如《普济本事方·诸虫飞尸鬼疰》中云："肺虫居肺叶之内，蚀人肺系，故成瘵疾，咯血声嘶。"治疗上，《丹溪心法·痨瘵》云："治之之法，滋阴降火是澄其源也，消痰、和血、取积、追虫是洁其流也。医者何不以补虚为主，两兼去邪矣乎？"

本节肺痨篇载案4例。如证见"咳久，阴分累伤，肺液暗耗，肾损及脾"，呈现精血亏损，肺脾肾三脏俱虚，则处于"不易疗治"之状况。胡震来先生治疗上，遵循《医学正传·劳极》的两大治则"一则杀其虫，以绝其根本，一则补其虚，以复其真元"，突出养阴润肺、益肾健脾，主要择甜百合、金钗斛、潼沙苑、山药、玉竹、北沙参、银杏肉、山萸肉、冬虫夏草等药，重在补虚培元；辅以葶苈、射干、十大功劳、地骨皮、白芥子、紫菀等药，清肺降火、解毒杀虫。同时，配以琼玉膏冲服，以补肺健脾，扶正祛邪。

八、鹭鸶咳

案一三六：大根令郎，九月十三日。肝胃火升，上刑于肺，肺气失其畅宣。咳嗽声甚激烈。方书所谓:肺形如钟,有撞则鸣是也。是名鹭鸶咳,又名百日咳。治宜疏肝和胃,宣畅肺气,而镇冲逆。

海蛤壳一钱五分,扁豆衣三钱,代赭石一钱五分,炒白芥子三分,马兜铃一钱,苏花粉一钱五分,粉甘草四分,炒白薇八分,炒冬瓜子一钱五分,赤小豆一撮,毛柴胡(飞青黛一分,泡水炒)三分,荸荠粉(飞青黛二分,布包入)三钱。

二诊:九月十六日。鹭鸶咳,非逾百日时候难图截止,再仿原意加减,以观动静。

海蛤壳一钱五分,马兜铃一钱,扁豆衣三钱,御米壳二钱,生苡仁三钱,炒甘草六分,带皮苓三钱,炒毛柴胡一分,炒白芥子三分,炒冬瓜仁三钱,益智仁三分,赤豆子一撮。

案一三七:孩,八月四日。肝胃火升,上刑于肺,肺气失其畅宣。咳呛声甚激烈,久而不已。方书谓:鹭鸶咳呛是也。

炒牛蒡一钱五分,天花粉一钱五分,生石膏二钱,飞芦荟二分,炒知母八分,扁豆衣二钱,炙柴胡八分,粉甘草六分,北紫菀一钱,枇杷叶三钱。

案一三八:孩,岱上,八月十二日。肝胃火升,上刑于肺,肺气失其畅宣,咳呛声甚激烈。方书所谓:肺形如钟,有触则鸣是也。幼稚患久,诚恐发生他变,慎之切切。

炙银胡八分,苏花粉一钱五分,灵磁石一钱五分,生石膏一钱,野茯苓三钱,炒牛蒡八分,炒粳米三钱,枇杷叶一片,海蛤粉(青黛一分,拌,布包)一钱,半贝丸三钱(入煎)。

案一三九:章君令郎,九月十六日。烦扰啼哭,无时或已,此肺热也。鹭鸶咳久,肺阴累伤,势有变幻。

象贝母一钱,山慈菇二钱,炒姜虫[1]一钱,海蛤壳一钱,天竺黄四分,荸荠粉二钱,炒桔梗八分,炒白薇八分,蝉衣四只,指迷茯苓丸二钱。

---

1 姜虫:即僵蚕。

【按语】鹭鸶咳，又名鹭鹚咳，百日咳的俗称，是指儿童感受时邪，痰浊阻滞气道，肺气不畅所引起的一种疾病。临床表现，以有明显的阵发性、痉挛性咳嗽而病程长为特征。因其有传染性，易引起流行，故又称“疫咳”。若无并发症，预后一般良好。《医学真传·咳嗽》云：“咳嗽俗名曰呛，连咳不已，谓之顿呛。顿呛者，一气连呛二三十声，少者十数声，呛则头倾胸曲，甚则手足拘挛，痰从口入，涕泣相随，从膺胸而下应于少腹。大人患之，如同哮喘，小儿患之，谓之时行顿呛。……不与之药，亦不丧身。若人过爱其子，频频服药，医者但治其气不治其血，但理其肺不理其肝，顿呛未已，又增它病。”本病主要由于素体不足，调护失宜，内蕴伏痰，时行风邪从口鼻而入，侵袭肺卫，肺气上逆所致。根据本证由表及里，痰浊恋肺，耗阴伤气的病理，临床可分为初咳期、痉咳期、恢复期辨治。

本节鹭鸶咳篇载案4例。胡震来先生诊之是由“肝胃火升，上刑于肺，肺气失其畅宣所致”。治疗以宣畅肺气，降逆镇冲；或清肺养阴为法。综观各案，主要用药为：海蛤壳、苏花粉清热泻火，肃肺化痰；生石膏、白薇清热凉血，用于痉咳期热盛之釜底抽薪；柴胡疏肝解郁，兼清肝热；粉甘草、枇杷叶清热解毒、祛痰止咳；牛蒡子疏风清热、利咽，用于风热呛咳，发热，咳频，咽红等；扁豆衣、荸荠粉健脾和胃，润肺生津。方中还佐用半贝丸，用于咳嗽痰多之患儿。痰湿阻络，咳痰不爽则辅以指迷茯苓丸。气逆咳频可加代赭石、灵磁石。综析其用药，重在清热泻肺，降逆止咳。视证用药，获效甚捷。

第三节 心系病证

一、心悸

案一四〇：左，三月十九日。脾肾久虚，胃气抑遏，痰浊壅滞而不化。脘间恒觉不舒，动则胸次作跳，夜寝少寐。仿半夏秫米汤意施治，以期向安。

制半夏一钱，炒北秫米三钱，灵磁石三钱，参贝皮一钱五分，夜交藤三钱，潼沙苑一钱五分，益智仁八分，炒冬瓜仁三钱，粉甘草八分，野茯苓三钱。

案一四一：右，岭里，九月九日。少腹胀，胸前跳，头轰耳鸣，肢心灼热，通宵不寐，常喜呻吟，乃气阴久虚，湿痰内扰，引动龙雷之火上逆使然。

制半夏一钱，炒北秫米（布包）三钱，灵磁石（醋炒）三钱，石决明（盐水炒）三钱，山慈菇一钱五分，夜交藤三钱，远志肉一钱，抱木神三钱，制郁金一钱，炒白薇一钱，甜百合（紫苏四分，泡水炒）三钱。

案一四二：汪君，六月四日。肝肾阴虚，痰火内扰，厥阴之气，失其条达。始由头轰胸跳，继则心烦懊侬，右偏肢指不仁，此乃痰气互郁，木火内动所致。姑从肝肾二经施治，佐以消痰镇逆，以期向安。

木蝴蝶六分，无花果一钱五分，炒白芍一钱五分，山慈菇二钱，夜交藤三钱，参贝皮一钱五分，肥玉竹二钱，明天冬一钱，甜百合三钱，炙甘草八分，抱木神（飞青黛两分，拌）三钱，磁砂丸二钱（分吞）。

案一四三：左，五月二日。济水抑木，养心建中，扶脾益胃，而固其本。多服自可转弱为强。

制半夏一钱，炒北秫米三钱，炒白薇一钱，炒酸枣仁三钱，野茯神三钱，制首乌三钱，南烛子[1]二钱，潼沙苑一钱五分，肥玉竹一钱五分，怀山药三钱，炒冬瓜仁三钱，粉甘草一钱五分，甜百合（紫苏四分，泡水炒）三钱。

案一四四：左，三月十一日。入晚灼热心跳，且有盗汗。以脉参舌，此属阴分亏虚，虚阳上逆所致。

真川贝一钱，远志肉一钱，酸枣仁一钱五分，野茯神三钱，五味子四粒，南烛子二钱，潼沙苑二钱，肥玉竹一钱五分，明天冬八分，灵磁石三钱。

【按语】心悸是指患者自觉心中悸动、惊惕不安、甚则不能自主的一种病症。

1 南烛子：即乌饭果。

多因体虚劳倦，情志内伤，外邪侵袭等，导致心神失宁而发病。常伴胸闷、气短、失眠、健忘、眩晕、耳鸣等症。病情轻者为惊悸，病情重者为怔忡。然病机不外乎于气血阴阳亏虚，心失所养，或邪扰心神，心神不宁。其病位在心，根据临床表现，又与肝、脾、肺、肾四脏密切相关。心悸病机有虚实之分，故治疗上应分虚实，虚证分别治以补气、养血、滋阴、温阳；实证则应祛痰、化饮、清火、行瘀。但本病以虚实错杂为多见，且虚实的主次、缓急各有不同，故治当相应兼顾。

本节心悸篇载案5例。胡震来先生诊之认为：病起脾肾久虚，痰浊壅滞；或气阴久虚，湿痰内扰；或肝肾阴虚，痰火内动；或脾胃亏虚，心血失养等。病位涉及心、肝、脾(胃)、肾诸脏。临证表现为胸前作跳，夜寝少寐，头轰耳鸣，灼热盗汗等，其病理关键，一是脏虚，二是痰扰。依据病因和损及脏腑不同而出现不同症状，呈现出虚实错杂之临床表现。在治疗上，震来先生主要采用的是益气养阴、消痰镇逆，而养心安神之法。其辨证注重虚与实、痰与心悸、心悸与失眠之间的因果关系，并深谙“百病痰作祟”和“胃不和则卧不安”之理，认为痰浊阻滞、胃失和降是导致夜卧不安、心悸难平的重要因素，临证时以消痰降浊、和胃安眠为第一要务，意识到胃不和则心不宁。故在案一四〇、一四一、一四三的治疗上，以和胃化痰、宁心安神为主。用方主以半夏秫术汤加味治之，取半夏化痰降浊，北秫米和胃安眠，旨在解决脾胃不和、痰浊内扰所致的心悸、失眠。再佐配甘草、抱木神(野茯神)、潼沙苑、玉竹、百合益气养阴；伍用灵磁石、夜交藤、酸枣仁镇静安神；取远志肉益智祛痰，交通心肾。若见痰多湿滞者，酌加炒冬瓜仁、参贝皮、川贝母等利湿化痰。兼见阴虚内热者，酌加天冬、炒白薇、山慈菇养阴清热。可见震来先生临证疗愈心悸，首用半夏秫术汤加味施治，有其一定的经验依据。

二、胸痹

案一四五：左，横行，九月十二日。伏邪秋发，热蔽清阳，引动君火内炽，迫为胸次隐痛，或为干呕，神识渐渐不慧，目形呆钝，间或齿断。热势已入心包，酿成万分危急险候，勉方尚希酌服为妥。

天竺黄六分，净连翘一钱，佛手花六分，西菖蒲四分，鲜佩兰一钱，山慈菇二钱，远志肉一钱，象贝母一钱，真川贝一钱，竹茹（清炒）六分，抱木神（辰砂拌）三钱，益元散（荷叶包入）三钱，西琥珀四分（分冲），牛黄清心丸一颗（另炖，分冲）。

案一四六：左，七月八日。暑风外逼，清阳失其展舒，胸次热而闭，每届日晡转剧，气分颇逆，两足痹着酸胀，两臂亦然。姑予凉膈散意出入，是否有当，敬候酌正。

西香茹三分，炒黄芩八分，陈胆星四分，净连翘一钱，西粉草四分，炒山栀八分，石菖蒲六分，佛手花六分，苏荷六分，风化芒硝八分，干淡竹叶（蜜炙）一钱五分。

案一四七：左，六月九日。胸次痹闷，形色黄闭，以脉参舌，此属湿邪，阻遏气机之咎。拟用分消法，俾转疟乃吉。

白蔻花一钱，川朴花一钱，广木香六分，西香茹六分，大豆卷三钱，半夏曲二钱，川加皮二钱，川通草六分，西滑石三钱，桑枝片（酒炒）三钱，福泽泻一钱五分，野赤苓三钱。

【按语】胸痹是指以胸部闷痛，甚则胸痛彻背、喘息不得卧为主要表现的病症，轻者仅感胸闷如窒，重者则有胸痛，严重者心痛彻背、背痛彻心。本病证多与寒邪内侵、饮食失调、情志失节、劳倦内伤、年迈体虚等因素有关。其病机有虚实两方面，实为寒凝、血瘀、气滞、痰浊，痹阻胸阳，阻滞心脉；虚为气虚、阴伤、阳衰，肺、脾、肝、肾亏虚，心脉失养。在本病证的形成和发展过程中，大多先实而后致虚，亦有先虚而后致实者。

本节胸痹篇载案3例。胡震来先生诊之为：感受外邪，气机阻遏，心脉不通，而出现胸次闭塞不舒，或胸次疼痛。由于所感时邪不同，病理机制与症状表现也各异。案一四五为伏邪秋发，热蔽清阳，引动心火内炽而致，诊为热入心包之重症；案一四六为暑风外逼，清阳失舒，上窍闭塞而致；案一四七为湿邪内侵，气机郁遏，心脉闭塞而致。

在治疗上，案一四五组方用药：天竺黄、川象贝、竹茹清热祛痰、除烦止呕；连翘、山慈菇清热解毒；佛手花疏肝理气；石菖蒲化痰开窍；佩兰、益元散解热通窍、健胃止呕；远志肉、抱木神、西琥珀宁心安神、益智息风；牛黄清心丸清心化痰、镇惊祛风。是方具有清热化痰、宁神开窍之功，用于热病神昏、痰火阻窍之胸痹急危重症。

案一四六组方在凉膈散的基础上，加香薷、陈胆星、石菖蒲、佛手花而成，具有清暑透表，泻火化痰之功。主治上中焦邪郁生热之胸痹。案一四七为湿邪内闭，致气不运，湿不化，故采用上下分消法。而邪在外在上者，用白蔻花、川朴花、西香薷、大豆卷表散微汗，香燥化湿以解之；邪在内在下者，用半夏曲、川通草、西滑石、福泽泻、野赤苓甘淡渗利，通下导湿以除之；用桑枝片、川加皮祛风除湿。湿邪为阴邪，其性重浊黏腻，最易阻碍气机，故又在祛湿剂中，配以广木香升降气机，通理三焦，以求气化则湿化，邪去正方安之意。

三、不寐

案一四八：葛君，五月十四日。目张且定，不获安眠，胸脘以次懊憹，舌色绛燥。木火内郁，痰随壅阻，引动心阳上逆，神形渐有散乱之虑。附方仍俟老荣[1]酌正。

酸枣仁一钱五分，天竺黄八分，净连翘一钱五分，灵磁石三钱，石决明三钱，远志肉一钱，苏花粉二钱，西菖蒲八分，抱神木三钱，真川贝一钱五分，山慈菇三钱，牛黄清心丸一颗（另炖，分冲）。

二诊：五月十六日。目张幸能交睫，夜寝渐能安眠，神识转慧。所详情形，似已见松。前方既合效机，照述仍仿原意损益，冀应得庆生还，诚为万幸。

制郁金一钱，元参心三钱，粉甘草四分，苏花粉二钱，酸枣仁一钱五分，西菖蒲八分，抱木神三钱，金钗斛二钱，明天冬八分，真川贝一钱五分，天竺黄六分，远志肉一钱，石决明三钱。

案一四九：许老夫子，十一月十二日。恙久，心脏累虚，痰浊乘虚凝滞，酿为

1 老荣：据文意应是指曾为该患者诊治的医生。

痰疟。疟作于晚，寒热均微，此乃痰浊蕴郁，迫无出路所致。于今夜寝寡寐恍惚，动辄肢颤，语言蹇涩，此明以痰浊内扰，益觉无疑。风烛残年，已成攻补两难之势，姑予宁心豁痰一法，以俟动静。管见如斯，敬俟前医酌正。

远志肉一钱，西菖蒲六分，磁朱丸二钱，戈制半夏四分，酸枣仁一钱五分，山萸炭八分，仙灵脾一钱五分，抱木神三钱，玉苏子六分，橘红衣四分，山慈菇八分，炒白薇八分。

二诊：十一月十三日。昨夕投以宁心豁痰之法，今晨复诊，舌苔两旁，行将退化，肢颤已静，语言渐渐清楚，惟口苦仍如曩昔，记忆善忘。此为痰浊内扰，心脏久虚，更无疑义。前方似与病机咸宜，仍宗原意进步，庶可转入坦途。

远志肉一钱，酸枣仁一钱五分，玉苏子一钱，山慈菇六分，山萸炭(炒枯)六分，仙灵脾二钱，炒白薇一钱，西菖蒲六分，参贝皮一钱五分，抱木野神三钱，灵磁石二钱，戈制半夏四分(另炖，分冲)，礞石滚痰丸二钱(分吞)。

案一五〇：左，四月二十三日。忧愁恚怒则伤心。心营久虚，不能下交于肾，故有不寐、健忘、头眩、眼涩，语言蹇涩，精神恍惚等症。恐其久而成痫，宜急宁心镇肝为治。

野茯神(辰砂拌)三钱，炒酸枣仁二钱，远志肉(甘草水浸)一钱，石菖蒲(去毛，切片，朱拌)三分，大生地六钱，炒柏子仁三钱，真血珀一钱五分，石决明(盐水制)一两，川石斛三钱，天竺黄一钱五分，灵磁石(醋制)二钱。

案一五一：昌夫，七岁，岭里，六月十一日。树人撰方。风温温热上蔽清阳，粘腻痰浊胶滞中脘，胃气壅遏而不降，肺之治节渐失下行。其痰其热业经弥蔓，影响膻中，心经必致迷昧弗宁。缠延多日，正气大虚，虚邪贼风渐渐旋动，四肢筋拘搐搦，脉来屋漏水流，逾时始见一落，是为七怪之脉，病势已入险途，在方书本难疗治，若病家九泉积德，庶克有济。

陈胆星四分，明天麻四分，炒姜虫一钱，炒枳壳六分，青防风八分，皂角炭二分，天竺黄八分，青龙齿三钱，川桂枝八分，川羌活(盐水炒)四分，远志肉一钱，石决明(盐水煅)三钱，炒酸枣仁一钱五分，双勾藤二钱，庆余镇惊丸一颗(炖冲)。

二诊：六月十二日。树人撰方。病情详叙前方，兹不复赘，前法既合效机，照述仍守原意加减，以希转入坦途。

正山慈菇一钱五分，天竺黄八分，青龙齿三钱，明天麻四分，炒酸枣仁一钱五分，上上真平蕃[1]连心一钱，陈胆星四分，皂角炭二分，川菖蒲六分，远志肉一钱，九孔石决明（盐水煅）三钱，苏花粉（飞青黛拌）一钱五分，抱木野神（飞芦荟两分，拌）三钱，正崔氏半夏二颗（研细，分冲），磁砂丸三钱（入煎）。

三诊：六月十三日。树人撰方。前仿风涎汤之法，药后肢搐已定，神识渐渐转清，蕴郁之热行将达表，夜寝渐能安寐，复诊诸恙，似已趋危为夷，更以原法进步，得庆更生，实为万幸。

天竺黄八分，上上真川贝（去心）一钱，珍珠母三钱，灵磁石（醋煅）三钱，远志肉一钱，野茯神三钱，西菖蒲六分，青龙齿三钱，炒酸枣仁一钱五分，南北沙参各一钱五分，白金丸五钱（入煎），庆余堂牛黄清心丸一颗（另炖，分冲）。

四诊：六月十七日。树人撰方。来函所详进拙方之经过情形，及刻下之表现状态，似已转好。前法既合病机，按示更以甘平养阴之法投之，以冀康复如初。

炒香白薇八分，明天冬八分，肥玉竹一钱五分，山萸肉八分，野茯苓三钱，炒酸枣仁一钱五分，炒白芍一钱，怀山药二钱，远志肉一钱，炙甘草六分，川橘白络各一钱。

案一五二：左，八月六日。恙久，营阴亏虚，寒热混淆，似疟而非，体痛，夜寝少寐。仍用清摄之法，以观动静。

炙鳖甲三钱，制首乌二钱，当归身一钱五分，建泽泻一钱五分，炙远志一钱，法半夏一钱，北秫米三钱（布包），小青皮八分，炒知母一钱，炒六神曲二钱。

【按语】不寐是以经常不能获得正常睡眠为特征的一类病证。主要表现为睡眠时间、深度的不足，轻者入睡困难，或寐而不酣，时寐时醒，或醒后不能再寐，重则彻夜不寐，常影响人们的正常工作、生活、学习和健康。多为情志所伤、饮食不

1 平蕃：即川贝母。产自四川松潘道地贝母，故又称松贝。

节、劳逸失调、思虑过度、久病体虚等因素，导致心神不宁，神不守舍，不能由动转静而致不寐病证。引起脏腑机能紊乱，气血失和，阴阳失调，阳不入阴而发病。病位主要在心，涉及肝、胆、脾、胃、肾，病性有虚有实，且虚多实少。治疗以补虚泻实，调整脏腑阴阳为原则。

本节载不寐案5例、10诊次。胡震来先生辨治如下：案一四八为木火内郁，痰随壅阻，心阳上逆，证见神乱不寐，目张口呆，胸脘懊侬，舌绛苔燥；案一四九为痰浊蕴郁，郁而生风，风痰扰袭心神，出现寒热如疟，夜寐恍惚，肢颤言謇，神识不慧；案一五〇为恙起忧怒伤心，患久心虚，心肾不交，证见不寐、健忘、头眩、眼涩，言语謇涩，精神恍惚等心神失聪表现。此三案虽病皆为不寐，但证起因不同，临证症状各异，其治疗则同中有异，主以宁心安神为治，又分别施以宁心豁痰法、宁心镇肝法等。主要用药为酸枣仁宁心安神，远志肉安神益智、交通心肾，菖蒲豁痰开窍，抱木神宁心健脾。上述四味药物，为震来先生治疗不寐的常用核心药物。若见热盛火炎者，加山慈菇、天竺黄、牛黄清心丸主以清心除热，祛风通窍；若有肝木亢盛者，则加灵磁石、石决明平肝潜阳，安神镇惊；若有阴虚火炎，津液不足者，则加玄参、天冬、金钗斛、大生地滋阴生津、清火息风，火盛则配苏花粉清热泻火，生津止渴；倘若痰浊郁阻，则用半夏、陈皮、川贝母及礞石滚痰丸等，以清肺化痰，并随症加味。体现了同病异治的辨证法则。

案一五一为七岁患童，证由风温温热所致濒危重证，由胡震来先生长子胡树人代诊，因其“心经迷昧弗宁”、夜寐不安而列入不寐篇。在四诊中先后采用陈胆星、山慈菇、黄连、苏花粉、白薇、橘白络、川贝母清热化痰，息风定惊，用于痰热咳嗽，咯痰黄稠。采用天麻平肝，止痉，用于头痛眩晕，肢体麻木，小儿惊风，癫痫抽搐，破伤风。钩藤清热平肝，息风定惊。珍珠母平肝潜阳，清肝明目，镇惊安神。经树人先生旬日治疗，患儿转危为安。

案一五二为病久营阴亏虚，阴虚内热，出现寒热往来，体痛，不寐。先生采用滋阴清热、益气固本的扶正祛邪之清摄法，为治疗阴虚内热型不寐提供了范例。本案为复诊的病例。

四、多寐

案一五三：盛生君，纹川，九月二十日。浊邪弥漫三焦，肺气渐渐抑郁，热犯少阴，俨然欲寐，此为肾病也。方书所谓：但欲寐，少阴偏。矧肺为肾之母，肾乃肺之子，子能令母实。今面色浮晦而闭，舌苔时有变更，乍尔皏白干燥，乍尔秽黑少液，其为热郁可知，究非热损真阴也。姑仿虚则补其母，实则泻其子之例，或可挽入坦途。贱见如斯，质之前医以为何如，并乞酌加斧正为妥。

皂角炭一分，天仙藤一钱五分，建泽泻一钱五分，炒川椒目二分，炒甜葶苈八分，大蒜杆一尺，威灵仙(盐水炒)四分，肥知母(盐水炒)一钱五分，炒车前子一钱，炒骨碎补八分，越鞠丸三钱(分吞)。

二诊：九月二十二日。肺为肾之母，肾乃肺之子，泻肺气，即所以清肾热。药后治节之令，幸经下行，津液渐渐上泛，舌随转润，皏白秽黑之苔，行将退却清洁，神形较爽。伏邪伏热，伏于膜原，已于少阴经透达于外矣。病势已入坦途，若非积德于九泉，曷克臻此，幸哉斯言。

天仙藤一钱五分，建泽泻一钱五分，威灵仙四分，路路通四个，粉甘草四分，大蒜杆一尺，怀牛膝一钱，白芥子八分，骨碎补(盐水炒)一钱，甜葶苈(炒去油)八分，炒川椒目四分，正崔氏夏二粒，越鞠丸三钱(用盐水，分吞)。

【按语】多寐是指精神疲倦，不分昼夜时时欲睡，呼之能醒，醒后又想睡为主要临床特征的病证，又称嗜睡、多卧、嗜卧。多寐的病因有阳气虚衰、脾胃气虚、湿邪困阻、瘀血阻窍、痰热内蕴的不同。阳气虚衰多见于禀赋不足，老年或久病的患者，脾胃气虚多由思虑劳倦所致。此外，久居湿地，感受外湿，或过食生冷瓜果，损伤脾胃，导致内湿；或久病血行不利，或外伤导致络脉瘀滞，均可引起多寐。在诸多病因中，以阳虚与湿困最为多见。阳虚则阴盛，故懈怠嗜卧；湿困则清阳不升，疲困多寐。

本节载多寐案一例。胡震来先生诊为：湿浊弥漫三焦，肺气抑郁，热犯少阴，致子病及母，少阴病阴盛阳虚，"但欲寐"，见似睡非睡、似醒非醒一派湿困热郁少阴之象。其治以泻肺气、清肾热，子病治母之法，主要用药以皂角炭祛痰通郁，利湿散结；天仙藤行气活血，利水消湿；泽泻利水泄热；威灵仙祛风除湿，通络解郁；甜葶苈泻肺行水；骨碎补补肾强腰；大蒜杆温中健脾，行滞通郁。方中再配以越鞠丸理气解郁，宽中除满。组方具有泻肺气、祛湿浊、补肾气、清肾热的功效。二诊后，病由危转安，震来先生又在原方基础上，去皂角炭、知母、车前子，加路路通、粉甘草、怀牛膝、白芥子、半夏以增强泻肺祛湿，补肾通滞之效，故而获愈。

五、痫病

案一五四：左，三月十九日。风温温热上蔽清阳，粘腻痰浊胶滞中脘。胃气壅遏而不降，肺之治节渐失下行。其痰其热业经弥蔓，影响膻中，心经必致弗宁，或为嘻笑容色，或为目直上视，呃逆连声，无时或释，目不交睫，神形烦躁。病势竟入险途，恐难疗治。

远志肉一钱，炒白前八分，灵磁石三钱，天竺黄八分，荸荠粉二钱，玉苏子一钱，刀豆子三钱，代赭石三钱，西菖蒲八分，参贝皮一钱五分，抱木神三钱，旋覆花二钱，真官别[1]六分（另炖，分冲），庆余堂牛黄清心丸一颗（另炖，分冲）。

案一五五：左，三月十九日。虚邪贼风，卒然内动，痰气互相抑遏，宣降失司，酿为肢颤搐搦，肢抖喊叫，作发乍已。治法主以柔肝熄风，驱逐痰浊，以期向安。

陈胆星四分，明天麻八分，炒枳壳八分，炒酸枣仁一钱五分，炒粉甘草四分，石决明（盐水炒）三钱，抱木神三钱，崔氏夏两粒，双勾藤二钱（后入），琥珀抱龙丸一颗（另炖，分冲）。

【按语】痫病是一种短暂性反复发作性神志异常病证，亦名“癫痫”，俗称“羊痫风”。临床以突然意识丧失，甚则仆倒，不省人事，强直抽搐，口吐涎沫，两目上视或口中怪叫，移时苏醒，一如常人为特征。本病多因七情失调，先天禀赋不足，脑部外伤，及感受外邪，劳累过度，饮食所伤，或患它病之后，造成脏腑失调，痰浊阻滞，气机逆乱，风阳内动所致，而尤以痰邪作祟最为重要。治疗时宜分标本虚实。频繁发作，以治标为主，着重清泻肝火，豁痰息风，开窍定痫；平时补虚以治

1 真官别：别直参。

其本，宜益气养血，健脾化痰，滋补肝肾，宁心安神。当急则开窍醒神以治其标，控制其发作；缓则祛邪补虚以治其本。平时当根据疾病症状辨证论治，调其脏腑气血阴阳。加强生活的调理及发作的护理，以免发生意外，至关重要。

本节痫病篇载案两例。案一五四为外感风温，上蔽清阳，致痰热弥漫膻中，病见喜怒无常，目直不睫，神形烦躁、呃逆不休等热入心脑表现，为温病重险候。从临证表现看，本例非典型痫病之属。胡震来先生组方用药，以远志安神益智；炒白前降气祛痰；灵磁石镇静安神；天竺黄化痰利湿；荸荠粉清心消暑，润肺生津；玉苏子下气清痰；刀豆子下气止呃；代赭石平肝镇逆；西菖蒲不但有开窍醒神之功，且兼具化湿，豁痰，辟秽之效；参贝陈皮止咳化痰；抱木神重在宁心安神；旋覆花具有消痰降气，通血脉；别直参大补元气，生津止渴；牛黄清心丸清心化痰，镇惊祛风。是方用于温热扰心，痰迷心窍，致神志混乱，言语不清，癫痫惊风，痰火痰厥等症。

案一五五为脾湿生痰，肝风内动，痰气壅遏，宣降失职，致肢体抽搐，喊叫，时作时止之痫病。震来先生治以“柔肝息风，驱逐痰浊”为法。是方用药以陈胆星之苦燥湿化痰，寒凉清热；天麻乃属肝经定风之要药，具有平肝息风、止痉定搐等功效，凡肝风内动所致的眩晕、惊厥、抽搐、惊风等症，皆可用天麻治疗，与崔氏夏燥湿化痰药为伍，成治疗风痰抽搐之要药；石决明、钩藤平肝潜阳，息风定惊；酸枣仁、抱木神养心补肝，宁心安神；炒枳壳理气宽中，行滞消胀；炒甘草补脾益气，调和诸药。汤药配以琥珀抱龙丸，全方具有平肝息风，除湿祛痰，镇静止惊，风痰两治之功效。

六、癫狂

案一五六：左，八月九日。神识似已不慧，入晚烦躁失眠，舌脉相参，此属心阳壅盛，痰浊内阻，胃少降和所致。

灵磁石三钱，夜交藤三钱，法半夏一钱五分，山慈菇二钱，抱木野神三钱，真川贝（去心）一钱，远志肉一钱，北秫米三钱，西菖蒲八分，风化芒硝六分，净连翘一钱五分，粉甘草一钱五分，礞石滚痰丸三钱（分吞）。

案一五七：左，八月二十八日。重阳则狂，古有明训。究由痰火怫郁，上蔽清阳，适尔神志不清，或发狂暴动，汗来尤甚。经云：汗为心液，汗愈多，狂愈剧。其为心阳内灼，痰随火升，越发无疑。姑仿丹溪先生，一面清上而豁痰，一面通腑而降火之例，以俟动静。

真川贝一钱五分，川郁金一钱，净连翘一钱五分，远志肉一钱，紫丹参一钱五分，生铁落三钱，川菖蒲八分，石决明三钱，灵磁石三钱，天竺黄八分，抱木神三钱，礞石滚痰丸三钱（分吞）。

案一五八：左，方村，四月二十一日。痰热互郁，凝注上焦，心阳乘机内灼。神形烦躁欲狂，咳嗽频频，气分急促，目珠红，面带赤色，间或喜笑。热势迫近心包，恐有深入之虑。刻诊：脉象弦滑，舌苔灰白板实。亟以宣透一法，冀应咳痰转多，方许无虑。管窥若此，敬希酌正。

川象贝各一钱，制郁金一钱，瓜蒌衣一钱五分，瓜蒌根二钱，净连翘一钱五分，粉甘草四分，西菖蒲八分，炒白前一钱，淮小麦三钱，白蒺藜一钱五分，苦杏仁二钱，牛黄清心丸一颗（另炖，分冲）。

案一五九：左，西村，七月二十四日。暑风外逼，热蔽清阳，引动鼻衄上溢。衄后心阳壅盛，甚则神识不清，或发狂暴动，呓语乃作。阳症阴脉，势濒于危，亟以清心镇定一法，以俟动静。

远志肉一钱，真川贝一钱，抱木神四钱，灵磁石三钱，山慈菇一钱五分，五味子二分，酸枣仁一钱五分，西菖蒲六分，生铁落四钱，明天冬八分，粉甘草六分。

案一六〇：左，三月二十日。秽浊自口鼻吸入，由肺金而传达阳明，胃气翳滞，痰热互相抑遏，宣降失司。神识昏乱不清，烦躁呃逆，胸宇以次痹塞，间或呕恶，发狂。痰热逼近心包，脉渐沉伏，且有乱摸撮空之举。病势已入险途，殊难疗治，附方，另请高明酌正。

玉苏子一钱，生铁落三钱，五味子七粒，炒白前八分，炙甘草六分，干柿蒂四个，代赭石三钱，灵磁石（醋炒）六钱，旋覆花一钱五分，真官别八分（另炖，分冲），牛黄清心丸一颗（入煎），滴水沉香四分（研，分冲）。

案一六一：左，九月八日。两目宛如鱼眼，间或上窜，喜笑，神识弗宁，乃温热霹陷心包,迫无出路,断无疑义。方书所谓:包络者,包心之络也。热邪引动于心包,必致喜笑于外。既已内闭,又见外脱,震愧才疏识浅,疗治无从,勉以清心解热,佐以扶正一法,以冀背城一战。药味列后,敬候高明斧正。

酸枣仁一钱五分,远志肉一钱,西菖蒲八分,真川贝一钱,山慈菇一钱,天竺黄八分,抱木神六钱,真官别八分,磁朱丸四钱,牛黄清心丸一颗。

案一六二:左,九月十五日。伏邪秋发,热从内起,乍轻乍剧,剧则神识欠慧,呓语乃作。前尝便泄,营阴累亏,燥气乘咎内干,久必怯津耗液,亟予甘濡清透方法,以期由渐而安。

佩兰叶一钱,大豆卷二钱,天竺黄四分,苏花粉一钱五分,扁豆衣二钱,白蔻花一钱,佛手花六分,丝瓜络三钱,建泽泻一钱,野茯苓三钱,粉甘草一钱五分。

【按语】癫狂为临床常见的精神失常疾病。癫病以精神抑郁,表情淡漠,沉默痴呆,语无伦次,静而多喜为特征。狂病以精神亢奋,狂躁不安,喧扰不宁,骂詈毁物,动而多怒为特征。因两者在临床症状上不能截然分开,又能相互转化,故以癫狂并称。本病发生多由七情内伤,饮食失节,禀赋不足,损及心、脾、肝、胆、肾,导致脏腑功能失调,阴阳失于平秘,进而产生气滞、痰结、郁火、瘀血等,蒙蔽心窍或心神被扰,神明逆乱,而引起神志异常。本病特点为标实本虚,虚实夹杂。初期多以邪实为主,治当理气解郁,畅达神机,降(泄)火豁痰,化瘀通窍;后期以正虚为主,治当补益心脾,滋阴养血,调整阴阳。而癫病治以理气解郁,畅达气机为其大法;狂病以降火豁痰治其标。同时,移情易性,加强护理,不但是防病治病的需要,也是防止病情反复或发生意外的措施。

本节载癫狂案7例。案一五六为心阳壅盛,痰浊内阻,胃失降和,证见神志不清,烦躁失眠;案一五七为痰火怫郁,上蔽清阳,心阳内灼,治以清上豁痰,通腑降火;案一五八则为痰热互郁,凝注上焦,热迫心包,治以宣透法;案一五九为暑风外逼,热蔽清阳,心阳壅盛,呈见阳症阴脉,病势濒危,治以清心镇定法;案一六〇为秽浊内侵,痰热互遏,肺胃宣降失司,痰热逼迫心包,证见脉渐沉伏,而病已入险途;案一六一为热陷心包,呈内闭外脱,证见神识弗宁,喜笑无常,目如鱼眼,翻白上窜，病亦入险途，治以清心解热，佐以扶正；案一六二为伏邪秋发，热从内起，证见神识欠慧，呓语乃作，便泄，治以甘濡清透法。

除案一六二外，从前述六例病患各自症情来看，虽病因不同，但病机多属痰火郁阻、热迫心包，临床表现多见神志不清、喜笑无常，甚或病势险恶，为重症狂病之例。胡震来先生针对不同病因和临床症状表现，并透过表象看到了病情实质，皆以清心泻火，润肺豁痰，清上通下为基本治疗法则，并依据各案的脉、证表现，组方中做出明确的配伍加减，对病情之转归趋势也有正确的预判。值得注意的是，从各案证情来看，本篇所载癫狂病例已不同于现代的一般性精神异常疾病，其包含有温病的热入心包之重症，故要在认清病机、辨明诊断。其组方用药主要有：以西菖蒲、灵磁石开窍醒神，镇静豁痰；茯苓、远志重在宁心安神；真川贝母清热化痰；甘草益气扶正，调和诸药；生铁落平肝镇惊，治痰火上扰之狂证，常与远志、菖蒲、胆南星、朱砂等同用；净连翘、山慈菇具有清热解毒；天竺黄化痰利湿；用川郁金行气解郁，凉血开窍，治热病神昏；五味子滋肾生津，敛肺止汗；酸枣仁养心补肝，宁心安神；炒白前降气祛痰；别直参大补元气，以扶正救危。随证再配牛黄清心丸以清心化痰，镇惊祛风；或伍礞石滚痰丸主以逐痰降火，治疗痰火扰心所致的癫狂。上述七案针对不同证情进行加减用药，所涉及用药四十二味，中成药三种，丰富了狂病治疗内容。其治疗抓住了痰与火扰心两大病因，和醒脑开窍止狂这一抑病机制，以此来治疗火热迫心，痰迷心神所致痰火型狂病的重症危象。

| 第四节 | 脾胃病证

一、胃脘痛

案一六三：左，四月十日。偏左属肝，痛作于左胁以次，甚则呕吐酸涎，或口水上溢。所详病情显系厥阴之气抑遏，阳明胃气壅滞，是为气痛之征。兹为酌拟一方，以尝一试如何。

煅瓦楞子三钱，绿萼梅六分，沉香曲一钱五分，炒白芍（吴萸同拌）一钱五分，制香附一钱五分，威灵仙六分，川芎炭八分，炒白芥子八分，玉苏子一钱五分，炒甘草八分，指迷茯苓丸三钱。

案一六四：左，大坑，五月六日。厥阴之气抑郁，阳明胃气壅滞，贲门既失舒展，清阳复失其清，以致虚里穴隐隐胀痛，甚则呕吐酸浊。脉弦。治以疏肝降胃，理气宣郁。

煅瓦楞子三钱，绿萼梅六分，木蝴蝶六分，炒于术一钱，炒白芍一钱，制半夏一钱，沉香曲一钱五分，白茯苓三钱，粉甘草六分，左金丸六分（分吞）。

案一六五：左，四月二十八日。肝气横逆，肺气着滞，胸次不时胀痛，甚则背部亦然，涌吐口水。以脉参舌。治以疏肝理气，宣肺降逆，以期向安。

绿萼梅一钱五分，木蝴蝶六分，西菖蒲一钱五分，缩砂仁一钱，沉香曲一钱五分，炒白前一钱五分，炒冬瓜子三钱，白茯苓三钱，粉甘草六分，焦六曲二钱。

案一六六：左，四月十四日。脾阳不振，胃少降和，肝木乘咎勃横，气随壅遏，则胸脘以次疼痛，甚则嗳逆吞酸，乍发乍已。脉弦涩。治以舒肝运脾，理气和胃，谅与病机有裨。

娑罗子一钱五分，煅瓦楞子三钱，绿萼梅六分，木蝴蝶六分，炒白芥子八分，制半夏一钱五分，炒于术一钱，炒甘草八分，炒玉苏子一钱五分，枇杷叶（去毛，姜汁炒）三钱，左金丸六分（分吞），野茯苓三钱。

案一六七：左，石门里，六月二十七日。外感风邪，内兼湿郁，肺之清肃不利，胃之通降失司。胸脘以次，似觉隐痛，热蒸肤黄，头颅不爽。脉来伏缓。法宜开豁肺气，和中降胃，冀搜风邪，而逐重浊，谅与病机有裨。

白蔻花一钱五分，法半夏一钱，炒大力子一钱五分，象贝母一钱五分，大豆卷三钱，川朴花一钱，川通草一钱五分，炒冬瓜子三钱，川加皮二钱，甜葶苈（炒去油）一钱五分，野茯苓三钱。

案一六八：方君，歙县石岭，四月二十八日。脾阳不运，胃浊壅滞，肝木乘呇横逆，障碍升降，则脘间胀痛举作，背部益甚，甚则呕吐酸浊。方书称为：中虚寒滞。如米置釜中，久不炊熟，则成酸矣。拟用温中运脾，疏肝和胃一法，以俟动静。

公丁香三分，白芥子一钱，益智仁八分，缩砂仁八分，良姜炭六分，新会皮一钱，炒于术一钱，藿香梗一钱，法半夏一钱五分，炒甘草六分，野茯苓三钱，旋覆花一钱五分。

案一六九：厚刚，东村，四月十九日。厥阴气凝，胃浊壅遏，湿痰拂郁而不化，脾运渐至呆滞，脘间隐隐胀痛，无时或释，面色浮闭，大便秘结难解。拟用分消之法，佐以通腑。

煅瓦楞子三钱，西菖蒲一钱，凌霄花一钱五分，仙灵脾二钱，天仙藤二钱，炒白芥子一钱，制川朴一钱，炒沉香曲二钱，炒冬瓜子三钱，旋覆花二钱，指迷茯苓丸三钱，荷叶包饭一块（煨炭入）。

案一七〇：章君，湖村，正月十九日。肝胃二气互相抑遏，宣降失司。脘间冲逆䐜胀，嗳噫频作，食入胸次似梗。治以疏肝降胃，理气镇逆。

煅瓦楞子三钱，两头尖（醋炒）十粒，威灵仙一钱五分，石菖蒲八分，法半夏一钱，炒白芥子六分，炒杵头糠[1]一撮，绿萼梅六分，炒沉香曲二钱，左金丸六分（分吞）。

【按语】胃痛，又称胃脘痛。是指上腹胃脘部近心窝处疼痛为主症的病证。胃痛发生的常见原因有寒邪客胃、饮食伤胃、肝气犯胃和脾胃虚弱等。若寒邪客于胃中，寒凝不散，阻滞气机，可致胃气不和而疼痛；或因饮食不节，饥饱无度，过食肥甘，食滞不化，气机受阻，胃失和降引起胃痛；或因恼怒抑郁，气郁伤肝，肝失疏泄，横逆犯胃，发生胃痛；或因禀赋不足，劳倦内伤，久病脾胃虚弱，胃失温养，内寒滋生，中焦虚寒而痛；或因气郁日久，瘀血内结，气滞血瘀，阻碍中焦气机，而致胃痛发作。总之，胃痛发生的病机分为虚实两端，实证为气机阻滞，不通则痛；虚证为胃腑失于

1 杵头糠：即谷粗糠，又叫谷白皮。

温煦或濡养，失养则痛。病理因素以气滞为主，并见食积、寒凝、热郁、湿阻、血瘀等。治疗以理气和胃止痛为大法，兼顾治肝以安胃。治疗用药时应注意辛香热燥、苦寒清热的药物不宜多用，以免损伤胃气，耗伤胃阴。如治疗胃阴不足证，应在养阴清热基础上疏肝调气，用沙参、麦冬、玉竹、石斛、山药等甘凉濡润之品以养阴清热；用乌梅、木瓜、白芍、山楂、甘草等酸甘之品以养阴柔肝；用玫瑰花、佛手、绿萼梅、香橼等辛平之品以疏肝调气。合理运用活血祛瘀药，"久病入络"者常用郁金、延胡索、三七、莪术、红花、赤芍等。西医学中的急慢性胃炎，胃、十二指肠溃疡，胃神经官能症及胃黏膜脱垂、胃下垂、胰腺炎、胆囊炎及胆石症等疾病与本病症状相似。

本节胃痛篇载案8例，均为男性患者。主要证由气郁伤肝，肝之疏泄，气机阻滞，横逆犯胃，胃失和降则胃脘疼痛。正如沈金鳌所说："胃病，邪干胃脘病也。……唯肝气相乘为尤甚，以木性暴，且正克也。"另有素体脾胃虚弱，中阳不振，寒从内生，以致脾阳不运，胃浊壅滞，又兼肝木横逆犯胃，而致胸脘疼痛。全案证见胸次胀痛，甚及背部亦然，或虚里穴隐隐疼痛，嗳逆吞酸，或呕吐痰涎为主要症状。综析本病，诸病因既可单独致病，又往往相互影响，而出现寒热互见、虚实错杂、阴阳并损之证候，临证时必须灵活掌握。治疗上主以疏肝降胃，理气宣郁；或治以温中运脾，疏肝和胃。此外，对于肝气横逆，肺气着滞者，治以疏肝理气，宣肺降逆；对外感风邪，内兼湿郁者，治以开豁肺气，和中降胃，而搜风邪，逐重浊。

胡震来先生抓住了疏肝理气、和胃止痛这一治胃痛的关键，并认识到治肝可以安胃，所谓通则不痛是也。在用药上，主要用煅瓦楞、绿萼梅、沉香曲、制半夏、野茯苓，甘草、白芥子等为基础方，其次用炒于术、木蝴蝶、冬瓜仁、石菖蒲、砂仁等，以疏肝解郁，理气止痛，和胃制酸。若肝胃郁热，用方再加左金丸，以清肝泻火，降逆止呕。若痰湿内郁，用方加指迷茯苓丸，以燥湿和中，化痰通络。震来先生临证依据证型，辨证施药，效果显著。

二、吞酸

案一七一：左，十二月六日。湿邪内侵，胆汁外泄，目黄，胸脘懊侬，过食则吞酸嗳腐。恙久，脾阳不运，木贼内扰。治以分清降逆法。

制半夏一钱，炒川椒目四分，炒沉香曲一钱五分，炒六神曲二钱，广陈皮一钱，川朴花一钱，川通草一钱五分，建泽泻一钱五分，野赤苓三钱，左金丸六分（分吞）。

【按语】吞酸是指胃中酸水上泛，随即咽下，称为吞酸，若随即吐出者称为吐酸，可单独出现，但常与胃痛兼见。本证有寒热之分，以热证多见。属热者，多由肝郁化热犯胃所致；因寒者，多因脾胃虚弱，肝气以强凌犯胃而成。以肝气犯胃、胃失和降为基本病机。正如《证治汇补·吞酸》曰："大凡积滞中焦，久郁成热，则木从火化，因而作酸者，酸之热也；若客寒犯胃，顷刻成酸，本无郁热，因寒所化者，酸之寒也。"说明了吞酸不仅有热而且亦有寒，并与胃有关。

本案胡震来先生诊之是由：恙久，脾阳不运，湿邪为患，郁而犯胆，肝胆为表里，肝郁化火犯胃，造成目黄，胸脘懊侬，过食则吞酸嗳腐等。其采用疏肝和胃，分清降逆法。以自制验方，用制半夏、炒沉香曲、广陈皮健脾和中、理气燥湿；川朴花理气化湿；泽泻、赤苓行水利湿；炒六神曲健脾和胃，消食化积；川椒目以温中散寒。是方又配左金丸同服，增强清肝泻火，降逆止呕的作用。主以治疗肝火犯胃之吞酸证。现代药理学研究表明，左金丸对大鼠胃黏膜损伤具有明显的保护作用。汤丸相伍，缓急两宜，起到了很好的协同作用。

三、嘈杂

案一七二：广德，三月十九日。浊邪盘踞阳明，胃气翳滞，胸宇嘈杂，冲逆呕吐，头痛晕眩，热蒸口渴，形色黧黄而闭。脉来沉细无力，舌苔灰厚燥涩。病势正在弛张，犹虑趋重，幸勿大意切切。

佛手花六分，白蔻花一钱，象贝母二钱，西滑石三钱，刺蒺藜二钱，炒白芍一钱，净连翘一钱五分，炒桔梗一钱，青防风八分，香白芷一钱，陈广皮一钱，苏花粉二钱，野赤苓三钱，粉甘草六分，贯仲一钱。

案一七三：右，五月二十八日。内热燔灼，肢体胀痛，胸膺以次嘈杂，欲作呕恶,神糊,甚则谵语,以脉参舌,此属风湿内侵,气分着滞,清浊已互相混乱使然。

佩兰叶一钱五分,白蔻花八分,川加皮二钱,象贝母一钱五分,净连翘一钱,西菖蒲六分,法半夏一钱,大豆卷三钱,川通草一钱五分,野赤苓三钱。

案一七四:左,十一月五日。湿痰充斥三焦,清浊互郁,气化失司。胸宇以次嘈杂,头目晕眩,稍有咳嗽。治法主以畅中运脾,佐以分消,以逐其咎。

川朴花一钱,法半夏一钱,川通草六分,天仙藤一钱五分,炒白芥子八分,白蔻花一钱,新会皮一钱,炒姜炭四分,川加皮二钱,炒玉苏子一钱五分,安桂片四分,炒沉香曲一钱五分,炒冬瓜子三钱。

【按语】嘈杂是指胃中空虚,似饥非饥,似辣非辣,似痛非痛,莫可名状,时作时止,或得食而暂止,或食已而复嘈,或兼恶心,胃脘作胀等表现的病症。多因饮食不节、情志不和、脾胃虚弱、营血不足导致气机郁滞,痰火湿食内生所致。常和胃痛、吞酸等病同时并见,亦可单独出现。治则为行气解郁,化痰燥湿,清热化浊,药物多用佛手花、豆蔻花理气化痰、开郁散结,净连翘、象贝母清热化痰,白芷、陈皮、半夏化湿理气,通草、赤苓通利化浊。

本节载嘈杂案3例。第1例因于湿热为患,热灼营阴,湿阻中焦,气阴俱损,病证趋于危重阶段。胡震来先生主以清热泻火,行气化湿,养阴宣肺为治。气化则湿化,热清则津复,诸症亦平。第2例为风湿两感,郁久化火,热扰心营所致,震来先生主以疏风散热,清心泻火,通利湿浊为治。第3例由痰湿内阻所致,气机着滞,脾不运,肺不降,先生主以理气畅中,健脾运湿,宣肺止咳,分清降浊为治。三案为患,病因、病证各不相宜,而治疗用药也不相同,体现了同病异治的辨治思想。

四、呕吐

案一七五:左,八月一日。年华已逾花甲,偶感时邪,阳明胃浊壅遏,热从内灼,有升无降。始由呕恶,继则食欲不振,大汗淋漓。为期已久,营阴累伤,气分之邪,腑中之浊,俨然上逆。舌苔突变秽腻、黄而且厚。势入险途,恐难挽救,亟予六黄汤加减,冀应得庆生还,诚为万幸。

炒古勇[1]二分，当归全一钱，熟地黄一钱，净连翘一钱，无花果一钱五分，飞芦荟二分，上上黄芪一钱五分，生地黄一钱五分，炒黄芩八分，淮小麦三钱，风化芒硝八分，粉甘草一钱五分，细木通四分，川黄柏（盐水炒）八分。

案一七六：右，金竹湾，十二月二十二日。风湿内侵，清浊混淆，木火乘咎上逆，引动心阳内炽，胸烦烦躁，呕恶频作，手足身体酸痛，脉无伦次。恐有变幻之虑，勿大意为要。

佩兰叶一钱，白蔻花一钱，干芦根三钱，广陈皮一钱，茯苓三钱，竹茹（清炒）一钱，炒晚虫砂三钱，荷蒂（米炒）四个，飞滑石三钱，甘草六分，枇杷叶三钱。

【按语】呕吐是指胃失和降，气逆于上，迫使胃中之物从口中吐出的一种病证。一般以有物有声谓之呕，有物无声谓之吐，无物有声谓之干呕，临床呕与吐常同时发生，故合称为呕吐。呕吐病因多由外感时邪、饮食所伤、情志失调、素体脾胃虚弱均可影响到胃，使胃失和降，胃气上逆，发生呕吐。治疗上以和胃降逆止呕为原则。实者重在祛邪，予以解表、消食、化痰、理气之法，邪去胃安呕止；虚者重在扶正，予以益气、温阳、养阴之法，正复胃和呕止。正如《景岳全书·呕吐》云："呕吐一证，最当详辨虚实。实者有邪，去其邪则愈；虚者无邪，则全由胃气之虚也。……虚呕之治，但当以温胃补脾为主。"

本节载呕吐案2例。第1例是由外感时邪，热郁化火，营阴受损，气随津泄，卫气外脱所致，出现呕吐之险危症，胡震来先生以邪去正安为治，侧重于滋阴泻火，益气止呕。方以当归六黄汤加连翘、芒硝、甘草、木通，增强清热泻火之力；用无花果、芦荟、淮小麦生津和胃，固表止汗。旨在使热退邪去，胃充正复则呕自止矣。第2例因于外感风湿，郁内化火，肝木横逆犯胃，牵动心火内炽，出现呕吐之重症，震来先生自拟验方治之。以佩兰化湿醒脾；豆蔻花开胃理气，除烦止呕；芦根清热生津，除烦止呕；陈皮理气健脾，调中止呕；茯苓利水渗湿，和胃宁神；竹茹清热止呕，涤痰开郁；晚蚕沙化湿和胃；荷蒂米炒后，能补中益气止呕；滑石具有

1 古勇：即古勇连。指产自云南古勇山道地药材黄连。

清热利尿之功。现代研究表明，滑石内服可保护胃肠道黏膜而发挥镇吐止泻作用。而方中豆蔻花、陈皮、竹茹多为止呕要药。

五、噎膈（格拒）

案一七七：左，纹川，三月十九日。心为胃母，心虚则胃多升逆之火。脾为肺母，脾阳久困，则肺失肃降之权，饮浊蕴蓄于胸，偏偏上溢。气梗喉中，致碍食物，食入胸宇痹塞，恐有噎膈之虞。附方即乞酌正。

威灵仙八分，石菖蒲一钱，大蒜壳二钱，益智仁一钱，炒杵头糠一撮，法半夏一钱，炒白芥子一钱，炒玉苏子一钱五分，炒甘草六分，野茯苓三钱，尖头螺蛳壳四个。

案一七八：左，三月二十八日。脾阳不运，胃气翳滞，水泛为痰，充满必致冲逆涌吐，吐出纯系绵延白沫，胸次时觉不舒，食难消受。缠延数月，恐成格拒，勿大意切切。

煅瓦楞子三钱，两头尖（醋炒）十粒，杵头糠一撮，炒沉香曲三钱，良姜炭一钱五分，炒川椒目三分，制半夏一钱五分，炒白芥子八分，炙甘草六分，橘红衣（盐水炒）六分，野茯苓三钱。

案一七九：左，四月二十七日。脾失运用，肾失纳气，水泛为痰，渐渐充满于胃。胃浊壅遏，腑少通降，肝木乘咎横逆，气随阻滞，痰亦胶结，脘间痹塞而痛，食之移时，仍反吐出，所吐出纯是缠涎。肠道酿成燥涩，大便秘结难解，已成格拒重症，恐难疗治，勉方敬候酌正。

煅瓦楞子三钱，两头尖十粒，杵头糠一撮，绿萼梅六分，炒甘草六分，炒川椒目四分，炒白芥子一钱，炒玉苏子一钱，橘红衣八分，枇杷叶（姜汁少许，炒）三钱，指迷茯苓丸三钱。

【按语】噎膈是指吞咽食物哽噎不顺，饮食难下，或食而复出的病症。噎即噎塞，指吞咽之时哽噎不顺；膈为格拒，指饮食不下。噎虽可单独出现，而又每为膈证的前驱表现，故临床往往以噎膈并称。本证病因主要与七情内伤、酒食不节、久病年老有关，致使气、痰、瘀交阻，津气耗伤，胃失通降而成。正如《济生方·噎膈》云："倘或寒温失宜，食饮乖度，七情伤感，气神俱扰……结于胸膈，则成膈，气流于咽嗌，则成五噎。"指出了本证与饮食、酒色、年龄均有关。

本节载噎膈案3例。第1例因于脾阳久困，胃火升逆，肺失肃降，饮浊蓄胸，胸宇痹塞，而成噎膈；第2例是由脾阳不运，胃气翳滞，水泛为痰，痰浊充满，冲逆涌吐，恙久成格拒；第3例证情较为复杂，并涉及多个脏腑。证由脾失运用，肾失纳气，痰浊充胃，胃失通降，痰气互结，脘间痹塞，食之移吐，大便秘结，上下不通，而成格拒重症。本节三个案例皆由脾虚失运，痰浊滞胃，闭塞不通，而为格拒。治疗上，胡震来先生以开郁行气、化痰散结、温阳降逆、滋阴润燥为总治则。自拟基本方为杵头糠、白芥子、野茯苓、炒甘草、煅瓦楞、法半夏、苏子、两头尖、橘红衣等，着重开胃下气、利气豁痰为治。若痰浊甚者，佐以指迷茯苓丸同服，增强燥湿和中，化痰通络功能。震来先生在临证中，善于使用民间食用弃材，以材型取意，方中除常用的炒杵头糠外，还依据噎膈程度，选用大蒜壳、尖头螺蛳壳、两头尖等"食用弃材"，组方配伍，取材意在通利。这些用药理念，展现了民间中医的诊疗特色，普受百姓的欢迎。

六、腹胀

案一八〇：左，三月二十五日。风邪外袭，湿邪内侵，脾少运行，肺少清肃，热从内灼，迫为腹胀，或为咳嗽也。

炒牛蒡一钱五分，象贝母一钱五分，川朴花一钱，冬瓜仁三钱，建神曲一钱五分，木蝴蝶六分，川通草六分，旋覆花一钱五分。

【按语】腹胀是指患者主观上感觉到腹部的一部分或全腹部胀满，腹部胀大不适的病证。通常伴有相关的症状，如呕吐、腹泻、嗳气等。也可以是一种客观上的检查所见，发现腹部一部分或全腹部膨隆。腹胀是一种常见的消化系统症状，可见于多种疾病，如功能性消化不良、肠易激综合征、肠梗阻，以及各种原因所致的腹水、腹腔肿瘤等。本案是由外感风湿所致，证见腹胀、咳嗽等症，胡震来先生组方用药以炒牛蒡子、象贝母、冬瓜仁、木蝴蝶疏风清热，除湿化痰，以润肺止咳；用厚朴花、旋覆花、通草下气除满，燥湿导滞，以治气滞腹胀。用建神曲健脾消食，理气化湿，兼以解表除邪。

七、腹痛

案一八一：左，八月二十二日。伏邪秋发，热从内起，痰热互相壅遏。肺失清肃，胃少降和，脘腹以次疼痛，咳嗽无痰，时时弄舌。亟以甘凉宣透一法，以观动静。

天竺黄四分，山慈菇一钱五分，制郁金一钱，丝瓜络三钱，西菖蒲八分，真川贝一钱，石决明一钱五分，瓜蒌根一钱五分，忍冬藤三钱，大豆卷三钱，粉甘草四分，枇杷叶三钱。

案一八二：左，三月十四日。湿痰凝注中区，气随怫郁，木火内扰，酿为腹痛，甚则汗多清冷，呕恶频频。治以芳香化浊，舒肝宣郁，以期向安。

陈胆星四分，风化芒硝六分，炒枳壳八分，佛手花六分，佩兰叶一钱，无花果一钱五分，川通草六分，野茯苓（飞青黛两分，拌）三钱，枇杷叶三钱。

案一八三：左，二月二十二日。寒湿凝注中区，脾运蹇蹶，胃气翳滞，腑浊壅遏而上逆。腹脘以次疼痛，夜寝烦躁少寐，食欲不振。为期已久，脏阴累伤，恐有变幻，亟予畅中运脾，理气镇逆之法。冀应转入坦途为幸。

鲜鲜败酱草三钱，甜百合三钱，制乌药一钱五分，煨金铃子八分，元胡索（酒炒）八分，千张纸六分，娑罗子一钱五分，野赤苓三钱，煅瓦楞子三钱，苏合丸一颗（另炖，分冲）。

二诊：二月二十四日。腹笥疼痛，入晚较剧，为期已久，阴分累伤。湿邪蕴伏而不化，痰浊互相凝结，迫无出路。再仿原意出入，以俟动静。

鲜鲜苦败酱三钱，甜百合（乌药水，炒）三钱，炒川楝子一钱，元胡索（酒炒）一钱，川羌活（盐水炒）四分，海蛤壳三钱，无花果一钱，天花粉一钱五分，指迷茯苓丸三钱（分吞）。

案一八四：左，七月六日。湿邪凝滞中区，脾阳不运，胃气壅霁，脘腹疠痛。

脉来短涩。亟以芳香化气，温中化湿，以杜变更。

广藿香一钱五分，佩兰叶一钱，白蔻花一钱，川朴花一钱，川通草六分，炒半夏曲一钱五分，炒姜炭四分，大腹皮一钱五分，野赤苓三钱，安桂丸一钱(分吞)。

案一八五：右，六月二十四日。寒凝气滞，胃腹失其展舒。脘腹以次胀痛，无时或释，头晕欲作呕恶。刻诊：脉象浮缓，舌苔灰滑。治以温中散寒，理气宣腑，度可除暴安良也。

炒半夏曲一钱五分，炒姜炭一钱五分，白蔻花一钱五分，炒白芥子八分，炒冬瓜子三钱，桑枝片三钱，新会皮一钱，野茯苓三钱，粉甘草一钱五分，沉桂丸一钱二分，荷叶包饭一块(煨炭入煎)。

案一八六：右，六月六日。舒肝理气，和中降胃，而治脘腹疼痛。

煨金铃子一钱，元胡索(酒炒)一钱，薤白头(酒炒)一钱五分，炒甘草六分，甜百合(乌药六分，泡水，炒)四钱，煅瓦楞子二钱，紫丹参一钱五分，炒白芥子六分，石菖蒲一钱，野赤苓三钱，广藿香一钱，新会皮一钱。

案一八七：右，北村，八月十二日。气道不调，腑浊壅遏，酿为腹痛。时缓时剧、大便秘结难解，小溲不畅，溺来短涩而痛。仍用分利之法，佐以通腑可也。

川萆薢一钱五分，西菖蒲八分，炒沉香曲一钱五分，无花果一钱五分，风化芒硝六分，建泽泻(盐水炒)一钱，炒赤苓一钱，粉甘草六分，旋覆花(布包)三钱，更衣丸二钱(分吞)。

二诊：八月十五日。少腹注痛，兹又举作，甚则自汗淋漓清冷，行动转侧，渐感困难，厥阴气滞，旋转不利，是名注痛。仍照原方加减，可冀见蠲。

炒白芍一钱，桂枝木六分，胡芦巴(盐水炒)八分，两头尖(醋炒)十粒，风化芒硝六分，无花果一钱五分，玉苏子一钱五分，建泽泻二钱，野茯苓三钱，车前子(安桂片四分，泡水炒)一钱五分，真獭肝末三分(分冲)。

案一八八：汪君，八月二十日。嗜饮湿盛，上注于肺，腑浊亦随之而上升。少腹气扛胀痛，上连胸脘，非嗳逆即咯痰，痰浊粘腻。内热重炽，神形烦躁少寐，大便多日未行，小溲点滴不利。凭《内经》所谓：肺气不降，则小便不利是也。亟宜泻肺化气之法，以俟动静，拙见如斯，仍候前医斧正。

炒射干一钱，炒鼠粘子二钱，川菖蒲八分，北紫菀一钱五分，橘红衣（盐水炒）八分，炒赤芍一钱，炒桑白皮二钱，甜葶苈（隔纸炒，去油）八分，怀牛膝（盐水炒）一钱五分，车前子一钱五分，枇杷叶（用生姜二片，杵细取汁，拌炒）三钱。

二诊：八月二十二日。进拙方，大便已解数次，小溲亦渐畅行，惟少腹尚有胀痛之象，嗳逆与咯痰未已。究属肺金为邪热遏郁，无以制于肝木，木犯于胃故也。再照原意损益，可冀渐次就痊。

炒射干一钱，炒鼠粘子二钱，川菖蒲八分，桑白皮一钱五分，橘红衣（盐水炒）八分，制郁金一钱，无花果一钱，白蔻花一钱五分，炒冬瓜子三钱，野赤苓三钱，两头尖（酒洗，飞青黛拌炒）六粒，枇杷叶（姜汁炒）三钱，济生肾气丸三钱（分吞，内牛膝、车前子合成）。

三诊：八月二十九日。精神胃纳渐旺，腹痛已弭，痰浊已解，肺气似乎肃清。脉静舌洁。更以和中益胃，以期康复如初。

法半夏一钱，炒北秫米三钱，生谷芽三钱，川橘白一钱，益智仁（盐水炒）一钱，无花果一钱，炒冬瓜子三钱，粉甘草六分，白茯苓三钱，金匮肾气丸二钱（分吞，即肾气丸内加肉桂、附子）。

案一八九：左，西村，五月二十日。风温温热与污秽重浊，盘踞阳明，肠胃失其展舒，气机渐渐抑郁，腹笥隐匿胀痛，肢体酸楚。病势正在鸱张，犹虑转剧。

山柰八分，全当归八分，炒川芎六分，广藿香一钱，白蔻壳一钱，贯仲一钱，安桂片四分，炒毛姜一钱，炒桑枝片三钱，西滑石二钱，野茯苓三钱。

案一九〇：左，临溪，九月八日。浊邪凝于气中，热度隐于肺胃，肠道之分泌，州都之气化，早经失其常度。热从内扰，渐形胶滞，形色黧黄而闭，肌肤甲错，无汗，腹笥痹着膜胀。舌苔厚腻，其色带灰，灰而且糙。治法宜以舒展气机，泻其肺热，度可转入坦途。

炒牛蒡一钱，象贝母二钱，建泽泻二钱，苦杏仁一钱五分，西滑石一钱五分，威灵仙四分，石菖蒲八分，西茵陈八分，甜葶苈（隔纸炒，去油）四分，野茯苓三钱，沉香安桂丸一钱(分吞)。

案一九一:邵灶,纹川,九月十二日。伏邪伏热,伏于膜原,气机既失旋转,腑浊复失展舒。脘腹以次隐痛,腰部较剧,动辄头晕目眩,烦躁不安枕席。脉细数,舌色淡赤少苔。治以清透宣腑,以御酿成变化。

杏仁泥二钱,荷叶络二钱,野茯苓三钱,广藿香一钱,熏怀牛膝一钱五分,石菖蒲六分,广陈皮一钱,炒枳壳六分,淡吴萸三分,焦范志曲一钱五分,川当归(盐水炒)一钱五分,炒赤芍炭一钱,续断(酒炒)一钱五分,骨碎补(盐水炒)一钱。

案一九二:左,三月十一日。寒热往来类疟,少腹隐胀,肌肤痹着瘙痒,稍有咳嗽,大便不实,乃风湿互滞之咎。用温湿宣痹,可冀一药而痊。

炒茅术八分,威灵仙四分,粉甘草四分,汉防己一钱五分,川通草六分,薄附片四分,西秦艽八分,川朴根一钱,新会皮一钱,建泽泻一钱五分,安桂丸一钱二分(分吞)。

案一九三:左,西村,五月二十日。风湿内侵,气分阻滞。肌肤痹着瘙痒,少腹胀痛,大便不实,小便短涩不畅,溺后阴茎隐胀。治以温化为宜。

薄附片八分,海金砂六分,地肤子一钱五分,西秦艽(酒炒)八分,天仙藤三钱,炒苍术一钱,宣木瓜一钱,制香附一钱五分,川朴花一钱,川加皮一钱,广陈皮一钱,西滑石三钱,路路通四个,通关丸三钱(分吞),野赤苓三钱。

【按语】腹痛是指胃脘以下、耻骨毛际以上部位发生疼痛为主要表现的一种脾胃肠病证。凡外邪入侵,饮食所伤,情志失调,跌仆损伤,以及气血不足,阳气虚弱等原因,皆可引起腹部脏腑气机不利,经脉气血阻滞,脏腑经络失养,均可发生腹痛。而腹中有肝、胆、脾、肾、大肠、小肠、膀胱等诸多脏腑,并为足三阴、足少阳、手阳明、足阳明、冲、任、带等诸多经脉循行之处,其病因病机比较复杂。临证治疗上,应视其不同证候,分别论治。明代《古今医鉴》提出:“是寒则温之,是热则清之,是痰则化之,是血则散之,是虫则杀之,临证不可惑也。”依据辨证施法原则,实者攻之,虚者补之,热者寒之,寒者热之,滞者通之,积者散之。

本节载腹痛案13例、17诊次,其中成人男患10例、女患3例。证多起于外感风温、热、湿、寒、伏热等，侵入机体，引起痰热壅遏，或湿浊互阻，或寒凝气滞，造成脾运蹇蹶，胃气翳滞，肠胃失舒，气机抑郁，旋转失司，不通则痛，而发生腹痛，或脘腹胀痛。由于所感外邪性质之不同，与内在个体素质的差异，脏腑内在气机之变化，因而临证发生各种症状表现不一。

综析载案，虽见腹痛的病因较多，但病理机制上，仍以气机阻滞、脉络痹阻、经脉失养，而发生腹痛。气机失调为腹痛发生的主要原因。疏通气机则成为胡震来先生治疗腹痛首要的选项，并针对不同症候群，采用了宣肃透气法、舒肝宣郁法、畅中理气法、芳香化气法、理气宣腑法、舒肝理气法、泻肺化气法、舒展气机法、清透宣腑法等主要大法，来调畅气机，使其条达，气化自如，则腹痛可瘳。正如有医家所言："欲求临床疗效之提高，勿忘对病体气机之疏调。"因而，郁滞者疏而畅之，成为治疗诸郁证重要法则。在拟方用药上，全案所涉及各理气的用药达九十四种，中成药有苏合丸、安桂丸、沉香安桂丸、通关丸等。综观是案，用药轻灵圆通，无大苦大寒重下之品，也未见以痛而大量使用止痛药，重在调畅气机，通则不痛，以见是证用是药，一案一法，因人而异，辨证施治。倘若虚实夹杂，寒热混杂，则攻补兼施，或寒热并用，不拘泥于一方一法，把轻可祛实的辨治思想，充分诠释在本篇中。

八、脘腹痛

案一九四：左，三月十八日。浊邪盘踞中区，脾阳不运，胃气壅滞。胸脘冲逆而痛，乍发乍已，形色晦黄。治以温中运脾，理气化浊。

娑罗子八分，益智仁八分，炒白芥子六分，制半夏一钱，陈皮一钱，川朴花一钱，川通草六分，野茯苓三钱，安桂丸二钱(分吞)。

案一九五：长海嫂，三月二十七日。肝之条达，胃之降和，气之舒展，皆失常度。脘腹时有痛作，甚则口水上涌，胸痹嗳逆。脉弦涩。治以舒肝理气，和中降胃，以安其逆，而弭其痛。

煅瓦楞子三钱，娑罗子一钱五分，白芥子八分，沉香曲二钱，乌贼骨三钱，白芍(醋炒)一钱，甜百合(乌药六分，泡水炒)四钱，制半夏一钱，炒北秫米三钱，全当归一钱五分，川通草一钱五分，粉甘草一钱五分，野茯苓三钱。

案一九六：右，四月二十三日。肝失条达，胃少降和，气机辗转而不利。胸脘以次作痛，时发时已，甚则呕吐绵延白沫。脉来弦涩。治以舒肝理气，和中降胃，以期向安。

绿萼梅一钱五分，娑罗子一钱五分，白蔻花一钱五分，炒沉香曲二钱，炒白芥子八分，西菖蒲六分，玉苏子八分，炒冬瓜子三钱，粉甘草一钱五分，野茯苓三钱。

案一九七：左，三月十一日。胃气翳滞，清阳失其展舒。胸宇痛，呕恶清水。脉弦。治以宽胸降胃。

薤白头一钱五分，娑罗子二钱，佛手柑六分，沉香曲二钱，广藿香一钱，瓜蒌(全)二钱，石菖蒲一钱，法半夏二钱，野茯苓三钱。

案一九八：右，三月二十七日。肝胃不和，气随壅遏。胸次痹塞不舒，咽纳喉间似梗。脉来弦涩。治以舒肝和胃，理气降逆，以期中肯为上。

煅瓦楞子三钱，娑罗子一钱五分，绿萼梅六分，木蝴蝶六分，炒沉香曲二钱，西菖蒲八分，玉苏子二钱，炒冬瓜子三钱，粉甘草六分，旋覆花(布包)二钱，左金丸六分(分吞)。

案一九九：钱君，方村，四月三日。肝气横逆，胃气翳滞，升降失其常度。胸膺以次注痛，一再举发，甚则呕吐清水。脉弦涩。治以舒肝理气，和中降胃，冀镇其逆。

煅瓦楞子三钱，娑罗子二钱，木蝴蝶六分，佛手花六分，无花果一钱五分，制半夏一钱五分，炒白芥子六分，炒沉香曲二钱，野茯苓三钱，粉甘草六分，甜百合(乌药四分，泡水，炒)三钱。

【按语】脘腹痛是指中脘腹部位有胀痛痞满的感觉，就像吃饱了撑胀样感觉的病证。多因饮食不节或情志所伤，致食积停滞，气机受阻，消化失调，腹胀、腹痛，时欲恶呕等证。脘腹痛病位在肝、胃、脾，病机为肝失调达，胃失和降。是故在治疗上仍以疏肝理气、和中降胃为其主要大法。

本节载脘腹痛案6例。第1例病因是由浊邪盘踞中区，病机是湿浊困脾，脾阳不运，胃气壅滞，不降反升，引起胸脘冲逆而痛。胡震来先生治当温中运脾，理气化浊，故温而通之。第 2 ~ 6 例，证起情志不遂，肝体失柔，疏泄不达，横逆犯胃，胃失降和，气机辗转不利，或肝胃不和，气随壅遏，呈现胸脘部以下作痛，走窜不定，时作时止，为气机失调之征。因肝为刚脏，主疏泄，藏血喜柔。故震来先生治以舒肝理气，而非疏肝理气，显示肝喜柔的生理特性。而舒肝理气，具有恢复肝脏功能的作用。组方用药主要有娑罗子、白芥子、绿萼梅、佛手柑舒肝理气，宽中止痛；沉香曲、制半夏、陈皮和中降胃，解郁止痛；茯苓、白芍、苏子、冬瓜仁柔肝健脾，行气渗湿；煅瓦楞、木蝴蝶、乌贼骨，用以散结化瘀，制酸止痛；用甘草调和诸药。组方既能舒肝解郁以行滞，又能理气宽中以和胃。是以为治疗肝胃气滞之胸闷胁痛、脘腹胀痛等证的佳方良药。

九、饮痛[1]

案二〇〇：方德俊，白茆干，七月十日。脾肾阳虚，久失消纳，饮浊自下上溢，胃腑失其展舒。脘间隆起有形，冲逆而痛，痛甚则手足顽麻，口舌齿唇亦随麻痹，其为饮浊内溢，阻塞升降，益觉无疑。方书称为：饮痛。良由脾肾阳虚而起。法宜标本两治，冀应除暴安良，诚为万幸。

淡苁蓉（盐水炒）一钱五分，甜百合（乌药六分，泡水炒）四钱，益智仁八分，两头尖（醋炒）六粒，炙甘草一钱，煅瓦楞子二钱，炒白芥子一钱，仙灵脾二钱，新会皮一钱，真獭肝六分（研细，分冲）。

案二〇一：春祥兄，湖村，八月十日。肝失疏泄，胃少降和，脾运时有蹇滞，无形饮浊，流注不移。少腹偏右注痛，平于昼，甚于晚。缠延数月，阴分累伤，形容逐渐瘦削。脉来弦滑。是名饮痛。附方敬候老应先生酌正为安。

1 饮痛：古病名。《医学心悟·心痛》：“饮痛者，水饮停积也，干呕吐涎，或咳，或噎，甚则摇之作水声，脉弦滑，小半夏加茯苓汤主之。”另有“饮心痛”一证，亦称停饮心痛，指水饮、痰涎上乘于心所致的心痛（见《备急千金要方》卷十三）。

甜百合(乌药六分,泡水炒)四钱,煅瓦楞子一钱五分,两头尖(醋炒)五粒,无花果一钱,新会皮六分,炒北秫米(布包)三钱,炒白芥子八分,生苡仁三钱,炒甘草六分,指迷茯苓丸二钱(分吞)。

案二〇二:孝翁,十月二十二日。恙后,脾阳不振,湿邪滞留,气机升降,失其常度,胸次似觉不舒。刻诊:脉象缓怠,舌色灰淡。拟以畅中运脾,利气逐湿,以期霍然。

法半夏一钱,炒沉香曲一钱五分,广木香四分,益智仁八分,新会皮八分,炒姜炭四分,炒潼沙苑一钱,冬瓜子三钱,川加皮一钱五分,白茯苓三钱。

【按语】饮痛,古病名,又称饮心痛。饮痛是指因水饮、痰涎上逆,阻滞气机所致恶心烦闷,时吐黄水,甚则摇身作水声,心痛游走不定,脉弦滑等病证。常因痰饮留于四肢、膈上或胁下所致。正如《医学心悟·心痛》所云:"饮痛者,水饮停积也,干呕吐涎,或咳,或噎,甚则摇之作水声,脉弦滑,小半夏加茯苓汤主之。"临证多以健脾化饮、攻逐痰浊为治。择方用指迷茯苓丸、导痰汤等。

本节载饮痛案3例。第1例为脾肾阳虚,饮浊内溢,阻塞升降。胡震来先生治疗择药为淡苁蓉、仙灵脾、益智仁、炙甘草、新会皮温肾健脾,理气化痰;用甜百合、真獭肝养阴润肺;两头尖利湿除满;煅瓦楞子消痰化瘀;炒白芥子温肺豁痰,化气逐饮。本案治疗重在肾脾两调,攻逐痰饮。第2例为脾运蹇滞,无形饮浊,流注胸腹而致饮痛。震来先生治以甜百合养阴润肺,与乌药泡水同炒,增强百合的温润兼及理气作用;煅瓦楞子消痰化瘀;两头尖利湿除满;无花果清热化痰;新会皮理气化痰;北秫米益脾和胃;炒白芥子温肺豁痰,化气逐饮;生苡仁利水渗湿;炒甘草益气补中,调和诸药;配以指迷茯苓丸燥湿和中,化痰通络。综析本案治疗重在健脾益肺,利湿化痰,用于痰湿阻络所致的饮痛病证。第3例为病后,脾阳不振,湿邪滞留,气机升降失度,致胸胁不舒。先生治以法半夏燥湿化痰;炒沉香曲舒肝和胃;广木香行肝气,散滞气;益智仁温脾暖肾;新会皮理气化痰;炒姜炭温脾止泻;炒潼沙苑补肝益肾;冬瓜子清肺化痰;川加皮舒筋祛湿;白茯苓益脾渗湿。故在本案治疗重在舒肝健脾,利气逐湿,用于肝失疏,胃失和,肺失降的水湿为患者。

通过对3例病案分析，俱为痰浊为患，但所累及脏腑各有不同，痰、湿邪所犯各有侧重，临床症状则各有偏差，是故治疗用药上，胡震来先生在其饮痛篇一案一法中，皆予以了体现。

十、呃逆

案二〇三：左，十月十六日。重浊之邪，久注中区，脾阳被遏而不振，胃气又复壅滞。始由脘间痹胀，继则呃逆，入晚举作尤甚，此为寒湿内侵，障碍升降，断无疑义。拟用温中镇逆法。

毕澄茄[1]八分，陈广皮一钱，良姜炭一钱五分，干柿蒂四个，刀豆子三钱，公丁香三分，苍术炭四分，野赤苓三钱，川朴花一钱，川通草一钱五分，沉香安桂丸一钱（分吞）。

案二〇四：王君，歙杞梓里，四月二十八日。病经汗吐与下，正气累伤，浊气独盛，脾之运用，胃之降和，两失常度。阴霾之重浊，与蕴郁之痰热，从阳明少阴二经而频冲于上，宣者失宣，肺降亦难降，是以呃逆乍发乍已，腹笥隐匿而痛也。为期已逾一候，精神逐渐萎靡，食欲终然不启，胃气暗耗，姑不待言。刻诊：脉象浮滑，舌色紫绛无苔。病势诚为复杂，仍予和中益胃，调其升降，消阴翳而镇冲逆一法，冀应效机为幸。

煅瓦楞子一钱五分，花槟榔六分，代赭石三钱，刀豆子二钱，粉甘草四分，白芍（土拌炒）一钱，甜百合三钱，旋覆花二钱（布包），苏花粉（米炒黄）一钱五分，枇杷叶（去毛）三钱，真正官别六分（另炖，分冲），真正滴水沉香四分（研，分冲）。

二诊：五月二日。据述进拙方，呃逆已弭，惟牙龈中仍有紫血外渗，余热未清，面陈各情。良由恙久营阴亏虚，燥气沸腾所致。更以犀角地黄汤意出入，以期中肯为幸。

大生地三钱，粉丹皮一钱五分，炒白芍一钱，苏花粉二钱，川石斛三钱，毛柴

1 毕澄茄：即荜澄茄。

胡六分，炒黄芩八分，南沙参三钱，炒知母一钱，青龙齿二钱，鲜枇杷叶（去毛）三钱，上上犀角[1]片三分（先煎一炷香，分冲）。

案二〇五：吴君，八月二十八日。膏粱之体，其气必虚，其湿必盛。经云：脾恶湿。湿郁脾困，不司鼓动运行，饮食停滞于中，尽蓄酿为痰浊，痰浊充斥肺胃，宣者失宣，降亦难降，是以呃逆频仍，肢体清冷，或有冷汗津津外出。刻诊：脉象缓而带滑，舌苔灰厚而腻。亟以畅中宣肺，降胃逐痰之例，以观动静。

丁香蒂三分，刀豆子三钱，炒白前一钱五分，代赭石二钱，旋覆花二钱，橘红衣八分，玉苏子三钱，炒冬瓜仁三钱，炒沉香曲二钱，野赤苓三钱，枇杷叶（去毛）四钱，安桂丸一钱五分（分吞）。

二诊：八月二十九日。兹凭令郎，道及进拙方，呃逆已弭，肢体转温，汗亦见解，精神胃纳渐振。所详情形，似有转松之象。照述仍守原意加减，以冀霍然。

炒白前一钱，玉苏子二钱，橘红衣八分，益智仁一钱，炒冬瓜子三钱，粉甘草六分，野赤苓三钱，生谷芽一钱五分，熟谷芽一钱五分，枳术丸（布包入）二钱，枇杷叶（去毛，姜汁炒）三钱。

案二〇六：左，三月二十日。风为阳邪，浊为秽气，概注于上。清阳既已混乱，胃浊复抑遏而不降，呃逆曾经告止，止而复作。神识一度转清，清而复乱，此明恙久不能敌邪所致，照述仍步原意出入，庶为稳妥。

炒白前一钱，刀豆子三钱，干柿蒂七个，箬皮蒂七个，崔氏夏二粒，代赭石三钱，旋覆花一钱五分，荸荠粉三钱，野茯神三钱，粉甘草六分，山慈菇一钱五分，磁砂丸六钱，橘红衣（盐水炒）八分，滴水沉香四分（分冲）。

案二〇七：林元君令正，八月八日。神识转慧，喉间痰筑已弭，惟心阳依未平息，胃气尚未转苏，食欲不振，常有冷汗津津外出，神形萎靡。恙久标邪甫解，气阴累伤，当从原意加减，以期转危为安，诚为万幸。

炙远志一钱，炙甘草一钱五分，抱木神三钱，淮小麦三钱，石决明二钱，生牡

1 犀角：已禁用，现临床多用水牛角代。

蛎二钱，真玳瑁二钱，天竺黄四分，北沙参三钱，上上川贝母（去心，米炒）一钱，荷蒂（米炒）一钱五分。

【按语】呃逆俗称打嗝，是指胃气上逆动膈，以气逆上冲，喉间呃呃连声，声短而频，难以自制为主要表现。其病因多由饮食不当、情志不遂和正气亏虚等所致。胃失和降、气逆动膈是呃逆的主要病机。临证以理气和胃、降逆止呃为基本治法。《本草纲目》指出呃逆"有寒有热，有虚有实。其气自脐下冲上，作呃呃声"。故治疗上还需分别施以祛寒、清热、补虚、泻实之法。

本节载呃逆案5例。第1例为寒湿内侵，蓄遏中焦，脾阳不振，胃气壅滞，失降冲逆所致。证见脘间痹胀，呃逆，入晚尤甚。胡震来先生治以温中散寒，镇逆止呃。方中毕澄茄、良姜炭温中散寒；柿蒂、刀豆子、丁香降逆止呃；陈皮、川朴花理气和胃，降逆除满；野茯苓、苍术炭健脾祛湿；通草利水化湿；配以沉香安桂丸助推温中降气，止呃逆作用。本方为一张治疗胃寒型呃逆的代表方。第2例由汗吐下误治后，造成脾胃受损，湿浊内盛，郁而生痰生热。致以呃逆时发时止，腹部隐痛，精神萎靡，食欲不振。震来先生治以和中益胃，而消阴翳，镇冲逆。在组方方面，突显了宣肺气、降胃气二大用药特点：一是仍以刀豆子、沉香为药对，降逆止呃，和中降胃气；二是用旋覆花、代赭石为药对，消痰下气，宣肃肺气；再以煅瓦楞、槟榔软坚宽胸，化痰浊；又用百合、白芍、别直参（真官别）益气养阴，和血行气。二诊时呃逆便止。第3例因于素体肥胖，气虚湿盛，湿郁脾困，痰浊充斥肺胃，宣者失宣，降亦难降，是以呃逆频作，汗出肢冷。先生法以畅中宣肺，降胃逐痰为治。在组方用药方面，在刀豆子、沉香、安桂丸降逆止呃基础上，特别是集中使用了炒白前、苏子、冬瓜仁、橘红衣等，宣肺化痰，降气止咳之品，突出了降肺气以助降胃气的辨治理念，故其在临证上，达到了预期疗效。第4例始于外感风邪，浊秽内生，胃气不降，呃逆止又作，神识复而又乱。先生在综析前案的治法上，认为"当从原意加减"，仍以降肺气，降胃气并治，继上方基础上，再加山慈菇、荸荠粉、箬皮蒂清余热，除留邪；用半夏（崔氏夏）以燥湿降逆；配磁砂丸重镇安神，治心神不交，神识复乱。是方足可巩固疗效。第5例从症情看应为复诊患者。证属外邪虽解，呃逆已止，神识转慧，喉间痰筑已弭，但气阴累伤，心神受损，胃气尚未转苏，食欲不振，常有冷汗津津外出，神形萎靡等症。先生在治药上，用炙远志、茯苓(抱木神)宁心安神，益智解郁；淮小麦养心敛汗；炙甘草益气和中；石决明平肝潜阳；生牡蛎重镇安神，潜阳补阴，收敛固汗；真玳瑁平肝镇惊；天竺黄舒经活血；北沙参养阴清肺；川贝母润肺止咳；荷蒂补中益气。是方成为呃逆恢复期理虚之良方。

十一、泄泻(洞泻)

案二〇八：小女，十月八日。寒邪内侵，脾阳不运，胃气着滞。始由大便清泄，继则肢指清冷，呕恶交加。治以芳香醒脾，温中散寒，以期中肯。

藿香梗一钱，白蔻花一钱，佩兰叶一钱，粉甘草四分，炒姜炭三分，无花果一钱，川朴花八分，野赤苓三钱，白通草六分，炒茅术六分。

二诊：十月九日。寒邪内侵，脾阳不运，膀胱之气不化，以致肠鸣便泻，呕恶。拟用芳香醒脾，参入分利之法，以杜变更。

晚虫砂(酒炒)一钱五分，带皮苓三钱，川通草六分，半夏曲二钱，藿香梗一钱五分，青防风(酒炒)八分，炒茅术一钱，炒姜炭一钱五分，煨广木香六分，炒甘草六分，荷叶蒂(米炒)三个。

案二〇九：左，八月二十四日。湿滞热伏，气阻不化，形色黧黄，更衣清薄[1]。用温中燥湿法，以俟动静。

白蔻花一钱，佩兰叶一钱，广藿香一钱，漂苍术八分，毛姜炭八分，法半夏一钱，炒苡仁三钱，建泽泻一钱五分，炒甘草六分，川通草六分，野赤苓三钱。

案二一〇：左，七月十七日。寒湿内侵，脾阳不振，膀胱之气不化，以致肠鸣便泄。拟用芳香醒脾，佐以分利之法。

广藿香一钱，广木香四分，川朴花一钱，西砂仁八分，宣木瓜八分，炒苍术八分，炒姜炭三分，炒苡仁三钱，粉猪苓一钱，茯苓皮三钱，建泽泻二钱，川通草六分。

1 更衣清薄：指大便溏薄。

案二一一：左，七月十九日。外感风邪，内兼湿郁，膀胱气化不利，故有头痛自汗，便泄等症。拟用芳香化气之法。

佩兰叶二钱，无花果一钱五分，广藿香一钱五分，白蔻壳一钱五，扁豆衣三钱，带皮苓四钱，川通草六分，粉甘草六分，建泽泻一钱五分，苏荷一钱。

案二一二：童，七月一日。风寒外袭，脾阳不振，气分着滞，肠道之分泌不利，卒然大便清泄，泄时旋即肠鸣。治以芳香理脾，佐以分消之法，以期向安。

白蔻花八分，藿香梗一钱，广木香四分，阳春砂六分，粉甘草六分，青防风（酒炒）八分，炒苍术八分，川通草一钱五分，茯苓皮三钱。

案二一三：孩，七月十九日。四肢清冷，大便清泄。病在乳稚[1]，恐有变幻之虑，附方即希酌正。

白蔻花八分，佩兰叶一钱，宣木瓜六分，川通草四分，藿香（酒炒）八分，炒桔梗八分，带皮苓三钱，苏荷八分，粉甘草一钱五分，防风（酒炒）八分。

案二一四：左，八月二十八日。气滞则胀，湿郁则泻，拟用分消之法。

半夏曲一钱五分，炒茅术一钱，陈广皮一钱，阳春砂一钱，益智仁一钱，煨广木香六分，制川朴一钱，炒姜炭四分，建泽泻一钱五分，炒苡仁三钱，粉甘草四分，白茯苓三钱。

案二一五：左，八月二十四日。健脾利湿，清解肠风。一治寒热，一愈便泻。

法半夏一钱，防风（酒炒）八分，广木香一钱五分，广藿香一钱五分，广陈皮一钱，宣木瓜八分，炒晚虫砂二钱，扁豆衣三钱，炒甘草一钱五分，茯苓皮三钱。

案二一六：王君，五月一日。风邪久注肠道，湿邪凝滞中脘，脾阳之运用，肠道之分泌，早失常度。脐间隐隐作痛，便下清薄，曾经便红，头晕，神形不振。脉濡缓。治以升提分利，而实大便。

川羌活四分，川独活四分，炒白蒺藜一钱五分，炒桑白皮二钱，青防风（酒炒）八分，益智仁八分，炒川芎八分，扁豆衣三钱，炒甘草六分，晚虫砂（酒炒）一钱五

1 乳稚：指婴幼儿。

分，小青皮（酒炒）四分，带皮苓三钱。

案二一七：左，八月二十五日。便泄后，脾阳不运，湿邪羁留，气机旋转不利。形色晦黄而瘦，肢体酸楚。脉缓怠，苔灰腻。法宜和中运脾，舒展气机，而化其湿。

白蔻花一钱，广藿香一钱五分，陈广皮一钱，炒姜炭四分，炒苡仁三钱，制半夏一钱，炒冬瓜子三钱，炒谷芽三钱，野赤苓三钱，安桂丸八分（分吞）。

案二一八：右，十里岩，九月二日。风湿两感，上注于肺，肺为气热遏郁，退却无从。矧肺原与大肠有关，肺热盛极，必迫于下，致令大便不禁也。经云：肺与大肠相表里。此明以病在肺，而标及肠道为患，断无疑义。治法主以轻清肺脏，以希转入坦途。

青防风（酒炒）一钱，广藿香（酒炒）一钱五分，炒桑白皮一钱五分，川羌活八分，炒桔梗八分，晚虫砂（酒炒）一钱五分，粉甘草（酒炒）八分，扁豆衣三钱，川通草六分，生苡仁三钱，野茯苓三钱。

案二一九：左，十月二十四日。肠道之分泌，脾胃之运用，为浊邪壅遏，而失强力。胸次痹着而胀，大便频泄，为期已久。治以分利之法，参入解表畅里，可冀由渐而瘳。

防风（酒炒）八分，白蔻花一钱，广藿香一钱，羌活炭四分，建泽泻一钱五分，煨广木香四分，川通草四分，粉甘草四分，茯苓皮三钱，炒冬瓜子三钱。

案二二〇：左，六月十二日。风湿两感，扰乱三焦，内热怫郁而不化，清浊互相壅遏，宣降失司。上为呕吐，而下即为便泄也。治法宜以调其升降，别其清浊，度可除暴安良。贱见如斯，敬候酌正。

竹茹（清炒）一钱，炒广木香八分，无花果一钱，藿香梗一钱五分，山柰八分，炒晚虫砂二钱，炒桔梗一钱，川通草六分，炒甘草六分，贯仲八分，建泽泻一钱五分，带皮苓三钱。

案二二一：童，二月十六日。寒邪内侵，脾阳失运，膀胱之气不化，酿为上吐下泻，稍有咳呛，身热烦扰，口干引饮，面色黧黄而闭。乳婴患此，势恐弥漫变端，幸勿大意切切。

藿香梗一钱五分，佛手柑六分，广木香三分，陈广皮一钱，炒苍术六分，制川朴八分，焦六曲一钱五分，炒苡仁三钱，炒甘草四分，川通草四分，炒桔梗八分，炒冬瓜子三钱，野赤苓二钱。

案二二二：方奶奶，四月九日。脾胃之运用，肠道之分泌，州都之气化，为风热久积，而失常度，酿为洞泄，迫为肠鸣。缠延岁月，而大便依然不禁，肠响仍若雷奔，体元虽虚，补之亦属无效。姑予治风之法，冀实大肠，而利膀胱，俾中肯乃吉。

藿香（酒炒）一钱，防风（酒炒）一钱五分，益智仁八分，破故纸八分，桂枝木六分，虫砂（酒炒）一钱五分，于术（土炒）一钱，炒白芍一钱，炒川芎八分，炒甘草八分，炒桑白皮一钱五分，建泽泻一钱五分，带皮苓三钱。

二诊：四月十四日。风热久积大肠，分泌之职早失常度，酿为洞泄。历经岁月，脾肾两虚，前进升提固本之法，便泄较疏，照述，仍守原意损益可也。

藿香梗（酒炒）一钱二分，白芍（土炒）一钱五分，炒于术一钱五分，益智仁二钱，桂枝木八分，青防风（酒炒）八分，二虫砂（酒炒）一钱五分，煨木香四分，炒甘草六分，带皮苓四钱，大蒜杆一尺，陈南枣两枚。

案二二三：美卿兄，十月二十日。风湿扰乱中焦，酿为上吐下泻。脉伏毫不应指，神倦懒言。病势已入险途，震愧无才，且无能力挽转，勉方即乞竹兄斧正。

白蔻花一钱五分，佩兰叶一钱，广藿香一钱五分，广陈皮一钱，炒苍术八分，晚虫砂（酒炒）一钱五分，青防风（酒炒）八分，干荷蒂（米炒）三个，川通草四分，粉甘草八分，野茯苓三钱，伏龙肝一块，煨姜三片。

【按语】泄泻是指排便次数增多，粪质稀薄或完谷不化，甚则泻出如水样为临床特征的一种脾胃肠病证。泄与泻在病情上有一定区别，粪出少而势缓，若漏泄之状者为泄；粪大出而势直无阻，若倾泻之状者为泻，但临证多以泄泻并称。致泻的病因主要有：感受外邪，饮食所伤，情志失调，脾胃虚弱，命门火衰等。泄泻之本，无不由于脾胃。脾主运化水湿，脾失健运，脾虚湿盛，大小肠传化失常，升降失调，清浊不分而成泄泻。脾胃当中又以脾为主。寒、热、湿、食等内、外之邪，以及肝肾等脏腑所致的泄泻，都只有在伤脾的基础上，导致脾失健运时才能引起泄泻。在治疗上，历代医家针对不同的证候表现，提出了诸多治疗方法。如《景岳全书·泄泻》曰："凡泄泻之病，多由水谷不分，故以利水为上策。"《医宗必读·泄泻》在总结前人治泄经验的基础上，提出了著名的治泄九法，即淡渗、升提、清凉、疏利、甘缓、酸收、燥脾、温肾、固涩，全面系统论述了泄泻的治则，为后世临床治疗奠定了基础。

本节载泄泻案16例，其中男患10例，女患2例，儿童4例。在16例医案中，外感是导致泄泻的主要病因，多以风、寒、湿、热等外邪夹致为患。胡震来先生在诊断中，有12例诊为泄泻，3例诊为上吐下泻，1例诊为洞泄。皆始于外感六淫致脾胃失运，肠道失泌，清浊不分；或肺热下迫于大肠，膀胱之气不化，令大便不禁致泄泻。其病机呈现出寒湿内侵，导致脾阳不振；或寒邪内侵，脾阳不运，胃气着滞；或湿滞热伏，气阻不化；或外感风邪，内兼湿郁，膀胱气化不利；或风邪久注肠道，湿邪凝滞中脘；或浊邪壅遏，脾胃失运，肠道失泌；或风湿扰乱中焦等各种病理反应，酿为泄泻，或上吐下泻。又因所感之邪轻重，所犯脏腑的部位，机体抗力的盛衰，及节令之不同等因素，反映在临床表现方面则也就不同。震来先生对寒湿内侵，导致脾阳不振者，治拟芳香醒脾，温中散寒；对风寒外袭，或风夹湿邪，治拟芳香醒脾，佐以分消法；对湿邪羁留，脾阳不运，治拟和中运脾，利水化湿法；对风湿两感，治拟调其升降，别其清浊；对风热久积，而致洞泄案，冀实大肠，而利膀胱，重在提升清气；对湿热盛者，治以清热化湿，毒重的配合解毒。在组方用药上，集中使用芳香类药物，而化湿醒脾又是治疗关键。案中以藿香、白蔻花、佩兰叶、砂仁芳香化湿，醒脾和中；以甘草、茯苓、扁豆衣、薏苡仁健脾渗湿，益气调中；用通草、泽泻主以利小便而实大便；晚虫砂（即晚蚕沙）和胃化浊；防风祛风胜湿；桂枝木、安桂丸温中散寒；木香、陈皮行气导滞。

在组方中，先生所用芳香类药物，多以用酒炮制，取其酒性的辛散气走，增强芳香类药化湿醒脾作用。特别是在使用防风、晚蚕沙时，逢药必以酒制，以增强疏风化湿功用。而在用健脾类药物时，又主以用土炒制，以增强燥湿益气的作用。对脾虚湿盛，土不能制湿，肠胃不固者，加茯苓皮、苍术、冬瓜仁等，重用祛湿，辅以健脾。同时，还要依寒湿、湿热的不同，分别采用温化寒湿与清化湿热之法。

兼夹表邪、暑邪、食滞者，又应分别佐以疏表、清暑、消导之剂。但对慢性泄泻以脾虚为主，当予运脾补虚，辅以祛湿。所谓“泄泻之本，无不由于脾胃”。对于脾肾两虚者，根据不同证候，分别施以益气健脾，或温肾健脾，或抑肝扶脾之法。对久泻不止者，尚宜固涩止泻。综观泄泻篇载案，辨证精准，施治精细，用药鲜明，亮点繁多，成为医案中之经典。

十二、五更泻（肾泻）

案二二四：左，七月九日。湿邪久注中区，脾阳不运，气分壅滞，腹笥不时作痛，肢面浮肿，由来已久，酿成气衰土衰重症。附方即请明酌。

上上潞党参一钱五分，苏花粉二钱，扁豆衣二钱，建泽泻一钱，陈皮一钱，当归（土炒）八分，炒冬瓜子三钱，粉甘草四分，野茯苓三钱。

案二二五：左，四月二十一日。肛门外脱，更衣仍觉坠胀，乃泻后脏气累虚之象。当从原意加减，可冀霍然。

真西党三钱，炒于术一钱，炒甘草六分，野茯苓三钱，法半夏一钱，蛇含石三钱，煨肉果一钱五分，煨诃子皮一钱五分，御米壳三钱，广木香六分，炒姜炭六分。

案二二六：左，十一月四日。命门火衰，不能腐熟水谷，酿成五更肾泻。仿四神丸治之。

淡吴萸一钱五分，益智仁一钱，肉豆蔻二钱，陈南枣四个，破故纸六分，野茯苓三钱，粉甘草六分，生姜二片。

案二二七：孩，八月四日。便泄已久，肌肉大脱，坤土累伤，恐难医治，勉方酌正。

炒于术一钱，煨肉果六分，怀山药二钱，桂枝木一分，藿香（酒炒）二钱，炒苡仁三钱，带皮苓三钱，粉甘草六分，川通草四分，防风（酒炒）八分，伏龙肝一块。

案二二八：左，十月二十四日。腹笥不痛，大便清泄，此属脾虚所致。

诃子肉八分，白莲子三钱，怀山药三钱，缩砂仁一钱，扁豆衣三钱，白茯苓三钱，粉甘草六分，炒茅术八分，真官别四分。

【按语】五更泻是指每于黎明时即腹痛、肠鸣、泄泻，泻后痛减，大便稀薄，混杂不消化食物为特征的病证。其病机为黎明之前，阴气盛，阳气未复，脾肾阳虚，胃关不固，隐痛而作，肠鸣即泻，又称鸡鸣泄。又因病多起于肾阳虚衰，故又称肾泻。《医宗粹言》曰：“元阴不足而泄泻者，名曰肾泻。其状则水谷不分，至圊即去，足胫冷，少腹下重，但去有常度，昼夜或一二次，与他证之泻不同。盖元阴之气衰弱，不能健运其水谷故也。”《张氏医通》载：“五更泻，是肾虚失其闭藏之职也。……其泻每在五更天将明时，必洞泄二三次。”

本节载五更泻案5例。胡震来先生诊之认为，由于湿注中区，脾阳不运，或恙久，坤土累伤，终致脾病损肾，肾阳不足，命门火衰，不能蒸化水谷，大便清泄。伴见腹部作痛，肠鸣腹胀，下肢浮肿，肛门外脱、坠胀。病时日久，形瘦神疲，纳谷呆顿，面肢肿胀，食入即便。案中组方主要用药为：潞党参、炒白术、怀山药补脾益气，而升运中气；茯苓、扁豆、炒薏苡仁、砂仁培土助中，以强健运化水湿之力；肉豆蔻(煨)、吴茱萸、诃子肉(煨)、益智仁温肾暖脾，涩肠止泻，兼顾先天后天；甘草补脾益气，缓急止痛，调和诸药。先生认为本病致泻之因关键在于脾、肾二脏皆虚，尤以脾虚为主，其中以脾气虚或脾阳虚最为常见。综析上药，以温肾健脾，补中益气，固涩止泻为治，如此则脾气旺，肾气盛，泄泻之沉疴自当渐愈。

十三、痢疾(肠澼、滞下)

案二二九：左，六月三日。风寒两感，腑失通降，酿为肠澼。痢色红白不一，每解旋即作努。拟用解表畅里法。

当归炭一钱五分，炒川芎八分，羌活四分，焦山楂一钱五分，炒车前子二钱，安桂片三分，炒桔梗八分，陈皮一钱，粉甘草四分，炒姜炭四分。

案二三〇：左，六月五日。解表畅里，而治滞下。

羌活炭一钱五分，炒川芎一钱五分，白茯苓二钱，炒甘草六分，陈皮六分，炒姜炭四分，广藿香六分，焦苡仁二钱，川通草四分，陈米三钱。

二诊：六月八日。据述：始病疟疾，继转滞下，每厕里急后重，肛门下坠。用解表畅里法。

羌独活各四分，炒枳壳八分，野茯苓三钱，炒甘草四分，益智仁(盐水炒)八分，炒川芎八分，炒桔梗一钱，炒桑皮一钱，鹿角霜三钱，红白糖一撮。

案二三一：左，六月二十日。风热久注肠道，腑浊壅遏，酿成滞下。痢色赤者偏盛，每解腹胀而痛，里急后重，小溲短赤不利。脉浮数，苔灰糙。拟以分消之法，以期向安。

羌独活各四分，淡干姜两分，炒枳壳六分，地榆炭一钱，炒桑皮一钱五分，煅石燕六分，福泽泻二钱，扁豆衣二钱，野赤苓三钱，炒车前子二钱，黑大豆三钱，陈年米三钱。

案二三二：童，十岁，歙南溪上，六月二十五日。风寒由腠理袭入，秽气从口鼻内传，表里两邪，互相壅遏，清阳无以升，浊阴无以降，痢色红白相间，每厕腹笥胀痛，里急后坠，热蒸呕恶。姑仿秦越人先生解表畅里之法，贱见如斯，敬俟酌正。

羌独活各八分，炒川芎八分，炒桔梗一钱，炒枳壳八分，炒广木香六分，当归炭八分，白芍炭一钱，新会皮一钱，藿香梗一钱，炒车前子二钱，野赤苓三钱，炒甘草六分，益智仁(盐水炒)四分，炒陈仓米三钱。

二诊：六月二十八日。由泻转痢。方书称为脾传肾之贼邪，乃表实里虚之逆候，在方书本称不治之例。兹据来人面陈，服前剂之情形，似觉仍未脱险，照述勉从原意加减，尚乞酌正。

羌独活(盐水拌，炒炭)各二分，淡苁蓉(盐水炒炭)一钱，川芎炭六分，炒姜炭两分，地榆炭一钱五分，鹿角霜三钱，御米壳二钱，扁豆衣三钱，无花果一钱，粉甘草一钱五分，炒桑皮一钱五分，炒桔梗八分，炒车前子一钱五分。

案二三三：左，四月三日。由泻转痢。方书称为脾传肾之贼邪。乃表里皆实之候。今据痢色赤者独盛，每厕腹笥胀痛，里急后重，或作呕恶。兹观前医方案，并据来人详情，为拟数味，是否有当，即请酌正。

川羌活一钱五分，川独活一钱五分，抚川芎一钱，广藿香一钱，炒车前二钱，苦参炭一钱，炒枳壳八分，炒桔梗一钱五分，桑白皮二钱，白茯苓三钱，粉甘草六分，益智仁（盐水炒）八分，香连丸六分（分吞）。

案二三四：左，八月二十八日。风邪由腠理袭入，秽气从口鼻内传，表里两邪，互相壅逆，清阳无以升，浊阴无以降，滞下红白相间，或夹杂色。腹笥非胀即痛，或里急后重，肢体欠温。脉沉涩，苔灰糙。姑仿人参败毒散出入，冀其解表畅里意，是否有当，敬候明教。

川羌活八分，川独活八分，炒川芎一钱，藿香梗一钱，炒桔梗一钱，炒枳壳八分，炒甘草六分，白茯苓三钱，益智仁（盐水炒）一钱，炒车前三钱。

案二三五：左，十一月五日。少腹鞕胀，小溲癃闭，大便每解作努，或呕恶，表里皆实之候，亦滞下之属也。

羌独活各四分，竹茹（清炒）六分，炒枳壳八分，炒桔梗一钱，小青皮（醋炒）八分，桑白皮一钱五分，川通草六分，野茯苓三钱，炒车前二钱，滋肾丸二钱（分吞）。

案二三六：左，十一月六日。风湿侵入表里，脾胃不运，气分着滞，酿为肠澼。痢色红白不一，每解腹胀而痛，呕恶频作。治法主以表里两解，佐以和中镇逆。

羌独活各一钱五分，川朴花一钱五分，藿香梗一钱五分，广陈皮一钱，炒枳壳八分，炒桔梗一钱，炒车前二钱，野茯苓三钱，炒甘草一钱五分，川通草四分，煨姜三片，左金丸一钱五分（分吞）。

案二三七：郑君，八月二十一日。滞下经久，脾肾累伤，湿热乘机而不化，肠胃通降，遂失常度。少腹以及肛门，相引而胀，痢色白者较胜于赤，解时里急后坠，甚则肢冷汗多。脉濡缓，苔灰白。治法主以温化。

薄附片六分，焦山楂三钱，制川朴一钱，当归炭二钱，炒姜炭八分，广木香六分，广陈皮一钱，大腹皮三钱，野赤苓三钱，炒车前二钱，益智仁一钱，安桂丸一钱五分（分吞）。

二诊：八月二十六日。经云：热胜湿，赤痢渍。湿胜热，白痢坠。今滞下纯是白色，解时里急后重，只胀不痛，此属湿滞无疑。方书所谓：湿盛则胀，热盛则痛是也。刻诊：脉象濡缓，舌苔灰白而滑。仍以温运之法为宜。

薄附片四分，焦山楂三钱，制川朴一钱，淡干姜四分，当归炭一钱五分，广木香六分，广陈皮一钱，乌梅炭两个，野赤苓三钱，安桂丸一钱五分（分吞）。

案二三八：左，八月二十九日。肠道之分泌，脾胃之运用，为浊邪壅遏，而失强力。胸次痹着而胀，大便频泄，为期已久。治以分利之法，参入解表畅里，可冀由渐而瘳。

青防风（酒炒）一钱，白蔻花一钱，广藿香一钱，炒广木香四分，川通草四分，羌活炭四分，茯苓皮四钱，粉甘草四分，杵头糠一撮。

案二三九：献定君，芦柴湾，九月十五日。外感风寒，内兼重浊，腑阳失其通降，酿为肠澼。痢色红白相间，每厕腹笥胀痛，里急后坠，日夜登圊无度，形同休息一般。年逾花甲，诚恐酿成噤口，姑仿喻嘉言先生法，冀其攘外安内，俾中肯乃吉。

炒羌活一钱五分，炒独活一钱五分，炒川芎一钱，炒枳壳一钱，炒桔梗一钱五分，桑白皮一钱五分，焦山楂一钱五分，扁豆衣三钱，野赤苓三钱，粉甘草八分，炒车前三钱，苦参炭（炒枯）八分，益智仁（盐水炒）一钱，鹿角霜（盐水炒）三钱，安桂丸一钱（分吞）。

案二四〇：左，九月十八日。风邪久注肠道，分泌之职，早失常度。始由红白滞下，继则大便频泄。热从内扰，胃气累伤，饮食到口，比即泛呕，形容枯瘦，少汗。舌色灰淡赤而燥，齿干唇裂。拟用甘寒益胃，佐以固涩之法，冀应得庆生还为幸。

煅石燕八分，赤石脂一钱，御米壳二钱，竹茹（清炒）八分，生谷芽二钱，地榆炭一钱五分，福泽泻一钱，炒诃子肉一钱，蒸五味子四粒，细甘草六分，炒陈仓米三钱。

案二四一：右，西村，七月十八日。秽浊充满肠胃，升降失司，上为呕恶，而下即为肠澼也。肢冷脉伏，腹胀且痛，噤口已成，非过七日时期，不敢轻许无妨。

生石膏（酒炒）一钱五分，煅石燕一钱，白蔻花一钱五分，佩兰叶二钱，无花果一钱五分，炒晚虫砂三钱，炒桔梗一钱，粉甘草五分，竹茹（清炒）一钱，野茯苓三钱，荷叶蒂（米炒）四个，陈仓米四钱，香连丸八分（分吞）。

案二四二：左，西村，七月十八日。风寒从腠理袭入，秽气从口鼻内传，酿为肠澼。痢色红白相间，腹胀而痛，后重里急。脉浮紧，苔灰腻。当从表里合治，度可除暴安良。

槟榔炭八分，炒姜炭四分，安桂片四分，广木香四分，赤芍（酒炒）六分，法半夏一钱，抚川芎一钱，炒防风八分，炒车前子一钱五分，川羌活八分，炒桔梗一钱，扁豆衣三钱，粉甘草六分，野茯苓三钱。

案二四三：左，西村，七月二十日。下痢白多红少，时时登厕，厕必作努，乃里急后坠。姑不待言，仿喻嘉言先生以外疏通、内畅遂之法，度可转入坦途。

苦参炭（吴萸两分，泡水炒）四分，羌活炭八分，姜炭（盐水炒）四分，广木香六分，炒枳壳一钱五分，制川朴八分，川芎炭八分，炒陈皮一钱，川通草一钱五分，炒桔梗一钱，炒车前子二钱，野茯苓三钱。

案二四四：左，十月二十四日。风邪外束，里气壅滞，肠胃失其通降，酿成肠澼。痢色红白不一，每解旋即作努，身热烦扰，恐有变更，勿大意切切。

羌独活各四分，鲜凤尾草一钱，炒川芎八分，炒枳壳八分，炒桔梗一钱，炒桑皮一钱，炒车前一钱，粉甘草五分，扁豆衣三钱，益智仁一钱，鹿角霜二钱，陈仓米三钱。

案二四五：左，扬溪，六月十三日。外感风邪，内兼重浊，肠胃失其通降，酿为滞下。痢色赤者独盛，每解腹笥胀痛，里急后重，热蒸呕恶。仿秦越人先生解表畅里法，是否有当，即乞酌正。

羌独活各八分，白芍炭一钱，银花炭一钱五分，藕节炭二钱，炒川芎八分，炒枳壳八分，炒桔梗一钱，炒车前二钱，炒甘草六分，野茯苓三钱，炒陈仓米三钱，香连丸六分。

案二四六：左，七月十四日。风寒客于表，湿浊停于里，肠胃之传导，州都之气化，一并失其常度，酿成滞下。痢色红白相间，每厕腹胀而痛，里急后坠。仿喻嘉言之解表畅里法，以期痞去泰来。

羌独活各四分，炒川芎八分，炒桔梗一钱，炒枳壳八分，炒车前子二钱，苦参炭八分，炒甘草五分，野赤苓三钱，益智仁（盐水炒）八分，炒陈仓米三钱，香连丸六分。

案二四七：周君，歙县，九月十四日。树人撰方。外感风邪，内兼重浊，肠胃失其通降，酿成滞下。痢色赤者偏盛，每厕腹笥胀痛，里急后重。为期已久，胃阴累伤,饮食全废,肢频清冷。脉渐沉伏。势入险途,毕难医治。

羌独活(盐水炒)各八分,炒白芍一钱,炒桔梗六分,炒枳壳一钱,炒当归三钱,炒甘草六分,炒车前二钱,新会皮一钱,野赤苓三钱,淡苁蓉(盐水炒)二钱,鹿角霜三钱,真官别一钱(另炖,分冲)。

案二四八:童,九月十六日。树人撰方。风湿内侵,腑失通降,酿成肠澼。痢色白者较胜于赤,每解腹笥胀痛,里急后重,身热烦扰。幼稚患此,势防变端之虑,幸勿大意为是。

羌独活炭各四分,炒川芎一钱五分,炒白芍一钱,炒枳壳八分,炒陈皮八分,煨广木香三分,炒防风八分,当归炭八分,炒桔梗八分,炒姜炭二分,槟榔炭六分,制川朴四分。

案二四九:童,六月二十八日。痢久肛脱,乃正气亏虚,浊邪内伏,迫无出路所致。仿喻嘉言先生法。

真西党一钱五分,炙升麻三分,炒于术六分,御米壳一钱,肉豆蔻(去净油,煨)八分,当归炭八分,白芍炭八分,川芎炭六分,陈皮一钱,炒桔梗八分,广木香一钱五分,炒甘草四分,炒陈米三钱,野茯苓三钱。

【按语】痢疾是以大便次数增多、腹痛、里急后重、痢下赤白粘冻为主症的病证,古称为肠澼、滞下。痢疾是因外感时邪疫毒,内伤饮食而致邪蕴肠腑,气血壅滞,传导失司,以腹痛腹泻,里急后重,排赤白脓血便,日夜数次至数十次不等为主要临床表现的具有传染性的外感疾病。若感染疫毒,发病急剧,伴突然高热,神昏、惊厥者,为疫毒痢。正如《素问·太阴阳明论》云:"食饮不节,起居不时者,阴受之。阴受之则入五脏,入五脏则满闭塞,下为飧泄,久为肠澼。"痢疾的病机可归纳为:感受外邪,饮食所伤,七情内伤,脾肾虚弱四个方面。治疗分清寒热虚实,灵活运用温、补、下法。

本节载痢疾案20例,其中男患17例,女患1例,儿童2例。胡震来先生认为证起于风热久注肠道,腑浊壅遏;或风寒由腠理袭入,秽气从口鼻内传,表里两邪,互相壅遏;或风湿侵入表里,脾胃不运,气分着滞;或浊邪壅遏,而失强力;或外感风寒,内兼重浊,腑阳失其通降,秽浊充满肠胃,升降失司;或外感风邪,内兼重浊，肠胃失其通降。因而风、寒、湿、热等外邪夹至，由腠理袭入，与浊阴久注肠道，互相壅遏，清阳无以升，浊阴无以降。由于感受外邪的不同，而引起痢下色或红，或白，或红白相间，腹部或胀，或痛，里急下坠，热蒸呕恶等症状。综析整篇病案，若热胜湿者，则痢下色赤而腹痛；若湿胜热者，则痢下色白而腹胀。痢疾初期多为实证，而病始于疟疾，继而转为滞下；或由泄泻转为痢疾，由脾及肾；或病久累伤，多呈现为虚实夹杂证候。

在治疗上，震来先生对于外侵表实证，或表实里虚者，皆仿用喻嘉言的“逆流挽舟”法，陈修园所谓外疏通、内畅遂法，即解表畅里法，佐以分消，或分利法。从本篇治法来看，明确采用解表畅里法治疗者居多，因而解表畅里法已成为先生治疗痢疾的主导大法。并依据证情不同，佐以不同治法，辨证论治。在组方择药上，则用解表畅里的代表方，人参败毒散去柴胡、人参、前胡，加车前子、陈皮、广木香等，以增强解表散邪，行滞止痛之功。方中以羌活的走表之性，疏散外邪；用独活行里之性，以宣散伏邪；用桔梗散热升清，开肺与大肠之滞；用枳壳理气宽中，行滞消胀，宣中焦之气；用川芎行气开郁，祛风止痛；用茯苓健脾渗湿；甘草清热解毒，缓急止痛，调和诸药。配用车前子清热利尿，渗湿通腑；木香行气止痛，健脾消食；陈皮理气健胃，祛风下气。诸药多经炒制或制炭。炒后药性缓和，以适应久病体弱患者。药炒成炭后，炭性涩，有固泄作用，炭色黑，黑又能胜红，作用于痢下色赤，有止血止赤痢功效。是方组合炮制，解表畅里，升清举陷，降浊排毒，用于痢疾腹胀痛，便赤而黏，治致痢之源，故而收到较好疗效。同时，在较多案中，反复使用炒陈仓米，及黑大豆、红白糖等食材，用于扶正补虚，以增强机体的抵抗力。足见先生治痢另辟蹊径，有独特见地。

十四、疳积

案二五〇：孩，六月十九日。腹膨形瘦，不时捻指，乃食积成疳之候。

炙干蟾皮一钱，炙内金八分，炒胡连三分，臭芜荑六分，飞芦荟二分，炒五谷虫一钱，地骨皮八分，焦六曲一钱，炒麦芽二钱，生熟使君子各一枚。

案二五一：童，二月十日。形色晦黄，时有捻甲，神呆怯冷，食欲不振。以脉参症，似属疳候，拟用消补并进法。

臭芜荑一钱五分，飞芦荟一分，飞青黛一分，六神曲一钱五分，生熟使君子各一枚，炒于术一钱，法半夏一钱，炒北秫米（布包）三钱，广木香六分，粉甘草八分，野茯苓三钱。

案二五二：孩，八月二十八日。大便溏薄不一，腹膨形瘦，时有内热。以脉参舌，此属食积成疳之候。由来已历数月，食欲不振，脾胃累伤，疗治非易，勉拟尚希酌进。

煨苦楝根皮一钱，臭芜荑六分，飞青黛三分，炙内金一钱五分，炒五谷虫一钱，生熟使君子各一枚，炒杭白芍一钱，白茯苓三钱，枳术丸一钱五分。

【按语】疳积是指以精神萎靡，面黄肌瘦，毛发焦枯，肚大筋露，纳呆便溏为主要表现的儿科病证。疳积是疳症和积滞的总称。疳症是指由喂养不当，脾胃受伤，影响生长发育的病症，与西医学的营养不良、消化不良等疾病相关。积滞是由乳食内积，脾胃受损而引起的肠胃疾病，临床以腹泻或便秘、呕吐、腹胀为主要症状。故俗有“无积不成疳”“积为疳之母”之说。其病因多为饮食不节，或营养不足，损伤脾胃，运化失职，气血精微不能濡养脏腑机体所致。而食积成疳，脾胃累伤是其基本病理改变。

本节载疳积案3例。证见患儿形体消瘦，面色萎黄，食欲不振，大便溏薄，精神萎靡，怕冷，或低热。胡震来先生诊之为“食积成疳之候”，辨为脾虚夹积型疳积。并综合审因辨证，采用了消、补法并进。以消食导滞治虫积，以补脾养胃治疳气。组方主要用药为：以臭芜荑（即芜荑）、生熟使君子杀虫驱虫消积；用焦六神曲、炙鸡内金消食健胃助消化；用芦荟泻火杀虫；用野茯苓、炒白术益气健脾，用于脾虚食少，腹胀泄泻；用青黛清肝泻火，定惊消积。随证配以炒白芍养血和营、缓急止痛；配以木香、枳壳行气导滞；炒麦芽补脾开胃；炒五谷虫清热消滞。或再服枳术丸，增强健脾消食，行气化湿功用。综析三案用药，知其是由于患儿饮食不洁，虫积为患，出现营养不良，气血不足，脏腑虚损所致。临证用药则以杀虫驱虫消积为主，以补益脾胃行滞为助，消补兼施，丰富了脾虚夹积型疳积的辨治经验。

第五节 肝胆病证

一、胁痛(插胁伤寒[1])

案二五三: 刘君,八月十五日。木失条达,肺少宣畅,始由胁部注痛,继则鼻衄,衄耗气乱,右偏胠间,又复痛起。姑予疏肝理气,宣肺之法以期向安。

千搥草一钱,参贝皮一钱五分,马兜铃八分,扁豆衣三钱,木蝴蝶八分,玫瑰花四支,炒茜根一钱,炒白前一钱,西粉草四分,野茯苓二钱。

案二五四: 诗生,十月七日。风邪直犯厥阴,气热互受,逗留不化。左偏胁胠隐痛,咳嗽频仍,热迫便泄。拟用疏和之法,以希向安。

木蝴蝶六分,炒川芎一钱,刺蒺藜二钱,制香附一钱五分,炒桔梗八分,绿萼梅四分,玫瑰花四支,秦艽(酒炒)八分,白芍(醋炒)一钱,真獭肝四分(研细,分冲)。

案二五五: 菊廷兄,岭里,四月八日。肺为温邪抑遏,治节之令,迫难下行,偏右胁下,隐匿而痛,内热蟠灼,无汗,两目交睫,旋即神糊呓语。刻诊:脉象细数,舌色绛燥。两颊红,气分急促,温邪渐渐劫津耗液,以此为险。亟予宣金肃肺,佐以甘凉生津一法,冀应转为咳嗽吐痰,庶几有豸,否则难以着手矣。药味列后,敬候酌正。

炒白前一钱五分,千搥草三钱,川象贝各一钱五分,制郁金一钱,丝瓜络三钱,金钗斛三钱,瓜蒌衣一钱五分,天花粉二钱,苦杏仁三钱,料豆衣三钱,马兜铃一钱,远志肉一钱,蒸紫菀一钱。

案二五六: 左,十二月三十日。肺为温邪怫郁,治节之令,未能下行,痰热壅遏而不化,偏右胁部注痛,咳嗽频仍,间或神糊呓语,屡经便泄。此乃肺热壅盛,迫入大肠,已可概见,亟以宣金肃肺一法,冀应咳痰转多,方许无虑。

---

1 插胁伤寒:风温身热不解,瘀留于肺、肝血络之中,咳嗽呼吸两胁引痛谓之。

远志肉一钱，川橘络一钱，粉甘草六分，嫩白前八分，真川贝一钱，千搥草二钱，淮小麦三钱，丝瓜络三钱，炒桔梗八分，肥玉竹一钱五分，西菖蒲五分，五味子五粒。

案二五七：顺礼，北村，二月八日。温邪久注厥阴，痰热内扰，气随阻滞。偏左胁部注痛，咳嗽频仍，呼吸日见短促，动则自汗淋漓，头部为甚。病势业已转入险途，勿大意切切。

无花果一钱，千搥草三钱，炙桑叶一钱五分，制郁金一钱，飞青黛一分，淮小麦三钱，苦杏仁三钱，南烛子二钱，五味子四粒，真川贝一钱五分，獭肝末四分（研，分冲）。

案二五八：左，十二月八日。插胁伤寒。法宜清疏，冀其咳痰转多，庶可无虑。

千搥草二钱，嫩前胡八分，炒白前一钱，丝瓜络三钱，炒大力子一钱，川贝母一钱，象贝母一钱，抚川芎六分，苦杏仁二钱，白蒺藜二钱，粉甘草四分，真獭肝末四分（研，分冲）。

案二五九：右，十二月八日。插胁伤寒，已逾一候，痰热依然壅盛，诚恐难以透化，发生不测，慎之切切。

千搥草二钱，川橘络一钱，抚川芎六分，瓜蒌衣一钱五分，瓜蒌根二钱，制郁金一钱，西茵陈八分，苦杏仁三钱，西菖蒲六分，川贝母一钱，象贝母一钱，旋覆花（布包）一钱五分。

案二六〇：左，一月二日。风温温热上燥于肺，肺气失其清肃，咳嗽痰多，治以清化。

苦杏仁二钱，川橘白一钱，炒知母六分，蒸紫菀一钱，炒牛蒡子一钱，料豆衣三钱，粉甘草四分，丝瓜络三钱，炙桑叶一钱五分，川象贝各一钱。

案二六一：右，横形，九月十八日。风温温热蕴伏于肺，肺之治节未能下行。咳嗽，偏右胁痛，痰多色黄，黄中带血，缠延时日，营阴累伤。脉细数，苔厚黄，两旁紫绛。病势已入险途，恐有痰闭之虑，附方即乞酌正为妥。

瓜蒌衣一钱五分，瓜蒌根二钱，川橘络一钱，炙桑叶一钱五分，炙白前八分，山慈菇一钱五分，真川贝一钱，苦杏仁三钱，淮小麦三钱，天竺黄四分，象贝母一钱。

案二六二：童，九月十四日。风温温热久注于肺，肺之治节未能下行，故邪热终然不清，咳嗽乃作，口有甜味。舌色绛。治法主以清透。

瓜蒌根一钱五分，象贝母一钱，牛蒡子一钱，料豆衣一钱五分，丝瓜络二钱，飞青黛一分，干芦根二钱，淮小麦三钱，苦杏仁一钱五分，扁豆衣二钱，福泽泻一钱，枇杷叶二片。

案二六三：桂娟，八月二十八日。风热上受，伏匿于肺，清肃之令失其下行。咳嗽有声少痰，热蒸头痛，时有汗出，肌肤深黄。脉弦数，舌色绛。病状如斯，延防转剧，慎勿忽也。

西茵陈八分，象贝母一钱，桑白皮一钱，瓜蒌衣一钱，苦杏仁一钱五分，川通草四分，粉甘草四分，炒山栀一钱五分，北紫菀八分，炒大力子一钱五分，炒六神曲一钱五分。

案二六四：左，方村，五月四日。外感风邪，内兼湿滞，厥阴之气失其条达。热从内扰，俨然上蒸，肺之宣畅不利。咳嗽，左偏胁部注痛，气分短促，神形烦扰，坐卧咸不舒适，几经便下，脏气累伤。兹诊：脉象短涩，舌苔灰白且厚。病机若此，恐有变幻之虑，附方尚希酌正。

炒川芎八分，象贝母二钱，千搥草一钱五分，粉甘草四分，野茯苓三钱，丝瓜络三钱，无花果一钱，苦杏仁一钱五分，炒桔梗八分，真獭肝四分，旋覆花（布包）一钱五分。

二诊：五月五日。呼吸较昨流利，热势似已外达，舌苔较化。惟厥阴之气，依然未舒，肺金宣畅不利，咳痰纯系黄色。仍用轻宣清化之法，希望转机为幸。

苏花粉一钱五分，无花果一钱，炒竹茹一钱，千搥草一钱五分，象贝母二钱，丝瓜络二钱，炒冬瓜子三钱，苦杏仁二钱，野茯苓三钱，粉甘草四分，杵獭肝四分，旋覆花（布包）一钱五分。

三诊：五月七日。风温伏匿厥阴，肝失条达，气随阻滞，内热悒郁而不化，痰浊丛起，咯出仍系带黄，烦躁不安枕席。缠延时日，脏阴累伤，殊以为险。照述仍从原意更改，冀应化险为夷，诚为万幸。

远志肉一钱，九孔石决明三钱，天花粉二钱，川象贝各一钱，南沙参三钱，金钗斛二钱，九节西菖蒲一钱五分，苦杏仁三钱，制郁金一钱，丝瓜络三钱，炒黑山栀一钱，竹茹（清炒）一钱，枇杷叶三钱。

案二六五：左，四月十七日。风温内蕴，厥阴之气凝滞，痰热怫郁而不化。左偏胁部隐隐作痛，痛及肩臂，咳嗽，气分不利，风温症治法，宜以清疏，姑仿其例，冀应热达于外，转为吐痰，方许无虑。

炒川芎八分，象贝母一钱五分，制郁金一钱，苏花粉二钱，制香附一钱五分，丝瓜络三钱，苦杏仁三钱，木蝴蝶八分，炒牛蒡子一钱五分，西秦艽（酒炒）一钱五分，旋覆花（布包）二钱。

案二六六：左，安庆人，四月十七日。风温上注于肺，郁而为热，热从内灼，肺气失降。咳嗽，右偏胁部隐隐作痛，痰中曾经带红，脉弦滑，治以宣金肃肺之法，以杜变更。

炙白前一钱五分，白蒺藜三钱，丝瓜络三钱，瓜蒌衣一钱五分，千捶草二钱，山栀（酒炒）八分，炒茜根八分，象贝母一钱，苦杏仁三钱，瓜蒌根一钱五分，炙桑叶二钱，真川贝一钱。

二诊：四月十九日。肺之清肃，胃之降和，为温邪怫郁而失常态。咳嗽，右偏胁部，隐隐作痛，痰多浓厚，口干喜喝。热势由阴转阳，邪幸外达，当无格外之虞，前方既已应效，仍照原意出入可也。

制郁金一钱，瓜蒌衣根（炒）各一钱五分，炒大力子一钱，炒白前一钱，象贝母一钱，苦杏仁二钱，炒山栀八分，蒸紫菀一钱，料豆衣二钱，肥玉竹一钱五分，丝瓜络三钱。

案二六七：左，龙须，十月八日。风邪直犯厥阴，气热互郁，逗留不化。左偏胁肽隐痛，咳嗽频仍，热迫便泄。拟用疏和之法，以希向安。

制香附一钱五分，刺蒺藜三钱，绿萼梅四分，木蝴蝶六分，淡吴萸三分，秦艽（酒炒）八分，白芍（醋炒）一钱，炒桔梗八分，玫瑰花四支，炒川芎一钱，真獭肝四分(研,分冲)。

二诊:十月十三日。痰热互郁,气随壅滞,偏左胁痛,病势迫入险途,实难挽救,忝在知交,勉方以尽人情耳。

南北沙参各三钱,金钗斛三钱,西菖蒲一钱五分,淮小麦三钱,真川象贝各一钱,忍冬藤二钱,川橘白一钱,料豆衣三钱,瓜蒌衣一钱,瓜蒌根二钱,五味子五粒,粉甘草一钱五分。

案二六八:左,五月十四日。左胁注痛,肢体亦然,内热甚剧,乃插胁伤寒重候,法予清疏,以俟动静。

制郁金一钱,抚川芎八分,西秦艽八分,苦杏仁二钱,刺蒺藜二钱,制香附一钱五分,毛柴胡六分,丝瓜络三钱,料豆衣三钱,白蔻花八分,粉甘草四分。

【按语】胁痛是指胁肋部一侧或两侧疼痛为主要表现的病证。而本节载胁痛案15例,胡震来先生有明确诊断者称之为"插胁伤寒"。如清末民初,善治伤寒的沪上名医张骧云指出:所谓插胁伤寒即春冬季节的风温证,每并发咳嗽气逆,两胁或半边胁肋引痛。此瘀留于肺、肝血络之中,络道壅滞,不宜猛剂攻消,只宜通络化瘀泄热之法。在本证的辨证治疗上,震来先生采用清泄肺热、通络化瘀,佐以舒厥阴之治法,涉药达七十多味,其中清泄肺热类药有:前胡、瓜蒌衣、瓜蒌根、川贝母、苦杏仁、白前、白蒺藜、牛蒡子、冬桑叶、干芦根、桑白皮、天竺黄、山栀子、竹茹、冬瓜子;化痰止咳药有马兜铃、桔梗、远志、紫菀、参贝皮(陈皮);舒肝通络药有木蝴蝶、玫瑰花、制香附、绿萼梅、茵陈、旋覆花、丝瓜络、杭白芍;养阴清热药有石斛、天花粉、天竺黄、料豆衣;活血止痛药用千捶草、杭白芍;清肝泄火药用青黛、茵陈;退骨蒸劳热药用獭肝、南烛子等。

如案二五三:木失条达,肺少宣畅,始由胁部注痛,继则鼻衄,衄耗气乱,右偏胠间,又复痛起。姑予疏肝理气,宣肺之法以期向安。药用千捶草、炒茜根凉血活血,祛瘀通经;木蝴蝶、玫瑰花疏肝行气,和血散瘀;参贝皮、扁豆衣、野茯苓健脾祛湿;马兜铃、白前降气化痰;西粉草缓急止痛。

再如案二六四:外感风邪,内兼湿滞,厥阴之气,失其条达。热从内扰,俨然上蒸，肺之宣畅不利。咳嗽，左偏胁部注痛，气分短促，神形烦扰，坐卧咸不舒适，几经便下，脏气累伤，脉象短涩，舌苔灰白且厚。千捶草、丝瓜络、炒川芎养血活血，祛瘀通络；象贝母、炒桔梗、旋覆花、苦杏仁、无花果清肺化痰，降气止咳；野茯苓淡渗利湿，运脾化滞；因脏气累伤，精气亏损，用真獭肝甘益补阴，性寒清热；粉甘草缓急止痛。二诊：呼吸较昨流利，热势似已外达，舌苔较化。惟厥阴之气，依然未舒，肺金宣畅不利，咳痰纯系黄色，仍用轻宣清化之法，上方去养血活血，祛瘀通络的炒川芎；加清肺化痰，降气止咳的炒桔梗，清热生津的天花粉，清肺化痰的炒竹茹，润肺止咳化痰的冬瓜子。三诊：风温伏匿厥阴，肝失条达，气随阻滞，内热悒郁而不化，痰浊丛起，咯出带黄，烦躁不安。病情日久，脏阴累伤，殊以为险。照述仍从原意更改。关于九孔石决明，《医学衷中参西录》载其"味微咸，性微凉，为凉肝镇肝之要药"；天花粉、金钗斛（石斛）滋阴清热，养胃生津；南沙参、川象贝、远志肉、苦杏仁、竹茹、枇杷叶清肺养阴，清热化痰；西菖蒲、制郁金行气解抑，凉血清心；远志肉宁心安神，祛痰开窍；山栀子泻火除烦，清热利湿，凉血解毒；丝瓜络通经活络，清热化痰；诸药合用疗效益彰。

又案二六六：风温上注于肺，郁而为热，热从内灼，肺气失降。咳嗽，右偏胁部隐隐作痛，痰中曾经带红，脉弦滑，治以宣金肃肺之法，以杜变更。药用山栀子、炒茜根泄热清肺，凉血止血；千捶草活血止痛；白蒺藜平肝舒肝；象贝母、真川贝母养阴润肺，化痰止咳；炙白前、苦杏仁、炙桑叶降气化痰宣肺平喘；瓜蒌衣清肺化痰，利气宽胸；瓜蒌根清热泻火，生津止渴；丝瓜络通经活络，清热化痰。二诊：肺之清肃，胃之降和，为温邪怫郁而失常态。咳嗽，右偏胁部，隐隐作痛，痰多浓厚，口干喜喝。热势由阴转阳，邪幸外达，当无格外之虞，前方既已应效，仍照原意出入可也。方用制郁金行气解郁，凉血清心，活血止痛；瓜蒌衣、瓜蒌根清肺化痰，利气宽胸，生津止渴；炒牛蒡子、蒸紫菀、炒白前、苦杏仁、象贝母宣肺化痰，降气平喘；炒山栀子泄热清肺，凉血止血；料豆衣滋阴养血，平肝益肾；肥玉竹滋阴润肺，生津养胃；丝瓜络通经活络，清热化痰；肥玉竹滋阴润肺，生津养胃，以固后天之本，正所谓"留得一分津液，便有一分生机"。

二、积痞（积聚）

案二六九：左，二月十八日。脾虚湿盛，气分着滞，寒热一再举发，似疟而非，腹之偏左，渐成积痞，大便溏薄不爽，腰部踒痛。治以畅中运脾，理气化湿，以期向安。

炙干蟾皮一钱五分，苍术炭八分，仙灵脾二钱，煨草果仁一钱五分，野茯苓三钱，白芍（醋炒）一钱五分，桂枝木八分，广木香六分，炒小青皮八分，法半夏一钱，阳春砂八分。

案二七〇：本君，九月一日。树人撰方。厥阴之气不舒，积而为痞。痞注腹之偏左，隐匿作胀，食入较剧，肢心且有蕴热，偶有咳嗽。拟用疏和法治之。

炙干蟾皮一钱五分，威灵仙六分，凌霄花一钱，青皮（醋炒）一钱，制香附二钱，煨广木香四分，仙灵脾二钱，苍术炭八分，煨草果仁六分，茯苓皮三钱，炒白芥子八分。

案二七一：左，梧村，五月五日。湿为重浊之邪，如阴霾之气，气不化则湿羁留，久必脾阳不振，木贼横逆，气益壅滞，而为积痞。鞕胀，便下轻薄。拟用温中分消法。

威灵仙六分，凌霄花一钱五分，淡吴萸四分，桂枝木八分，炙干蟾皮六分，制半夏一钱，炒姜炭六分，炒茅术一钱，大腹绒二钱，建泽泻一钱五分，野茯苓三钱。

案二七二：南月，十月七日。恙久，脾胃不运，气机失其展舒。脘腹痹着膜胀，食难消受。治法主以宽中运脾，调理气机，谅乎中肯。

威灵仙一钱五分，天仙藤一钱五分，上瑶桂一钱五分，川柏（盐水炒）一钱五分，炒知母八分，煨草果仁六分，炒冬瓜仁三钱，焦六曲一钱五分，陈皮一钱，茯苓皮二钱，荷叶包饭一块（煨炭入煎）。

案二七三：左，十月十七日。诸凡肿满，皆属于脾。脾运呆滞，气随壅遏，酿为积痞。痞注腹之偏左，日有鸱张，腹笥膨脝，乘机乃起。为期已久，将有单腹[1]之

---

1 单腹：疑为“单腹胀”的简称，四肢不肿而腹大如鼓的病症，即鼓胀，又称臌胀。张景岳《景岳全书·杂证谟》曰：“单腹胀者，名为鼓胀，以外虽坚满而中空无物，其象如鼓，故名鼓胀。”

虑，勿大意切切。

威灵仙四分，凌霄花一钱，两头尖（醋炒）十粒，桂枝木六分，炒川椒目六分，新会皮一钱，福泽泻一钱五分，炒白芥子四个，野茯苓三钱，左金丸六分（分吞）。

案二七四：左，十月二十四日。湿邪胶滞中区，脾阳不振，胃气壅逆。脘腹隐隐作胀，频吐绵涎白沫，寒热混淆，似疟非疟。刻诊：脉象濡缓，舌苔灰厚兼腻。亟以燥湿之法，参入分利，以御转重。

白蔻花一钱，川朴花一钱，川通草六分，炒茅术八分，炒白芥子八分，藿香叶（后入）一钱，新会皮一钱，西滑石二钱，安桂片六分，炒川椒目四分，野赤苓三钱。

案二七五：左，庄川湾，十月二十二日。脾阳为湿邪抑遏，不司鼓动运行，肝木乘咎勃横，气随凝滞。腹之偏左，宿痞蠢动而胀，肢体酸痛，寒热类疟。刻诊：脉象沉涩，舌苔灰白而滑。治以温舒之法，冀应效机为幸。

炒半夏曲一钱五分，炒冬瓜子三钱，凌霄花六分，白蔻花一钱，川朴花一钱，炒白芥子六分，炒小青皮八分，广木香一钱五分，新会皮一钱，川通草四分，抚川芎八分，野茯苓三钱。

案二七六：荫华，十月七日。厥阴之气不舒，凝聚为痞，痞注腹之偏左，隐隐作胀，且有蕴热。用分消之法治之。

炙干蟾皮一钱五分，西茵陈一钱，石菖蒲八分，娑罗子八分，炒沉香曲一钱五分，赤芍（醋炒）一钱，建泽泻一钱五分，小青皮（醋炒）八分，野赤苓三钱，崔氏夏两粒。

【按语】积聚是指腹内结块，或痛或胀的病证。本节载积聚案8例。《难经·五十五难》明确了积与聚在病理及临床表现上的区别，指出："积者五脏所生，聚者六腑所成。"又《金匮要略·五脏风寒积聚病脉证并治》进一步说明："积者，脏病也，终不移；聚者，腑病也，发作有时。"积属有形，结块固定不移，痛有定处，病在血分，是为脏病；聚属无形，包块聚散无常，痛无定处，病在气分，是为腑病。胡震来先生认为，本证基本病机为气机阻滞，瘀血内结。聚证以气滞为主，积证以血瘀为主。纵观所列病案，皆因脾阳为湿邪抑遏，不司鼓动运行，肝木乘咎勃横，气随凝滞，渐成积痞，先生治以畅中运脾，理气化湿，或分利，或分消等。常用苍术、泾羊藿、春砂仁、煨草果、野茯苓、荷叶包饭、桂枝健脾运中；广木香、青皮、陈皮、大腹皮、川朴、娑罗子疏肝理气消痞；干蟾皮、凌霄花、天仙藤、川通草、川芎活血通络；石菖蒲、白芥子祛痰化浊。诸药合用，共奏理气化瘀、软坚消痞之功。

三、鼓胀

案二七七：左，正月八日。痰气胶着中区，脾运蹇蹶，胃气翳滞，贲门失其展舒。腹笥膨脝膜胀，寒热类疟，咳嗽，左侧卧渐拒舒适。病势日趋逆境，幸勿藐视为要。

煅瓦楞子一钱五分，鼠妇虫八分，新会皮一钱，绿萼梅一钱五分，炒苍术四分，川芎(醋炒)四分，川朴花一钱，制半夏一钱，广木香四分，冬瓜仁三钱，青皮(醋炒)八分，荷叶包饭一块(煨炭，入)。

案二七八：舒君，七月九日。诸凡肿满，皆属于脾。脾运呆滞，浊随凝结，腑阳壅遏而不降。腹笥膨脝鞕胀，食入较剧，两足肿，阴囊亦然。盖湿为重浊之邪，如阴霾之气，气不行，则湿羁留。治以分消为主。

制半夏(古勇两分，泡水炒)一钱，车前子(安桂片一分，泡水炒)一钱五分，西菖蒲八分，木蝴蝶八分，煅瓦楞子三钱，炒川椒目六分，两头尖(醋炒)十粒，野赤苓三钱，炙干蟾皮八分，建泽泻一钱五分，旋覆花(布包)二钱。

二诊：七月十日。膀胱者，州都之官，气化出焉。气不化，则湿羁留，而气壅遏，久之必致脾运呆滞，酿成腹膨鞕胀。方书所谓：大凡肿满，皆属于脾是也。盖脾恶湿，湿郁气滞，以致大便秘结难解，小溲短赤不畅。治法主以分消为宜。

炙干蟾皮八分，飞芦荟三分，木蝴蝶八分，西菖蒲六分，两头尖(醋炒)十粒，煅瓦楞子二钱，无花果一钱五分，建泽泻二钱，路路通八个，旋覆花(布包)一钱五分。

案二七九：左，八月二十九日。湿乃重浊之邪，如阴霾之气也。恙久脾肾阳微，不能照及卑地，潮湿胶结，充斥三焦，清浊互滞，腹胀，由渐而膨，由膨而实，腰部如带缚束，日见紧张，碍难平卧，形容消瘦，已达极点。脾败显然，殊难疗治，勉方，尚希酌进为妥。

九节菖蒲一钱，炙内金一钱五分，大腹皮二钱，焦茅术一钱，控涎丹八分（生姜二片，煎水分吞），炙干蟾皮一钱，川桂枝八分，野茯苓三钱，煨草果仁四分，旋覆花（布包）一钱五分，荷叶包饭一块（煨炭入）。

案二八〇：左，八月二十九日。秽浊充满肠胃，腹胀膨脝，日复一日，由来已历数月，坤土累伤，渐至大便解溏，形容瘦削。脾败之象益显，毕难疗治，勉拟尚希酌进。

炙干蟾皮八分，炙内金一钱五分，煨广木香六分，制川朴八分，大腹皮二钱，炒益智仁一钱，桂枝木八分，川菖蒲一钱五分，新会皮八分，野赤苓三钱，荷叶包饭一块（煨炭入）。

案二八一：左，十一月六日。湿邪久注中区，脾阳不运，气随壅滞，肝木乘机勃横，障碍升降。腹笥膨脝鞕胀，足跗浮肿。为期已久，中土累伤，酿成单腹。医药已成棘手，勉方即乞酌进。

淡吴萸一钱五分，川桂枝一钱五分，法半夏一钱五分，炒白芥子一钱，西秦艽（醋拌炒）八分，宣木瓜一钱，川朴花一钱，大腹花三钱，旋覆花二钱，荷叶包饭一块（煨炭，入煎）。

案二八二：右，绩城小北门，六月二十三日。半产后，血耗气乱，坤土卑微，木贼乘机勃横，气益凝结，浊随壅滞，肠道之分泌，州都之气化，早失常度。非大便清泄，即腹膨鞕胀愈甚，形色黄，频有嗳逆，小溲短少不利。姑予疏肝运脾，佐以分消之法，是否有当，敬俟酌进。

炙干蟾皮八分，木蝴蝶八分，桂枝木八分，宣木瓜一钱，炒冬瓜子三钱，煅瓦楞子三钱，炒白薇一钱，煨木香六分，广藿香（酒炒）八分，焦三查（酒炒）二钱，建泽泻二钱，野赤苓三钱，路路通八个。

案二八三：左，五月五日。形瘦腹膨，食难消化，乃脾胃不运之象。治以和中运脾法。

半夏曲一钱五分，阳春砂一钱，广木香一钱五分，炒姜炭四分，川加皮一钱五分，炒苡仁二钱，炒冬瓜仁三钱，野茯苓三钱，粉甘草四分。

案二八四：左，高枧坞，八月十五日。寒热类疟，腹笥䐜胀，胀甚必致便泄，形色晦黄。脉缓，苔滑。舌脉参合，此属寒湿壅盛，脾阳困顿，州都之气不化使然。年逾花甲，恐有变端，附方，即请酌服为幸。

川朴根一钱，炒苍术六分，炒姜炭一钱五分，煨草果仁六分，西茵陈一钱，白蔻花一钱五分，法半夏一钱五分，野赤苓三钱，粉猪苓一钱，建泽泻一钱，川通草一钱五分，生苡仁三钱，陈皮一钱，安桂丸一钱二分(分吞)。

【按语】鼓胀，古医籍中又称单腹胀、膨脝、蜘蛛蛊等。病因主要是酒食不节，情志所伤，劳倦过度，久病黄疸，脾虚积证，肝病日久，血吸虫侵袭等。主要病机是肝脾肾三脏功能失调，气滞、血瘀、水停于腹中。初起脘腹作胀，腹渐胀大，按之柔软，食后尤甚，叩之呈鼓音及移动性浊音，继则腹部胀满膨隆，高于胸部，仰卧位时腹部胀满以两侧为甚，按之如囊裹水，病甚者腹部膨隆坚满，脐突皮光，四肢消瘦，或肢体浮肿。皮色苍黄，腹部青筋暴露，颈胸部可见赤丝血缕，手部可现肝掌。危重阶段尚可见吐血便血，神昏，痉厥等象。临床上鼓胀先出现腹部胀大，病情较重时才出现下肢浮肿，甚至全身浮肿，腹壁多有青筋暴露。《景岳全书·杂证谟》载："单腹胀者，名为鼓胀，以外虽坚满而中空无物，其象如鼓，故名鼓胀。又或以血气结聚，不可解散，其毒如蛊，亦名蛊胀。且肢体无恙，胀惟在腹，故又名单腹胀。此实脾胃病也。"明代戴元礼《证治要诀·蛊胀》曰："蛊与鼓同，以言其急实如鼓，非蛊毒之蛊也。俗谓膨脝，又谓之蜘蛛病，所感不同，止是腹大而急，馀处皮肉如常。"西医学的肝硬化、腹腔内肿瘤、结核性腹膜炎等形成腹水，出现类似鼓胀的证候。若治疗及时，中医、西医均可治愈。鼓胀为临床上常见重证，晚期治疗上较为困难。

本节载有鼓胀案8例，其中成人男性7例，女性1例。主要临床表现有：腹笥膨脝鞕胀，形瘦腹膨，食难消化，大便清泄，小溲短少不利，足跗浮肿等。病机呈现出中土累伤，脾败之象益显，酿成单腹。在判断预后转归上，有1例胡震来先生认识到“病势日趋逆境，幸勿藐视为要”，有3例胡震来先生认为“医药已成棘手，殊难疗治”。在治则治法上，明确用分消法1例，以疏肝运脾，佐以分消法1例，和中运脾法1例，而殊难疗治4例未立治法，以“勉方即乞酌进”处置，“病势日趋逆境”1例，从用药分析来看，重在疏肝理气，健脾祛水。

处方用药俱为自拟经验方，用药3例以上的有：炙干蟾皮、西菖蒲、野赤苓、旋覆花、荷叶包饭(煨炭)、广木香、桂枝木等，是方具有：促阳化气，泄热排毒，利水消胀，软坚除满之功效。在3例脾败危象病案中，震来先生遵循“有胃气则生，无胃气则亡”，方中采用荷叶包饭，煨炭入药治疗，起到以物助物，健脾益胃，补虚养身作用。同时，本着实事求是的态度，在鼓胀病患危象时，客观明确地判断了病情转归预后，并进行妥尚处置，体现了医者的仁爱情怀。也足见旧时对鼓胀重证的治疗难度。而水肿与鼓胀的病理机制上有内在关连，临床上往往由肿到胀的渐序过程，因此，先生在鼓胀初期仍采用分消法入手，法药相符，可谓是经验之举。

四、息贲[1](肺积)

案二八五：唐，四月十五日。脾失运用，胃失中和，饮浊乘机冲逆。肺之治节，迫难下行，偏右胁部酿成积聚，一再痛作，是名息贲，乃肺积也。治以畅中运脾，佐以和胃泻肺，度可除暴安良。

甜葶苈(隔纸炒，去油)四分，威灵仙一钱五分，马兜铃一钱，炒白前八分，炒冬瓜仁三钱，煅瓦楞子三钱，炒白芥子一钱五分，粉甘草四分，甜百合(乌药三分，泡水，炒)三钱，指迷茯苓丸三钱(分吞)。

1 息贲：古病名，又名肺积。指因肺气壅积、气道不利所致右胁下积块大如覆杯，伴喘息奔溢、背痛少气诸证。《难经集注》中曰：“息长也，贲鬲也，言肺在膈上，其气不行，渐长而通于膈，故曰息贲。一曰：贲，聚也，言其渐长而聚蓄，肺为上盖，脏中阳也，阳气盛，故令人发肺痈也。”

案二八六:左,十二月十六日。肺之治节,为风湿壅遏,而失下行。偏右肋下,时有疼痛,痛时按之坚硬,形如覆杯。是名息贲,乃肺积也。

甜葶苈(炒,去油)四分,威灵仙一钱五分,玉苏子(炒,杵)一钱五分,白芥子(炒,杵)一钱,炒白前一钱,炒沉香曲二钱,野赤苓三钱,粉甘草一钱五分,甜百合(乌药六分,泡水,炒)三钱,旋覆花(布包)一钱五分,真獭肝(研细,布包入)一钱五分。

案二八七:周君,九月七日。脾运蹇蹶,胃气翳滞,清阳失其展舒,胸宇痹着而胀,咳嗽频仍。治以畅中运脾,宽胸降逆。

薤白头(酒炒)八分,瓜蒌衣一钱五分,娑罗子八分,炒白芥子四分,炒冬瓜子三钱,玉苏子一钱,川朴花一钱,橘红衣一钱五分,京半夏一钱,炒白前一钱五分,野茯苓三钱。

【按语】息贲又称肺积,是指右胁下有包块,形状如覆着的杯子,呈急迫感,有见胸背痛、吐血、伴有寒热、咳嗽、呕逆、呼吸迫促等症状。如《难经·五十四难》载:“肺之积,名曰息贲。在右胁下,覆大如杯。久不已,令人洒淅寒热,喘咳,发肺壅。”又《济生方》卷四曰:“息贲之状,在右胁下,大如覆杯,喘息奔溢,是为肺积。”

本节载息贲案3例。临证治疗上,胡震来先生认为:案二八五系脾失运用,胃失中和,饮浊乘机冲逆。肺之治节,迫难下行,偏右胁部酿成积聚,一再痛作,是名息贲,也叫肺积。治以畅中运脾,佐以和胃泻肺法,甜葶苈、炒白芥子泄肺利水,祛痰利气,通络止痛;马兜铃,炒白前,炒冬瓜仁、清肺化痰,降气止咳;威灵仙、煅瓦楞子消痞化瘀,软坚散结,通络止痛;甜百合、粉甘草补脾健胃,安神缓急;指迷茯苓丸燥湿和中,化痰通络。案二八六为肺之治节为风湿壅遏,而失下行。偏右肋下,时有疼痛,痛时按之坚硬,形如覆杯。是名息贲,乃肺积也,在二八五案基础上,去指迷茯苓丸,加炒沉香曲,旋覆花行气止痛,消痞降逆;真獭肝咸平入肝肾肺经,甘益补阴,性平偏寒,善清热,常用于肺肝肾阴虚之症。案二八七属脾运蹇蹶,胃气翳滞,清阳失其展舒,胸宇痹着而胀,咳嗽频仍。治以畅中运脾,宽胸降逆。药以薤白头、瓜蒌衣(即瓜蒌薤白汤)通阳散结,行气去痰;娑罗子、玉苏子、川朴花、炒白前降气化痰，宽胸消痞；白芥子、橘红衣、京半夏祛痰利气，活络止痛；炒冬瓜子清肺化痰利湿，野茯苓健脾运化。

五、头痛

案二八八:左，三月十六日。肝阴亏虚，虚阳上越，偏左头部疼痛，左鼻时流清涕，咳嗽少痰，傍晚身热，脉来弦滑。治以甘濡之法为宜。

白蒺藜二钱，辛夷花四分，肥玉竹一钱五分，滁菊花一钱，蒸归身一钱五分，山萸肉八分，明天冬一钱，南烛子二钱，真川贝一钱，粉甘草四分。

案二八九:志度，一月十日，丸方。脑后经鼓而痛，每触辛劳辄发。乃肝肾两虚所致。

酸枣仁六钱，山萸肉四钱，肥玉竹六钱，潼沙苑二钱，怀山药一两，远志肉四钱，明天冬六钱，炙甘草二钱，巴戟天二钱，抱木神八钱，陈南枣四两。

以上研极细末，将南枣煮烂，去皮核，再和药为丸。每早晚，用开水吞三钱为度。

案二九〇:左，五月十五日。风温自口鼻吸入，热蔽清阳，头痛无时或释。盖头为诸阳之首，风温本为阳邪，善行而数变。厥苏后，邪仍上逆，而痛不已。治以表里两解，可冀向安。

净连翘二钱，细荆芥一钱，生石膏三钱，炒白芍一钱五分，当归一钱，净麻黄四分，炒桔梗二钱，生锦纹一钱五分，焦山栀一钱五分，苏荷一钱，抚川芎八分，粉甘草六分，西滑石三钱，风化芒硝一钱。

案二九一:孩，卓溪，十一月二十九日。风痰直犯厥阴，肝木为病，以致项强后仰而痛。为期已久，诚恐难图奏功，附方即请酌正。

净麻黄三分，抚川芎八分，细荆芥八分，西滑石二钱，炒桔梗一钱，净连翘一钱，生锦纹一钱，青防风八分，粉甘草四分，炒于术八分，山栀(酒炒)一钱，生石膏一钱五分，全当归一钱，陈皮八分，白芍(醋炒)一钱，苏荷八分，风化芒硝八分。

案二九二:左，八月二十八日。右偏头痛，无时或释，此外感也。方书所谓:

外感头痛无休，内伤头痛，时发时已。前医投以固本之法，其痛愈剧，其为外感无疑，宜从治标之计。

刺蒺藜三钱，苦丁茶一钱五分，绿辛夷六分，炒赤芍一钱，炒桔梗一钱，象贝母一钱五分，杭甘菊二钱，冬桑叶二钱，粉甘草四分。

案二九三：左，三月六日。脾肾阳虚，虚阳上越，每届清晨头痛，举作逾数分钟，逐告平息。按日如此，此实虚，非外感也。方书所谓：痛于午前属阳虚，外感头痛必无休，内虚头痛，有时发时已之别。拟用固本之法，可冀向安。

制首乌一钱五分，鹿角霜三钱，炙甘草八分，巴戟天一钱，山萸肉八分，当归身一钱五分，炒白芍一钱，明天冬一钱，法半夏一钱，北秫米三钱，磁朱丸二钱（分吞）。

案二九四：方君，灰灶坞，三月十九日。春为木旺之时，肝木乘肾水亏虚，越发失其条达，是以每届春令，胸次懊侬举作，背胀亦随而起，额部沉闷而胀，目喜交睫，脉弦。治以济肾水，平肝木之法，可冀由渐而安。

白蒺藜二钱，巴戟天一钱五分，当归身一钱，肥玉竹一钱五分，南烛子二钱，五味子四粒，辛夷花八分，山萸肉八分，炒白芍一钱，明天冬八分，炙甘草六分，仙灵脾一钱五分。

案二九五：周君，梅间，七月二日。脾肾久亏，痰浊从下泛上，清阳失其展舒，迫为头痛，平于昼，甚于晚，此明以内虚无疑。方书所谓：外感头痛无休，内虚头痛，时发时已是也。缠延多日，真气内伤，神形倦怠已极，饮食全废，目如鱼眼，毕难挽救，务希另请高明采取，或可挽回于万一。

山慈菇三钱，远志肉一钱，肥玉竹一钱五分，灵磁石（醋炒）三钱，炒陈仓米三钱，明天冬一钱，山萸肉一钱，炒酸枣仁一钱五分，荷叶蒂（米炒）二个，抱木茯神三钱，枇杷叶（去毛）二钱，真正龟鹿胶珠各一钱（入煎）。

案二九六：姑娘，六月十五日。头痛如劈，神形烦躁，乃温邪蕴伏阳明，胃浊壅遏，清阳失其展舒故也。势有转剧，幸勿大意为要。

炙天麻四分，粉甘葛一钱五分，炒白芍一钱，当归身六分，炒川芎四分，西香薷二分,炒甘草六分,干荷叶一钱,风化芒硝四分,佩兰叶一钱,西滑石三钱。

【按语】头痛是临床常见的自觉症状,可单独出现,亦见于多种疾病的过程中。通常将局限于头颅上半部,包括眉弓、耳轮上缘和枕外隆突连线以上部位的疼痛统称头痛。早在殷商甲骨文就有“疾首”的记载。头痛的病因虽多,总不外乎外感与内伤两类。《伤寒论》在太阳病、阳明病、少阳病、厥阴病篇章中,较详细地论述了外感头痛病的辨证论治。而《三因极一病证方论》中,对内伤头痛已有较充分的认识,认为“有气血食厥而疼者,有五脏气郁厥而疼者”。《东垣十书》指出外感与内伤均可引起头痛,并依据病因和症状不同,分为伤寒头痛、湿热头痛、偏头痛、真头痛,气虚头痛、血虚头痛、气血俱虚头痛、厥逆头痛等,还从六经上认识有太阴头痛和少阴头痛,从而为头痛分经用药创造了条件。明代《古今医统大全·头痛大法分内外之因》中,对头痛病进行总结:“头痛自内而致者,气血痰饮、五脏气郁之病,东垣论气虚、血虚、痰厥头痛之类是也;自外而致者,风寒暑湿之病,仲景伤寒、东垣六经之类是也。”可见,外感头痛以风邪为主,夹寒、夹热、夹湿,其证属实。内伤头痛有虚有实,肾虚、气虚、血虚头痛属虚,肝阳、痰浊、瘀血头痛属实,或虚实兼夹。治疗上,外感头痛以祛邪活络为主,分辨兼夹之邪而分别祛风、散寒、化湿、清热治之。内伤头痛补虚为要,视其虚实性质,分别治以补肾、益气、养血、化痰、祛瘀为治。

本节头痛篇载案9例,其中外感头痛4例,内伤头痛5例。胡震来先生对外感头痛以麻黄、川芎、生锦纹、焦山栀、芒硝、当归、白芍、甘草为基础方,风温者加连翘、荆芥、刺蒺藜、苦丁茶、滁菊花、冬桑叶、生石膏;兼有风寒者加细辛、辛夷、防风、香薷;兼有痰湿者加天麻、荷叶、佩兰、滑石、半夏;痰浊头痛采用山慈菇、灵磁石、荷叶蒂、枇杷叶、龟鹿胶珠。对内伤头痛,阴血亏虚者以山萸肉、天冬、白蒺藜、鹿角霜、玉竹为主,气血不足,夜不能寐者加酸枣仁、远志肉、茯苓(抱木神)等为治。

案二八八:是患肝阴亏虚,虚阳上越,致偏左侧头痛,左鼻流涕,咳嗽少痰,傍晚身热,脉来弦滑。震来先生采用甘濡之法,组方用归身、山萸肉、南烛子、明天冬、肥玉竹等滋阴养血、补益肝肾;用白蒺藜、滁菊花平肝潜阳,祛风止痛;以辛夷花祛风通窍;用川贝母润肺止咳化痰;粉甘草清热解毒、缓急止痛。

案二九三:本患为脾肾阳虚,虚阳上越,每届清晨头痛,举作逾数分钟,逐告平息。按日如此,此实虚,非外感。方书所谓:痛于午前属阳虚,外感头痛必无休,内虚头痛,有时发时已之别。先生治用固本为法,组方用制首乌、当归身、炒白芍、甘草养血活血,缓急止痛,滋育生化之源;用鹿角霜、巴戟天、山萸肉益肾助阳,气血双补;用法半夏、北秫米祛风化痰;明天冬、磁朱丸清心镇心安神。从上述二例举案看,虽俱为内伤头痛,但又往往夹有外邪所患,证情中虚实相交,故而在辨治中,既要扶正又要祛邪,邪去则正安,两者兼施,才能应对百变的证候。

六、眩晕

案二九七:左,九月十日。风邪上受,湿邪内侵,厥气凝滞,脾运呆钝,卒然足胫酸楚,头目轰沉,胸次懊侬嗳逆,甚则津津汗泄,欲作呕恶。刻诊:脉象短涩,舌苔灰淡。病势恐有趋重之虑,附方即希酌正。

佩兰叶一钱,佛手花六分,绿萼梅六分,无花果一钱,荷蒂三个,白蒺藜(苦丁茶,拌炒)二钱,炒建曲二钱,野赤苓三钱,枇杷叶三钱,甘草六分,旋覆花(布包)一钱五分。

案二九八:春见,北村,三月九日。失血后,继续咳嗽,阴分累虚,虚阳不时上越,额间一遇灼热,则胸次必随懊侬,气馁呻吟。年华已届七旬,肾水日有枯竭,木失水涵,故有眩掉之患。拟用清滋潜阳法。

款冬花一钱五分,炙龟版三钱,石决明三钱,灵磁石三钱,五味子四粒,南烛子二钱,参贝皮一钱五分,肥玉竹二钱,明天冬一钱,山萸炭一钱,怀山药三钱,炙甘草六分,野茯苓三钱。

二诊:三月十三日。据述:额间灼热渐次解除,眩掉亦随平息,精神、饮食方面业见增旺,所详一切,似有转松。前法既合效机,照述仍守原意出入可也。

款冬花一钱五分,炙龟版三钱,石决明三钱,南烛子二钱,女贞子三钱,肥玉竹二钱，明天冬一钱，参贝皮一钱五分，山萸炭一钱，野料豆三钱，炙甘草六分，野茯苓三钱，磁朱丸二钱(分吞)，琼玉膏四钱(分冲)。

【按语】眩是指眼花或眼前发黑，晕是指头晕甚或感觉自身或外界景物旋转。两者常同时并见，故统称为“眩晕”。轻者闭目即止；重者如坐车船，旋转不定，不能站定，或伴有恶心、呕吐、汗出，甚则昏倒等症状。眩晕历代医籍记载颇多。《素问·至真要大论》谓“诸风掉眩，皆属于肝”，指出了眩晕与肝关系密切。《灵枢·口问》说：“上气不足，脑为之不满，耳为之苦鸣，头为之苦倾，目为之眩。”而《重订严氏济生方·眩晕门》曰：“所谓眩晕者，眼花屋转，起则眩倒是也，由此观之，六淫外感，七情内伤，皆能导致。”又《丹溪心法·头眩》载曰：“头眩，痰挟气虚并火，治痰为主，挟补气药及降火药。无痰不作眩，痰因火动，又有湿痰者，有火痰者。”

本节载眩晕案2例。案二九七胡震来先生诊之为“风邪上受，湿邪内侵”，所由外感时邪引起的“头目轰沉”之眩晕，组方用佩兰叶芳香化湿；佛手花、绿萼梅、无花果疏肝理气，和中化痰；白蒺藜(苦丁茶，拌炒)平肝散风，清利头目；炒建曲、荷蒂、野赤苓健脾利湿；枇杷叶、旋覆花化痰消痞，和胃降逆；甘草补脾益气，调和诸药。

案二九八胡震来先生诊之为：失血后，年高肾亏，水不涵木，肝阳上亢，肝风内动，发为眩晕。正如《灵枢·海论》认为“脑为髓海”，而“髓海不足，则脑转耳鸣”。震来先生治用“清滋潜阳法”。组方用款冬花清肺下气，化痰止嗽；用炙龟板、南烛子、肥玉竹、明天冬、山萸炭滋阴补肾，益精填髓；用石决明、灵磁石平肝潜阳，息风定眩；用五味子补肾宁心，益气固涩；用参贝皮、山药、炙甘草、野茯苓益气健脾，除痰化湿。是方亦补亦清，有降有升，对气阴不足，虚阳上浮之眩晕，起到了滋肾平肝的作用。二诊后，是患诸证明显好转，先生效不更方，在原方基础上，去山药、五味子、灵磁石，加女贞子、野料豆以增强补虚健脾作用，加磁朱丸起到重镇安神，主治心神不交证；加琼玉膏以补肺止咳，对年高肺虚干咳者善其后。

七、中风(类中)

案二九九：高富兄，七月二日。肝肾阴虚，内风旋动，卒然昏不知觉，语言蹇涩不清，偏右半身不遂，此类中，非真中也。年逾花甲，诚恐难图奏功。附方敬候酌进。

茯神木四钱，川桂枝一钱五分，潞党参三钱，炒酸枣仁一钱五分，明天麻六分，陈胆星四分，粉甘草四分，炙地龙四条，双勾藤二钱（后入），苏合丸一颗（姜汁少许，冲入和匀），金竹沥一小匙。

二诊：七月四日。偏右半身不遂，语言蹇涩不清，骤然而得，此类中，非真中也。年逾花甲，体元累衰，内风旋动所致。仍照原意加减，冀应得庆生还，诚为万幸。

茯神木四钱，汉防己五钱，明天麻一钱五分，薄附片八分，陈胆星六分，川桂枝一钱五分，炒甘草六分，路路通八个，炒酸枣仁一钱五分，川羌活八分，真西党三钱，炙地龙四条。

【按语】中风是指突然昏仆、半身不遂、口舌歪斜、言语謇涩或不语、偏身麻木为主要临床表现的病证。中风有外风和内风之分，外风因感受外邪（风邪）所致，在《伤寒论》名曰中风（亦称桂枝汤证）；内风属内伤病证，又称类中风，脑卒中，卒中，风痱。而现代一般称中风，多指内伤病证的类中风，多因气血逆乱、脑脉痹阻或血溢于脑所致。具有起病急、变化快，如风邪善行数变之特点的疾病。并根据脑髓神机受损程度的不同，有中经络、中脏腑之分。本病多见于中老年人。四季皆可发病，但以冬春两季最为多见。

本案为类中风（脑卒中），系肝肾阴虚，内风旋动，以致猝然昏不知觉，言语謇涩不清，偏右半身不遂，方用天麻钩藤汤合苏合香丸化裁治疗，用明天麻、钩藤息风止痉，平肝潜阳；陈胆星、金竹沥清热化痰，清心定痉；潞党参、炒酸枣仁、茯神木、粉甘草健脾益气，养心安神；川桂枝、炙地龙温清通脉；苏合丸（即苏合香丸）芳香开窍。二诊时：患者服药后病情改善，神识已复，只是言语不清，在原方基础上，去苏合丸、钩藤、金竹沥，加汉防己、路路通、川羌活，以加强疏通经络作用；至于附片，《本草汇言》谓“附子，回阳气，散阴寒，逐冷痰，通关节之猛药也”，可温通经络，促进机体的康复。

第六节 肾系病证

一、水肿

案三〇〇:程先生,仁里,八月二十八日。恙久脾虚,州都之气不化,小溲频数,溺来短赤而痛,大便常解溏薄,面部以及四肢浮肿,形色皖白,不时身热自汗。经云:脾为肺母。脾虚则肺失肃降之权,水气乘机,窜入皮里膜外而为肿,肿处按之深陷不起,又非偏虚之证,攻补兼施,未获一效。姑仿母病泻子之例,以尝一试何如,管见如斯,敬候明教。

天仙藤三钱,炒甜葶苈四分,桂枝木六分,桑白皮一钱五分,茯苓皮三钱,陈赤豆三钱,煅瓦楞子三钱,炒川椒目四分,炒冬瓜子三钱,建泽泻一钱五分,济生肾气丸三钱,陈年大蒜杆一尺。

二诊:九月八日。肺失溉输,脾失运用,气水泛滥,四肢以及面部浮肿,按之深陷不起,形色光亮,前医以分消之法,小溲仍短涩而痛,便薄亦然。日来饮食较减,热度转高,自汗益甚,参术遍尝,终无效力。病情殊为复杂,震因才疏识浅,疗治无从,记得《冷庐医话》中,载有芪米汤一条,能实表虚,功能补中消肿云。录此以备明家采取。

生黄芪四两,糯米一酒盅,用水一大碗,煎至半盏许,使其当茶,服后如果有效,可照原法再进二三次。

三诊:前仿芪米汤数进后,小溲稍畅,大便转实,四肢肿象渐次退消,日来里热仍剧,饮食到口即吐,究系恙久脾胃两伤故也。脉乱,形瘦,毕难疗治,勉拟健脾益胃之法,以冀中肯,是为万幸,药味列后,仍候明教。

祁术(米炒)一钱,怀山药三钱,白茯苓三钱,白扁豆三钱,生谷芽三钱,炙甘草四分,建莲肉三钱,炒北秫米三钱,炒冬瓜子三钱,炒桑皮一钱五分,陈赤豆四钱。

案三〇一：童先生，湖村，八月十九日。肺失溉输，脾失运用，风水泛滥，充斥三焦，升降渐形不利。始由面目浮肿，继则四肢亦然。腹膨冲逆膜胀，甚则气分喘促，阴囊阴茎，近亦漫肿，形色光亮，其为风水相搏，姑不待言。方书所谓：肿自上，属风是也。但风犯于肺，肺水必致弥蔓，窜入皮里膜外，而为一身尽肿。医药中，究非破气导滞所能解却，以震贱见，非泻肺水之法不为功，姑仿其例，度可应手而瘳，勿虑也。

天仙藤三钱，炒川椒目六分，甜葶苈（隔纸炒，去油）六分，胡芦巴一钱五分，茯苓皮三钱，汉防己一钱五分，炒白芥子六分，建泽泻一钱五分，北细辛（干姜二分，同炒）三分。

案三〇二：左，北村，七月二十日。气水泛乱，充斥三焦，渐入皮里膜外，弥漫一身尽肿，阴囊阴管，其肿尤甚，形色光亮。病根在脾，而标实属于肺也。

威灵仙六分，桂枝木六分，甜葶苈（隔纸炒，去油）六分，炒川椒目六分，茯苓皮三钱，胡芦巴一钱，炒白芥子八分，建泽泻一钱五分，汉防己一钱五分，陈赤豆三钱，大蒜蒲三钱，路路通八个，北细辛（干姜三分，炒）三分。

案三〇三：方君，坦头，六月十四日。脾肾阳虚，湿痰乘机上溢，滋扰三焦，障碍于肺，肺气渐渐弥蔓，清肃之令，迫难下行。胸宇痹着隐胀，冲逆咳嗽，食难消纳，两足肿，面部亦然。矧湿为重浊之邪，如阴霾之气，非温暖于下，不足以清冰翳也。姑仿其例，以俟动静。

天仙藤二钱，淡吴萸三分，制半夏一钱五分，胡芦巴八分，大蒜壳三钱，宣木瓜八分，川加皮二钱，炒白芥子八分，炒冬瓜子三钱，野赤苓三钱，建泽泻一钱五分，路路通八个，北细辛（干姜二分，同炒）三分。

案三〇四：右，大石门，二月十九日。饮浊从下上溢，充斥于肺，肺之治节，毕难下行，迫入皮里膜外，而为一身漫肿。为期已久，脾阳肾阳，均见卑微，肺气渐渐壅遏，以致咳喘胸闭，难于平卧。矧脾肾为生痰之源，肺乃贮痰之器。刻诊：脉象沉伏，其为痰浊壅盛，阳气式微，已现险境，勉方务希另请明教。

威灵仙六分，天仙藤三钱，桂枝木一钱，炒白芥子八分，茅术炭六分，川加皮二钱，野茯苓三钱，大蒜蒲三钱，路路通八个，北细辛（干姜四分，同炒）四分，黑锡丹六分（分吞）。

案三〇五：右，近坑，六月十四日。肺失溉输，脾失运用，气水泛滥，弥蔓肢面漫肿，腹胀膨脝，咳喘气逆。缠延数月，坤土累伤，恐难疗治。

法半夏一钱五分，淡吴萸四分，炒苍术一钱，炒川椒目八分，桂枝木一钱，甜葶苈（隔纸炒，去油）六分，炒白芥子一钱，宣木瓜一钱，胡芦巴一钱，大蒜蒲二钱，川加皮三钱，建泽泻二钱，路路通四个，粉甘草八分，带皮苓三钱。

案三〇六：左，七月十一日。肺失溉输，脾失运用，气水泛滥，迫入膜外皮里，而为肢面浮肿，腹膨䐜胀。恙久，坤阳累伤，肾阳益耗，膀胱气化，渐形不利，恐有水出高源之虑，附方尚希酌进。

薄附片五分，安桂片四分，桂枝木八分，炒川椒目六分，炒白芥子八分，天仙藤三钱，甜葶苈（隔纸炒，去油）六分，胡芦巴一钱五分，汉防己二钱，川加皮三钱，建泽泻一钱五分，野茯苓四钱，路路通四个，陈年大蒜杆二尺。

案三〇七：方姑娘，四月二十日。湿邪久注中区，脾失运用，肺气壅滞。始由两足漫肿，继则面部亦然，腹膨鞕胀，行动气分喘逆。脉来短涩。恐有变幻之虑，勿大意切切。

薄附片六分，法半夏一钱，川桂枝八分，炒川椒目八分，甜葶苈（隔纸炒，去油）八分，天仙藤三钱，川加皮三钱，新会皮一钱，茯苓皮四钱，建泽泻一钱五分，安桂丸五分（分吞）。

二诊：四月二十四日。前方既已对症，仍照原意，据为加减，冀图奏效。

薄附片四分，法半夏一钱，川桂枝八分，炒川椒目五分，炒白芥子六分，天仙藤三钱，炒冬瓜皮三钱，炒冬瓜子三钱，茯苓皮三钱，炒桑皮一钱五分，胡芦巴一钱二分，大腹绒一钱五分，汉防己二钱，福泽泻二钱。

案三〇八：右，一月十四日。肺失溉输，脾失运用，痰气互扰，阻其升降，咳喘，胸前作闭，肢面浮肿。为期已久，势有变幻，勿大意切切。

天仙藤三钱，法半夏一钱，炒白芥子六分，川加皮二钱，茯苓皮四钱，宣木瓜八分，大蒜蒲二钱，建泽泻一钱五分，甜葶苈（隔纸炒，去油）八分，北细辛（干姜三分，同炒）三分。

案三〇九：左，三月十九日。湿邪凝注中区，脾阳不运，胃气壅滞，腑浊渐形胶结，通降失司。腹笥膨脝鞕胀，肢面浮肿。治法主以分消，冀其肠胃转舒，虽邪胶腻与滞，亦能解脱，急乞慎戒口腹为要。

制半夏一钱，川朴花一钱，川加皮三钱，大腹皮二钱，新会皮一钱，煨草果仁八分，桂枝木六分，炒川椒目四分，胡芦巴一钱五分，宣木瓜一钱，建泽泻一钱五分，野赤苓三钱。

案三一〇：右，荣华君令堂，祭坑毛竹坞，八月二十九日。风邪上受，内蔽于肺，痰气水乘咎泛乱。始由面目漫肿，继则肢体亦然。胸闭难于平卧，腹膨鞕胀，咳喘气逆。年华已逾花甲，体元累衰，势防变幻，幸勿疏忽。

威灵仙一钱，泡麻黄四分，炒射干八分，甜葶苈（隔纸炒，去油）一钱，炒桑白皮一钱五分，桂枝木六分，炒川椒目八分，广木香四分，制川朴八分，新会皮一钱，大腹皮二钱，带皮苓四钱，控涎丹一钱五分（姜汤，分吞）。

二诊：九月八日。据述进拙方，胸闭稍舒，面目肢体肿象稍退，胃纳较旺，惟气分仍然喘促，腹尚膨胀。照述，仍守原意出入可也。

威灵仙一钱，炒射干八分，甜葶苈（隔纸炒，去油）八分，炒桑白皮一钱五分，陈赤豆三钱，桂枝木八分，炒川椒目六分，制川朴八分，新会皮一钱，炒冬瓜子三钱，带皮苓四钱，建泽泻一钱五分，控涎丹一钱五分（姜汤，分吞），大麦一束。

案三一一：左，四月七日。始由足肿，继乃面部亦然，腹胀膨脝，形色黄闭。以脉参舌，此属湿邪凝注中区，脾胃之运用，肠道之分泌，以及膀胱之气化，早失常度，是以大便清泄，惟小溲反之不利也。

天仙藤三钱，川椒目六分，川桂枝一钱，甜葶苈（隔纸炒，去油）八分，炒白芥子六分，宣木瓜一钱，大蒜蒲一钱，路路通八个，两头尖（醋炒）十粒，炙干蟾皮八分，炒苍术一钱，建泽泻一钱五分，野赤苓三钱。

案三一二：右，四月十日。肺气抑郁，风水痰浊，行将弥漫，治节之令，渐失下行。咳喘气分急促，脘腹膨脝不舒，面部浮肿，足部亦然。拟以分消之法，以俟动静。

天仙藤三钱，威灵仙四分，宣木瓜八分，汉防己一钱五分，川加皮三钱，大蒜壳三钱，茯苓皮三钱，路路通八个，陈皮一钱，建泽泻一钱五分，控涎丹一钱五分(分吞)。

案三一三：左，七月十日。始由足肿，继则头面亦然，腹膨鞕胀，乃脾滞不运之象。拟以分消法治之。

生姜衣四分，炒桑白皮一钱五分，炒冬瓜皮三钱，大腹绒二钱，大蒜蒲二钱，宣木瓜一钱，车前子一钱五分，炒白芥子六分，广木香四分，带皮苓三钱，路路通八个。

案三一四：左，八月六日。脾之运用，肺之清肃，为咳久而失常态，气水乘机逆漫，以致两足浮肿，大便清泄，形色黄，间或发热。更以畅中运脾，佐以分消一法，以俟动静。

薄附片三分，桂枝木六分，炒川椒目四分，炒茅术八分，生苡仁三钱，生姜衣四分，茯苓皮三钱，川加皮一钱五分，川通草四分，炒冬瓜仁三钱，建泽泻一钱。

案三一五：童，六月四日。面目一身漫肿，形色晄亮而闭，腹膨坚硬作胀，行动气分不利。病根在脾，而标实属于肺也。姑仿开鬼门，洁净腑之法，冀应效机，是为万幸。

威灵仙六分，天仙藤三钱，炒桑皮二钱，苦杏仁三钱，茯苓皮三钱，净麻黄四分，川桂枝一钱，胡芦巴一钱，宣木瓜八分，广木香一钱五分，法半夏一钱，控涎丹四分(分吞)。

【按语】因外邪、疮毒、湿热所致水肿，病位多在肺脾；因内伤所致的水肿，病位多在脾肾。基本病机是肺失宣降通调，脾失转输，肾失开合，膀胱气化失常，导致体内水液潴留，泛滥肌肤。在发病机理上，肺、脾、肾三脏相互联系，相互影响，如肺脾之病水肿，久必及肾，导致肾虚而使水肿加重；肾阳虚衰，火不暖土，则脾阳也虚，土不制水，则使水肿更甚；肾虚水泛，上逆犯肺，则肺气不降，失其宣降通调之功能，而加重水肿。其症状多是先出现眼睑、头面或下肢浮肿，渐次出现四肢及全身浮肿，病情严重时才出现腹部胀大，腹壁无青筋暴露。肺、脾、肾三脏与水肿发病的关系，是以肾为本，以肺为标，而以脾为制水之脏。《景岳全书》云："凡水肿等证，乃脾肺肾三脏相干之病。盖水为至阴，故其本在肾；水化于气，故其标在肺；水唯畏土，故其制在脾。今肺虚则气不化精而化水，脾虚则土不制水而反克，肾虚则水无所主而妄行。"

本节载水肿案16例、22诊次，其中成人男性9例，女性6例，儿童1例。按水肿及伴随主要症状统计：全身漫肿伴腹胀（腹膨硬胀）6例；全身漫肿伴腹胀，或咳，或喘，或咳喘3例；全身漫肿伴咳或咳喘2例；全身单纯漫肿2例；全身漫肿伴大便溏泄、小便不利1例；全身漫肿甚及至阴囊阴管俱肿1例；下肢浮肿伴咳嗽、便溏1例。在治法治则上，胡震来先生采用分消法治疗3例；畅中运脾佐分消法1例；开鬼门、洁净腑法1例；泻肺水法（母病泻子）1例；健脾益胃、补中消肿法1例；非温暖于下，不足以清冰翳法1例，未注明治法8例。在处方用药方面，16例病案共涉及用药43味，其中配伍中成药（济生肾气丸、黑锡丹、安桂丸）3例，处方用药次数较多者有：建泽泻12次、茯苓皮11次、桂枝木11次、天仙藤10次、甜葶苈10次、川椒目10次、大蒜蒲（杆）9次、白芥子9次、川加皮9次、路路通8次、宣木瓜8次。上述11味药，组成了分消法的一线用药基本方。而处方中用药1次者有：煅瓦楞、粉甘草、冬瓜皮、车前子、干蟾皮、射干、草果仁、两头尖、杏仁、川厚朴、通草等，其他21味药使用2次至7次不等。

从治法治则上，明确使用分消法虽只有4例，但从其用药8次及以上的11味药（基本方）来看，已占其病案处方用药例数的50%，基本方中又以泽泻、茯苓皮、桂枝木三味药为核心药物。方中重用泽泻以渗湿利水，直达膀胱，而泻肾水；茯苓皮通水道，开腠理，专行皮肤水湿，多用于皮肤水肿，治水肿腹胀；而桂枝木可散寒解表，促阳化气，温化膀胱之气，主治小便不利。是方有宣展气机、温泄水湿之功，使留于三焦之水湿、痰浊从表里分消，上下清利，以治疗全身单纯漫肿或全身漫肿伴腹胀之"气水泛滥，弥蔓肢面漫肿，腹胀膨脝"病证。若漫肿为积聚初期表现，所致脘腹胀满，骨节痹痛者加天仙藤行气活血，通络止痛。凡遇水犯于肺，所致全身漫肿伴咳，或咳喘者，加甜葶苈、白芥子、川椒目以温肺豁痰利气，化痰逐饮，定喘止咳，行水消肿，主治痰湿在胁下及皮里膜外者，疗面目浮肿。凡遇全身漫肿伴大便溏泄、小便不利，甚及阴囊阴管俱肿者，加大蒜蒲(杆)、路路通、宣木瓜用于湿痹拘挛，腰膝关节酸重疼痛，脚气水肿，小便不利等症，以通利行水消肿，除湿热痹痛，具有清利小便、导泻大便作用，使病邪从大小便两个途径消除。若肾虚水泛，腰膝酸痛，阴囊湿肿者，再加川加皮以温补肝肾，强筋健骨，通络消肿。此外，以药溯法，在8例未立法病案中，其治则亦贯通于分消法中。

分消法又称分消走泄法，是温病学的特色治法，主要应用于外感或内伤所致的湿热弥漫三焦病证的基本治疗法则。该法旨在宣展气机，泄化痰热，使留于三焦之湿热、痰浊从表里分消。震来先生将治疗三焦湿热之分消法，用于主导治疗全身水肿病证，赋予了分消法新的治疗意义。从中可以探悟出先生之临证辨治经验与用药特色思路。此外，先生在临床用药中善用食材边角或弃材，在多例病案里，数次配伍大蒜蒲(杆)，以增强全方的通利作用。

二、淋证(淋沥)

案三一六: 右，十一月三十日。阴虚火迫前阴，膀胱之气不化，酿成为淋沥。溺来阴户作痛。治以分消之法为宜。

海金砂一钱，血余炭一钱五分，赤芍(醋炒)一钱，青皮(醋炒)八分，木通六分，当归一钱五分，野赤苓三钱，川柏(盐水炒)八分，泽泻(盐水炒)二钱，西琥珀四分(研细，分冲)。

二诊：十二月二日。经云：膀胱者，州都之官，津液藏焉，气化则能出矣。气不化，则小便频数而痛，久必酿成淋沥。治以分消，仍守原意出入，以期向安。

川萆薢一钱五分，怀牛膝一钱五分，石菖蒲六分，小青皮八分，建泽泻(盐水炒)一钱，海金砂八分，远志肉一钱，甘草梢六分，益智仁八分，地肤子(盐水炒)一钱，通关丸二钱(分吞)。

案三一七：左，五月二十四日。膀胱者，州都之官，赖气化而溺出，否则，必致酿成淋沥。淋色带紫，小溲频数。治以暖丹田，壮元阳，调气道，而决江河之治法，谅与病机咸宜也。

川萆薢一钱五分，海金砂一钱，冬葵子一钱五分，甘草梢六分，石菖蒲六分，淫羊藿五钱，全当归一钱五分，炒赤芍一钱，小青皮（醋炒）八分，益智仁（盐水炒）八分，肾气丸三钱（分吞）。

案三一八：左，六月十九日。心与小肠相表里，心火盛，移热于小肠。膀胱之气不化，非白浊即淋沥，溺时阴茎尚痛。为期已久，脏阴累虚，非短时所能取效，从缓图之。

川萆薢一钱五分，甘草梢八分，血余炭一钱五分，飞芦荟两分，石菖蒲一钱，远志肉一钱，建泽泻（盐水炒）二钱，川黄柏（盐水炒）六分，济生肾气丸三钱（分吞）。

案三一九：左，十二月二十九日。湿热下注，小便淋浊，当用分利之法。

川萆薢一钱五分，海金砂一钱，地肤子（盐水炒）一钱，益智仁（盐水炒）八分，赤芍（醋炒）一钱，石菖蒲六分，建泽泻二钱，野赤苓三钱，粉甘草一钱五分，通关丸二钱（分吞）。

案三二〇：左，三月十四日。丹田虚冷，气道不调，酿为淋沥。溺前溺后，阴茎胀痛。缠延岁月，分利之法，似非相宜。拟用暖丹田，壮元阳，调气道，而利小便一法，是否有当，即乞酌正。

淡苁蓉二钱，淫羊藿二钱，全当归一钱五分，炒白芍一钱，制香附一钱五分，血余炭三钱，益智仁一钱，青皮（醋炒）一钱，金匮肾气丸三钱（分吞）。

案三二一：左，八月十日。湿热下迫，膀胱之气不化，酿成混浊。浊中间或带淋，溺来叫痛，苔黄，肤闭。治以分利。

川萆薢一钱，海金砂八分，萹蓄一钱，瞿麦穗一钱五分，甘草梢六分，青木香四分，石菖蒲八分，建泽泻一钱五分，野赤苓三钱，封髓丹四分。

案三二二：德京，六月二十二日。浊后失其调理，膀胱之气不化。近因感触湿邪，分泌之职，复失常度。小溲赤数，溺时阴茎隐胀。姑予分利之法，可也。

川萆薢一钱五分，地肤子一钱五分，甘草梢八分，炒车前一钱五分，建泽泻一钱五分，荷叶梗一尺，粉猪苓三钱，赤茯苓三钱，滋肾丸三钱(分吞)，青盐少许。

案三二三：右，石门里，九月一日。热度轻减，举作时间，渐有更动，不似曩昔如潮热也。神形稍振，饮食稍启，惟小溲依然频数，溺时阴户壅胀。更以暖丹田，壮元阳，而利小便。

海金砂八分，胡芦巴一钱五分，地肤子(盐水炒)一钱，益智仁八分，路路通四个，淡苁蓉一钱五分，苦杏仁二钱，白茯苓二钱，上上沉香末四分(分冲)，通关丸二钱(分吞)。

【按语】淋证是指小便频数短涩，滴沥刺痛，欲出未尽，小腹拘急，或痛引腰腹者，又称淋沥。古代医家一般将淋证(淋沥)分为五种，而淋证初起，大多与“热”有关，其石淋、血淋、膏淋与“热”的关系尤为密切。《诸病源候论·诸淋候》云：“肾虚则小便数，膀胱热则水下涩，数而且涩，则淋沥不宣，故谓之为淋。”《赤水玄珠》卷十五载：“淋淋沥沥，点滴而出，或涩而疼，一日数十次或百次，俗名淋病者是也。”现多见于下尿路感染、结石、前列腺炎、前列腺肥大、乳糜尿等疾患。

本节载淋证案8例，其中成人男性6例，女性2例。临证以“小溲赤数，溺时阴茎胀痛”，或“小溲频数，溺时阴户壅胀”为主要表现。胡震来先生在治则上，以分消、分利，或壮元阳，调气道，利小便为其大法。虽与水肿、鼓胀俱用分消法，但用药方面有明确区别。主要用药依次有：川萆薢、甘草梢、海金砂、石菖蒲、益智仁、野赤苓、地肤子、青皮等为基本方，上述药使用率均达50%以上。全案用药达34味，且每方必配中成药丸药，或丹，汤丸同时使用，为其本案临证用药一大特色。其中通关丸使用有4例，肾气丸3例，封髓丹1例。

震来先生认为：案三一六、案三一八、案三一九、案三二一、案三二二，病由湿热下注，致“小溲赤数，溺时阴茎胀痛”等，治多以分消或分利法，在基本方基础上，配通关丸(滋肾丸)，或济生肾气丸，或封髓丹。具有滋肾清热，化气通关之功能。用于主治热蕴膀胱，小腹胀满，小溲赤数，溺时阴茎胀痛。而案三一七、案三二〇、案三二三，病由丹田虚冷，气道不调，酿为气淋、劳淋，症见“小溲频数，或溺时阴户壅胀”等，治以暖丹田，壮元阳，通气道，利小便。药以基本方配肾气丸，或金匮肾气丸治之，具有补肾助阳之功效。主治肾阳不足，腰痛脚软，小便不利，或小便反多，舌淡而胖，脉虚弱等。前者湿热下注，以实证为主，重点清热利湿。后者为脾肾阳虚，以虚证为主，重点温健脾肾。但病久，往往虚实交夹，理应分辨治之。

三、尿浊

案三二四：周君，五月十八日。肾主精髓，蛰藏为本。肾虚火动，精失蛰藏，偶化为浊，渗浊不休，夜寝筋惕少寐。脉软弱，苔灰黄而糙。治以固精敛气，别其清浊，以期霍然。

南烛子三钱，覆盆子一钱五分，地肤子一钱五分，野茯苓三钱，粉甘草一钱五分，法半夏一钱，北秫米三钱，夜交藤三钱，远志肉一钱，川黄柏（盐水炒）八分，甜百合（紫苏四分，泡水炒）三钱。

案三二五：德京，八月十日。

南烛子三钱，覆盆子三钱，甘草梢一钱二分，紫丹参二钱，远志肉二钱，苏芡实二钱，益智仁八分，白蒺藜二钱，抱木神三钱，建泽泻二钱，封髓丹三钱（分吞）。

【按语】尿浊是指以小便混浊，白如泔浆，精浊从窍端淋沥不断，排尿时尿道并无疼痛为主证的病证。《杂病源流犀烛·五淋二浊源流》曰：“浊病之源，大抵由精败而腐者居半，窍端时有秽物，如米泔，如粉糊，如疮脓，如目眵，淋沥不断，与便溺毫不相混，故曰是精病，非溺病也。”本病的发生，与脾肾两脏关系最为密切。

本节尿浊篇载案2例。案三二四，胡震来先生诊之为：“肾虚火动，精失蛰藏”，而以“固精敛气，别其清浊”为治。案三二五为无脉证案，但从处方看，相同用药有：南烛子、覆盆子、野茯苓（抱木神）、远志肉、粉甘草、黄柏为共同组方用药。是方具有补肾固精，健脾安神，泌别清浊的作用，用于肾虚火动，精失蛰藏，失眠梦遗，健忘惊悸等。另案三二五使用的封髓丹，由黄柏、砂仁、甘草组成，用于治疗脾肾两虚，心肾不交之肾虚不固，气化不利，失眠梦遗等。本证方中南烛子、覆盆子这组对药，则为震来先生治疗尿浊必选药物，有其特殊的治疗作用，值得临证取验。

四、癃闭

案三二六：观祝，岭里，九月九日。交媾后，精关失其缄密，偶然冒雨，寒湿乘机内袭，气化蹇滞，旋即肢体酸楚，寒热混淆，少腹胀，小溲行将似癃，烦渴引饮。亟以调气道，取决于江河，化州都，而解阴霾之重浊之药饵，冀应速转为疟，姑许无虑。

薄附片两分，淡吴萸三分，两头尖(醋炒)一钱，建泽泻一钱五分，荷叶梗六寸，白蔻花一钱，广陈皮一钱，小青皮(醋炒)六分，炙甘草六分，川通草六分，野茯神三钱，野茯苓三钱，崔氏夏两粒，沉香安桂丸八分。

案三二七：左，三月十八日。风邪上蔽清阳，浊邪下凝成实，清道浊道，互相壅滞，膀胱之气，渐致不化。少腹坚硬鞕胀，手足厥冷，冷汗不时外泄，小溲难溺，似癃而非。脉息乍有乍无，舌色灰淡兼腻，口渴喜饮，邪热专注气中，断无疑义。治法宜以调其气道，速速取决于江河，俾小溲从速畅行，庶免濒危。

陈胆星四分，飞芦荟两分，飞青黛两分，桂枝尖四分，川黄柏(盐水炒)八分，佩兰叶二钱，白蔻花一钱五分，佛手花八分，无花果一钱，净连翘一钱，干淡竹叶一钱五分，指迷茯苓丸三钱。

【按语】癃闭，是由于肾和膀胱气化失司，导致的以排尿困难，全日总尿量明显减少，小便点滴而出，甚则闭塞不通为临床特征的一种病证。其中以小便不利，点滴而短少，病势较缓者称为“癃”；以小便闭塞，点滴全无，病势较急者称为“闭”。癃和闭虽有区别，但都是指排尿困难，只是轻重程度上的不同，因此多合称为癃闭。尿闭可突然发生，亦可由癃逐渐发展而来。病情严重时，尚可出现头晕，胸闷气促，恶心呕吐，口气秽浊，水肿，甚至烦躁，神昏等症。尿道无疼痛感觉。癃闭的治疗应根据“六腑以通为用”的原则，着眼于通，即通利小便。但通之之法，有直接、间接之分，因证候的虚实而异。实证治宜清湿热，散瘀结，利气机而通利水道；虚证治宜补脾肾，助气化，使气化得行，小便自通。此外，尚可根据“上窍开则下窍自通”的理论，用开提肺气法，开上以通下，即所谓“提壶揭盖”之法治疗。若小腹胀急，小便点滴不下，内服药物缓不济急时，应配合导尿或针灸以急通小便。

本病临床上小便短涩量少，排尿困难与淋证相似，但淋证排尿时疼痛，每日小便总量基本正常；而癃闭排尿时不痛，每日小便总量远远低于正常，甚至无尿排出。关格是指小便不通和呕吐并见的一种病证，而癃闭一般无呕吐症状，只以小便量极少或全无为特征。两者的关系是癃闭可发展为关格，而关格不一定都是由癃闭发展而来，还可由水肿、淋证发展而成。临证时要认真鉴别。

本节载癃闭案2例，虽具有“少腹胀，小溲行将似癃”或“小溲难溺，似癃而非”的小便短涩量少，排尿困难症状，但两者病因病机不同，案三二六为“偶然冒雨，寒湿乘机内袭”，出现“寒热混淆”之症状。案三二七为“风邪上蔽清阳，浊邪下凝成实”，发生“手足厥冷，冷汗不时外泄”，又出现“脉息乍有乍无，舌色灰淡兼腻，口渴喜饮”等症。胡震来先生则以“调气道，决江河，化州都”而通利水道为两案大法，但其依据病因病机及病变部位的不同，而选择不同处方用药，不一味滥用通利小便药物，体现了其同病异治的学术经验。同时，对案一“寒热混淆”，则采用通利透邪方法，引热外出，“冀应速转为疟，姑许无虑”，彰显出震来先生对疾病的转归预后的辨治能力。

五、遗精

案三二八：左，方村，三月十日。少火频动，精气失藏，常有梦泄，泄后精耗气乱，冲逆于上，喉间时苦梗塞，咽纳似觉不利，嗳噫频频，脉弦。治以固精敛气，舒肝降逆，以期向安。

南烛子二钱，覆盆子一钱五分，金钗斛二钱，干青果四个，芡实三钱，绿萼梅六分，煅瓦楞子三钱，代赭石二钱，沉香曲二钱，莲须四分，粉甘草六分，旋覆花一钱五分。

案三二九：左，三月十九日。肾虚火动，精失蛰藏，偶化为浊，浊随溺出。缠延不已，阴分累伤，以致盗汗频泄也。治以固精敛气，以期霍然。

南烛子二钱，覆盆子二钱，苏芡实三钱，青龙骨三钱，煅牡蛎二钱，白蒺藜二钱，远志肉一钱，酸枣仁一钱五分，抱木神三钱，封髓丹三钱。

案三三〇：左，三月十九日。心神久虚，君相二火，一再蠢动，精失蛰藏，偶有遗泄，迁延岁月，此为虚症无疑。《内经》所谓：有梦为实，无梦为虚。然未辨脉舌之真相，按示为拟数味，不识妥当与否，还乞裁夺。

南烛子三钱，覆盆子二钱，苏芡实三钱，青龙骨三钱，白蒺藜（青黛两分，泡水炒）二钱，怀山药三钱，酸枣仁一钱五分，远志肉一钱，白莲子（去心）三钱，野茯神三钱，川黄柏（盐水炒）八分。

案三三一：德堂，八月二十八日。肾注精髓，蛰藏为本。肾虚火动，精气不藏，寐梦遗泄。缠延已久，肾阴累伤，以致形瘦神疲。治以固精敛气，以希中肯。

南烛子二钱，覆盆子二钱，苏芡实二钱，煅龙骨三钱，煅牡蛎三钱，白蒺藜二钱，远志肉一钱，野茯神三钱，白莲须四分，川黄柏（盐水炒）八分。

案三三二：左，三月十八日。常有梦泄，精神累虚，龙雷之火，不时冲逆。咳嗽咯红，一再举作，胸宇痹着失舒，虚里穴，震荡而跳。刻诊：脉象濡弦。治以固精舒气，冀镇逆患犯肺也。

覆盆子三钱，南烛子三钱，真川贝一钱五分，御米壳三钱，肥玉竹一钱五分，白及末八分，飞芦荟二分，灵磁石三钱，琼玉膏四钱（分冲），封髓丹二钱（分吞）。

【按语】遗精是指不因性交而精液自行泄出的病证，有生理性与病理性的不同。中医将精液自遗现象称遗精或失精。有梦而遗者名为“梦遗”，无梦而遗，甚至清醒时精液自行滑出者为“滑精”，多由肾虚精关不固，或心肾不交，或湿热下注所致。有梦而遗往往是清醒滑精的初起阶段，梦遗、滑精是遗精轻重不同的两种证候。

本节载遗精案5例。胡震来先生依据《内经》“有梦为实,无梦为虚”的诊断标准,认为案三二八、案三三一、案三三二为有梦遗精;案三二九、案三三〇为无梦遗精,但治疗上,具以固精敛气为主要大法,组方必选覆盆子、南烛子为对药,再随案配以芡实、莲须、龙骨、白蒺藜、远志肉、茯苓等,以组成其基本方。另涉及其他用药18味,随证加减运用。临床上由于尿浊与遗精,皆因肾虚火动,精失蛰藏,或偶化为浊,或寐梦遗泄,因此治疗上皆用覆盆子、南烛子及封髓丹,特别是震来先生在治疗尿浊、遗精,或浊中带淋等病证时,善于配伍运用封髓丹,融合治肾阴不足,相火妄动,夜梦遗精,起到了水火既济,心肾相交,降火止遗作用。而案五有“咳嗽咯红,一再举作”,故在使用封髓丹的同时,又配以琼玉膏补土生金,再加川贝母、白及末、玉竹、芦荟等药,养阴润肺,止血止咳,治疗气阴不足,肺虚干咳,形体消瘦等,从而达到补肾而降火,宁心而补土,则水升火降而咳嗽自除的功用。

第七节　气血津液病证

一、郁证

案三三三:方君,五月二十九日。阳明胃虚,饮从内溢,肝木乘咎横逆,气随壅滞。以致胸宇懊侬,见人渐有恐惧之象。子午后,则心烦失眠,五心辄有汗出。此为痰火互郁,蕴蒸所致。

法半夏一钱,无花果一钱五分,合欢皮二钱,参贝皮一钱五分,抱木神三钱,炒北秫米(布包)三钱,木蝴蝶六分,夜交藤三钱,炒香白薇一钱,粉甘草四分,甜百合(紫苏四分,泡水,炒)三钱,磁砂丸一钱(分吞)。

【按语】郁证是由于情志不舒、气机阻滞所引起的一类病证。主要表现为心情抑郁，情绪不宁，胸脘痞闷，胁肋胀痛，或易怒欲哭，或咽中有异物感等各种复杂症状。广义的“郁”，泛指外感、内伤诸多因素引起的人体气机郁结或留滞不通。狭义的“郁”即“郁证”，专指情志病而言。早在《内经》中就有关于郁证病机和治则的记载。《金匮要略·妇人杂病脉证并治》篇提出了“脏躁”及“妇人咽中如有炙脔”等证，实质上是郁证的主要临床表现，所载述的治法方药沿用至今。朱震亨《丹溪心法》首创“六郁”之说，即气郁、血郁、痰郁、火郁、湿郁、食郁等六种。并提出：“气血冲和，百病不生，一有怫郁，百病生焉。故人身诸病，多生于郁。”认为所犯郁证以气郁为先，然后才有诸郁的形成。明代张景岳《景岳全书》指出：郁证有“因病而郁”和“因郁而病”的不同，使本病的概念更加明确。清代叶天士《临证指南医案》认为“盖郁症全在病者能移情易性，医者构思灵巧”，强调了精神调摄在郁证治疗中的重要性。郁证临床表现多端，或见头痛、眩晕、目赤、烦躁、多怒、口苦、咽干、便秘、尿赤；或见胃痛、呕吐、嗳气频频、腹痛、腹泻；或见心悸、怔忡、失眠、健忘；或见咳嗽、气喘、胸痛、咯血、盗汗、腰膝酸软等等。郁证日久失治，见证往往较为复杂。

本案方君，由气郁导致痰火互郁，以致胸宇懊侬，心烦失眠，身热汗出。胡震来先生以宣通郁结、调畅气机、平衡阴阳立法。采用法半夏、参贝皮燥湿化痰，生津消渴，降逆止呕，散郁消结；抱木神、无花果疏肝理气，健脾和中，润肠通便；北秫米祛风除湿，和胃安神；木蝴蝶润肺止咳、消炎开音；甜百合、合欢皮养阴润肺，清心降火，安神解郁；炒香白薇清热除烦；夜交藤安神定志，除燥止汗；粉甘草清热解毒，祛痰止咳，调和诸药。另以磁砂丸吞服，重镇安神，聪耳明目，主治心肾不交、心悸失眠，具除烦止恐之功。汤丸合用，缓急两宜，增效提能。

二、厥证

案三三四：姑娘，二十岁，四月十二日。树人撰方。脉沉迟而滑，气滞痰郁，积于肺胃之络，久而成厥。发则气塞神昏，状类痫症，面白少华，舌淡无苔，气血渐衰。经云：治痰先治气。议顺气导痰法。

朱茯神四钱，敲龙齿三钱，夜交藤三钱，珍珠母三钱，远志肉一钱，煅磁石三钱，制郁金一钱，炒白芍一钱，炒柏子仁一钱五分，紫丹参一钱五分，炒酸枣仁一钱五分，陈皮一钱，山慈菇一钱五分。

案三三五：右，水村，九月三日。知觉已失，目张不合。方书所谓：邪深厥深是也。即已内闭，又见外脱，治法已成棘手，务希另请高明采取，或可挽救于万一。

皂角炭三分，陈胆星三分，炒沉香曲一钱五分，九节菖蒲四分，野茯苓三钱，粉甘草四分，炒酸枣仁一钱五分，上上瑶桂片一钱五分，正真崔氏夏两粒，上上正官别三分（研极细末，分冲）。

案三三六：左，有坑口，九月十一日。风热痰浊，弥蔓清阳，神识昏瞀不宁，指端蠕蠕而动。脉乱似解乱索，七怪一形，不易医治。勉方，务希另请高明酌正。

皂角炭两分，陈胆星四分，西菖蒲八分，山慈菇一钱五分，天竺黄一钱五分，石决明三钱，双勾藤（后入）二钱，粉甘草六分，上上西琥珀四分（分冲），真官别六分（另炖，分冲）。

案三三七：左，里坑，二月十九日。温热痰浊，深陷心胞，清阳渐形抑遏，清浊渐混乱，以致神识弗宁，烦躁呓语，通宵达旦，毕难安卧。病势既已内闭，犹虑外脱，亟予清心镇逆一法，冀应转为吐痰庶有把握，否则别无他想矣。管见如斯，质之前医为何如？并希裁夺为妥。

抱木神六钱，天竺黄八分，真川贝一钱，远志肉一钱，山慈菇一钱，生铁落六钱，西菖蒲六分，石决明（盐水炒）三钱，灵磁石（醋炒）六钱，真官别六分（另炖，分冲），西洋参四分（另炖，分冲）。

案三三八：左，八月十七日。伏邪晚发，热不达表，心脏累伤，胃风行将旋动，目呆上窜，一再咬齿，知觉渐渐丧失。病势险重，毕难疗治，忝在通家[1]，勉以开闭固脱一法，冀应转入坦途为幸。

远志肉一钱，灵磁石三钱，风化芒硝一钱，石菖蒲一钱，生石膏一钱五分，野

1 通家：指对方与己彼此世代交谊深厚的家人。

茯神三钱，真官别八分，天竺黄六分，白金丸一钱五分，皂角炭二分（分冲），西琥珀六分（分冲）。

案三三九：左，八月十八日。知觉已失，目不交睫。方书所谓：邪深，厥亦深是也。既已内闭，又见外脱，医成棘手，忝在知交，勉方以尽人情也。

真川贝一钱五分，皂角炭三分，远志肉一钱，山慈菇二钱，石决明三钱，天竺黄八分，西菖蒲八分，炒酸枣仁一钱五分，灵磁石三钱，野茯神三钱，牛黄清心丸一颗（另炖，分冲）。

案三四〇：章灶玉君令媳，绩城，六月十六日。风痰上蔽清阳，卒然痉厥肢搐，但牙关经已紧闭，无从辨舌。诊得脉象浮滑，其为风痰壅盛可知。书云：浮属风，滑属痰。姑仿疏风导痰理气之法，谅与病机有裨，是否有当，敬俟芍翁斧正。

陈胆星八分，川羌活一钱，刺蒺藜三钱，新会皮一钱，青防风一钱，炒姜虫一钱，明天麻八分，广木香六分，炒竹茹三钱，川菖蒲六分，天竺黄八分，炒枳壳一钱，双勾藤（后入）三钱。

二诊：六月十九日。前仿疏风导痰利气之法，药后厥幸未来，肢搐已定，惟腹痛又复举作，胸次痹塞，时时嗳气，闻重声则有惊恐恍惚之象。大便多日未行，小溲短少不利。兹拟指迷茯苓丸合二陈汤施治，冀应渐入坦途。

制半夏一钱五分，制郁金一钱，白茯苓三钱，天竺黄八分，川菖蒲八分，风化芒硝八分，益智仁（盐水炒）一钱，陈皮一钱，枳壳（曲炒）一钱，粉甘草四分，双勾藤（后入）三钱，炒苡仁二钱。

三诊：六月二十日。两进指迷茯苓丸合二陈汤加味，药后大便已解，腹痛已弭，惟胸次仍觉痹塞，咯痰不爽，头部沉闷而痛。以脉参症，为风痰未经尽逐，肝阳上逆故也。更以柔肝熄风，涤痰利气一法，可冀逐渐就痊。

女贞子三钱，杭甘菊二钱，川橘白一钱，石决明（盐水煅）三钱，灵磁石三钱，真川贝一钱五分，天竺黄八分，川郁金一钱，西菖蒲八分，白茯苓三钱，白蒺藜二钱，粉甘草一钱五分。

案三四一：左，十二月十八日。自汗淋漓，目难交睫，此明以内闭外脱，姑不待言。恙久正气大虚，虚邪贼风，渐渐旋动，是以肢颤不息也。脉经散乱，在方书本难疗治矣。勉予固脱镇定一法，以冀背城一战。倘得凯旋，诚为万幸。药味列后，敬俟前医酌正。

真官别一钱（另炖，分冲），石决明（盐水炒）四钱，灵磁石（醋炒）六钱，真川贝一钱，抱木神（辰砂拌）六钱，大粒五味子七粒，远志肉一钱，酸枣仁一钱五分，天竺黄八分，生铁落三钱。

【按语】厥证，是由多种原因引起的以气机逆乱，升降失常，气血不济，阴阳失调为基本病机以突然昏倒、不省人事，或伴有四肢逆冷为主要表现的一种急性病证。病情轻者，一般在短时内逐渐苏醒，醒后无偏瘫、失语及口眼㖞斜等后遗症。病情重者，昏厥时间较长，甚至一厥不复而导致死亡。故《类经·厥逆》说："厥者，逆也，气逆则乱，故忽为眩仆脱绝，是名为厥，轻则渐苏，重则即死，最为急候。"厥的含义有多种，或指发病形式，如"忽为眩仆脱绝"，"突然昏运，不省人事"；或指病理机制，如"厥者，尽也"，"厥者，逆也"，为气血败乱，或气机上逆；或指临床表现，如四肢逆冷、手足不温者。临床常见气厥、血厥、痰厥、食厥、暑厥等。《程杏轩医案》指出："伤寒论厥证，分别阴阳，阴厥属寒，阳厥属热。寒宜温，而热宜凉。杂病论厥证，分别虚实，夺厥、煎厥、痿厥为虚，薄厥、尸厥、食厥为实。实可消而虚可补。"

本节载有厥证案8例，其中男患5例，女患3例。病由"情怀不释，肝失条达"而起。情怀不释则多郁，郁而不解则易怒。《内经》云"大怒则形气绝而血菀于上"，致"气血日偏，阴阳不相顺接"而成厥。胡震来先生对于厥证辨治，重视阴阳平衡之变化，气血盛衰之关联，风、痰、气三者间的因果，在论治上，秉承《内经》所言之"治痰先治气"，提出"顺气导痰法"，用疏风导痰理气治之，予以开闭固脱，清心镇逆。方中常用灵磁石、石决明镇静安神、平肝潜阳；朱茯神、远志肉健脾宁心、安神益智；酸枣仁养肝，宁心，安神，敛汗；石菖蒲、天竺黄开窍豁痰，醒神益智，清热定惊；皂角炭、陈胆星清热化痰，息风定惊；别直参大补元气，生津安神；山慈菇清热解毒，消痈散结。临证时随证加减，可用于治疗诸如休克、虚脱、昏厥、中暑、低血糖昏迷以及瘾病性昏迷等病症。并以滋水涵木善其后，井然有序，纤毫不乱。肝木得养，则条达畅茂可期，再加达观静养，情志得舒，厥安从来。此外，临床上对复杂症情者，应采取综合应急措施，运用多途径、多渠道的救治手段，以满足治疗上的需要。

从上述病案看，限于当时诊治环境，有6例已出现恙久危象，震来先生诊之为厥之重证，已非中医诊治条件所宜，出于医者本能，仍予以积极救治，体现了医者的仁心与责任。

三、便血

案三四二：左，一月五日。风热盘踞肠道，腑阳壅遏，迫血外渗，大便卒然下红。治以清化。

地榆炭一钱五分，银花炭一钱五分，荆芥炭一钱，槐米炭一钱五分，川橘白一钱，扁豆衣三钱，炒白薇一钱，炒桑白皮一钱五分，粉甘草四分，川通草四分。

案三四三：左，十月二十日。风热盘踞肠道，腑浊壅遏，迫血外渗，大便带红，每厕腹笥作胀，里急后坠。拟用清化法。

羌活炭八分，地榆炭一钱，银花炭一钱五分，槐米炭一钱五分，扁豆衣三钱，煅石燕一钱，桑白皮一钱五分，炒川芎八分，炒桔梗八分，野茯苓三钱。

案三四四：右，十一月三十日。肠风便红，解时里急坠胀，肛门已成痈肿，由滞下而致。乃脏毒之象。

煅石燕八分，地榆炭一钱五分，苦参炭一钱，银花炭一钱五分，槐米炭一钱五分，川羌活六分，川独活六分，青防风八分，炒川芎八分，炒赤芍一钱，炒桑皮二钱，粉甘草四分。

案三四五：左，蜀马，七月二十四日。风热久积肠道，腑浊壅遏，迫血外渗，粪中带红，一再举发，此次较前尤甚，甚必肛门坠胀也。盖肺原与大肠相表里。医药应从二经施治，谅与病机有裨。

煅石燕八分，僵蚕炭六分，地榆皮一钱五分，槐米炭一钱五分，青防风（酒炒）

八分，鹿角霜三钱，炒桑白皮一钱五分，炒川芎一钱，粉甘草六分，野茯苓三钱，益智仁(盐水炒)八分。

案三四六：左，郑家山下，七月二十四日。肺气为重压下迫，大便旋即带红，粪且溏薄。迁延岁月，脾肾两亏，渐至形瘦神疲，日晡洒寒身热。素有遗泄，心脏本衰，病势已入怯途，勉方，敬候前医酌正。

南烛子二钱，覆盆子二钱，蒸于术一钱，扁豆衣三钱，陈皮白一钱，槐米炭一钱五分，地榆炭一钱，封髓丹二钱(分吞)，姜虫四条(用醋拌炒，研细，分冲)，乌梅一钱。

案三四七：左，五月九日。脉寸关俱弱，两尺按之沉数。便血之症，延至八年，攻补温凉无药不试，渐至面浮肢肿，恶食艰步，神倦懒言，气息奄奄，势颇危殆，此肺胃之气，下陷于阴，不能升举。经所谓：阴虚而阳凑之也。仿东垣先生升阳法。

人参一钱，炙甘草一钱五分，制于术一钱五分，归身(炒黑)一钱五分，陈皮白七分，炙黄芪一钱五分，炙升麻三分，炒白芍一钱五分，地榆炭三钱，槐米炭三钱，荷叶炭三钱。

二诊：五月十五日。血止食进。面浮渐消，精神稍振，惟食难运化，步履仍艰，早晨溏泄。寸关脉起，两尺沉数。此肺胃之气虽升，脾阴久亏，湿热留恋。

照前方去地榆、槐米，加炒松熟地五钱，炒牛膝一钱五分，苡米一两，煎汤代水。

【按语】便血是指血液从肛门排出，粪便颜色呈鲜红、暗红或柏油样(黑便)的病证。《内经》中有关于血脱的论述。《灵枢·决气》曰“血脱者，色白，夭然不泽，其脉空虚。此其候也”。便血多见于下消化道出血，特别是结肠与直肠病变，但亦可见于上消化道出血。便血的颜色取决于消化道出血的部位、出血量与血液在胃肠道停留的时间。便血伴有皮肤、黏膜或其他器官出血现象者，多见于血液系统疾病及其他全身性疾病。急性大出血，可出现休克的表现，如心悸、冷汗，口渴、恶心、上腹不适、畏寒、烦躁、昏厥等，诊治时观其面色苍白、皮肤湿凉、心率加速、血压下降，需紧急救治。由于原发病的不同，还可出现不同的症状及体征。

如消化性溃疡出血，常有规律性上腹部疼痛等病史，出血前疼痛加重，出血后疼痛消失等。中医在治疗慢性出血方面，有着独到的地方，中药可选用仙鹤草、大蓟、小蓟、白茅根及各种炭类药物。气虚者配以益气药，重用人参、黄芪等；脾不统血者可用归脾汤；肝不藏血者可补肝血而止血，选用当归、熟地、白芍、阿胶、潼蒺藜、枸杞子等。

本节载便血案6例。案三四二、案三四三、案三四五，病由风热盘踞肠道，腑阳壅遏，迫血外渗，粪中带红，胡震来先生采用清化之法辨治。而案三四四由脏毒滞下，引起肠风便红。案三四六为恙久脾肾两亏，遗泄体衰，便中带红。案三四七为便血八年之危症，震来先生仿李东垣的升阳法治之，以人参、炙甘草、制于术、炙黄芪、炙升麻、陈皮白、炒白芍加归身(炒黑)、地榆炭、槐米炭、荷叶炭治之，一诊便血止进食，面浮渐消，精神稍振，二诊照前方去地榆、槐米，加炒松熟地、炒牛膝，薏苡仁米煎汤代水，调理痊愈。纵观诸案，胡震来先生善用炭类药止血。其基本方中常用地榆炭、槐米炭、桑白皮、银花炭、粉甘草、煅石燕、川芎等，炭类药使用频率较高，取黑能胜红之意。

先生深刻理解炭类药止血作用的机理，在治疗便血中，善用炭类药，无论寒热虚实之证均有应用，并且每用必效，拓宽了炭类药的应用范围，成为本节用药的一大特色。

四、吐血

案三四八：左，三月十七日。咳久，阴分累虚，无形之火，卒然内扰，挠乱中区，引动胃血上逆，是以大吐鲜红，红耗气衰，脉渐沉伏，肢频清冷，或头部津津出汗，酿成脱象。亟仿秦越人先生法，暴吐鲜红，宜降气，不宜降火之例。冀应化险入夷，诚为万幸，药味列后，敬乞酌正。

炒当归三钱，炒白芍三钱，仙鹤草三钱，炒茜根一钱，白及末一钱，代赭石三钱，玉苏子二钱，炒冬瓜子三钱，野茯苓三钱，粉甘草一钱，枇杷叶四钱。

案三四九：左，八月五日。阳明胃气壅遏，贲门顿失展舒，气血互相抑郁，积久成瘀，卒然上吐下便，形色紫黑成块。治以输运中区，理气降逆。仿秦越人先生法。

五灵脂三钱，蒲黄炭一钱，良姜炭六分，山楂炭三钱，炒茜根一钱，全当归三钱，炒白芍二钱，代赭石(醋炒)三钱，光桃仁一钱五分，白及末八分，玉苏子(炒，杵)二钱，野茯苓三钱，童便两匙，入煎。

【按语】吐血，是指血由胃而来，从口而出，甚则倾盆盈碗。若血随呕吐而出，血色紫暗，夹有食物残滓，亦称为呕血。本证多由胃中积热，或肝火犯胃，脉络瘀阻，逆乘于胃，阳络损伤等引起。亦有劳倦过度，脾胃受伤，气不摄血，因而吐血、便血同时出现。临床诊断须结合其他兼症，审察致病原因，一般多见于胃和十二指肠溃疡、肝硬化伴食管胃底静脉曲张破裂等疾患。

本节吐血篇载案2例。案三四八由阴分累虚，无形之火猝然内扰，扰乱中区引动胃血上逆，以大吐鲜红，红耗气衰，脉见沉伏，肢频清冷，头部津津出汗，呈一派休克现象。案三四九症由阳明胃气壅遏，贲门顿失展舒，气血互相抑郁，积久成瘀，猝然上吐下便，形色紫黑成块，呈现出吐血、便血，多为消化道出血。

在治疗法则上，胡震来先生首重治吐血三要法中的“宜降气，不宜降火”疗法，认为“气有余便是火”，气降即火降，火降则气不上升，血随气行，无溢出上窍之患。

用药方面，两案有着明确区别。案三四八采用当归、白芍补血养血；仙鹤草、白及收敛止血；炒茜根入血分，能散能敛，可升可降，凉血止血，活血祛瘀，主治血热吐血。玉苏子，陶弘景认为其有下气补益作用；代赭石平肝镇逆，凉血止血，《本草再新》认为其平肝降火，治血分，去瘀生新。炒冬瓜子、野茯苓、粉甘草、枇杷叶，具有清肺下气、益气健脾、润燥止咳的作用，以养血止血，截流育源并用，治疗吐血危象患者，从而化险为夷。案三四九则采用活血养血、行瘀止血、补气摄血之法治之，方用代赭石、玉苏子降气；用五灵脂、蒲黄炭、良姜炭、山楂炭、炒茜根、白及末等活血行瘀止血。并在降气止血的同时，对大量吐血的患者，辅用童便(男童小便)进行止血，在方中起到了降气降火并举作用，以治疗吐血、便血患者。朱丹溪认为降火最速，莫过于童便，而采用童便降火止血，成为本案又一特色。

五、鼻衄

案三五〇：叶君，八月二十八日。营阴亏虚，燥烦上逆，影响于肺，以致鼻衄时发时止。仿甘露饮意治之。

生熟地各一钱五分，天麦冬各八分，元参心三钱，酒炒芩六分，西茵陈八分，炒枳壳一钱五分，粉甘草四分，白茯苓三钱，枇杷叶二片，陈墨汁少许(分冲)。

案三五一：右，二月十八日。五心烦热，缠延已久，阴分累伤，木火一再上腾，影响肺金，致令鼻衄也。

生熟地各一钱五分，天麦冬各一钱，炒子芩八分，西茵陈一钱，炒茜根八分，覆盆子二钱，肥玉竹一钱五分，山萸肉八分，炒白薇一钱，粉甘草一钱五分，野茯苓三钱，枇杷叶三钱。

【按语】鼻衄，是指鼻未受外伤而出血的病证，为血证中最常见的一种。临证中很多原因都可引起鼻出血，又由引起出血的原因不同，所出血量、出血次数以及伴随症状，在治疗、预后等方面均有着很大差别。临床表现，大致可分为虚实两大类：实证的鼻衄，包括外邪、火热、瘀血、气逆等；虚证则包括气虚、阳虚、阴虚等。

西医学认为鼻出血的原因主要分为两类：一类是局部原因，包括外伤、鼻中隔偏曲、鼻腔炎症、鼻腔异物、鼻部肿瘤等；一类是全身性疾患，包括血液病、循环系统疾病、传染病、维生素C和维生素K缺乏症、肝功能不全、风湿热，物理及化学因素损伤等。

本节载鼻衄案2例。案三五〇为营阴亏虚，燥烦上逆，所发鼻衄。胡震来先生仿《太平惠民和剂局方》之甘露饮随证加减治之。方中去石斛易玄参，加茯苓、陈墨汁为方，有养阴润燥、清热止血的作用，治疗肺中燥热，营阴不足之鼻衄。是方去石斛易玄参，增强降火除燥之力，而加茯苓健脾统血，加陈墨汁取黑能胜红之意以收敛止血，在方中发挥其独特功效。案三五一由于恙久，阴分累伤，肝火上扰，血随火升，表现为木火克金之鼻衄。震来先生亦在甘露饮基础上，去石斛、枳壳加玉竹、山萸肉、覆盆子，以增强养阴润燥、滋补肝肾而熄火之力；加茜根能凉血止血，化瘀通经，炒后止血作用更强；加白薇以清透血分之热，清肺虚火，除肝木血热，而治鼻衄。先生仿甘露饮加减治疗阴虚阳浮，虚火伤于阳络之鼻衄，成为一张治阴虚火迫之鼻衄良方。

六、消渴

案三五二：右，正月十八日。烦渴引饮，能食易饥，形容日见消瘦，手心常有蕴热。以脉舌参合，此属燥邪内扰，肺胃之液暗耗，酿成消症。

海蛤壳三钱，地骨皮二钱，明天冬一钱，天花粉二钱，肥玉竹二钱，生地黄三钱，元参心三钱，炒白芍一钱，建泽泻一钱五分，粉甘草四分，风化芒硝八分。

案三五三：子贞令郎，七月一日。风寒外袭，脾阳不振，气分着滞，肠道之分泌不利，卒然大便清泄，泄时旋即肠鸣。治以芳香理脾，佐以分消之法，以期向安。

白蔻花八分，广木香四分，藿香梗一钱，阳春砂六分，防风（酒炒）八分，炒茅术八分，川通草一钱五分，茯苓皮三钱，粉甘草六分。

二诊：七月二日。舌苔板黄而厚，病在中枢，已可概见。盖脾阳不运，胃气翳滞，清浊升降不利，是以非便泄，即呕吐，肢当清冷。治法仍以芳香理脾，佐以分消。管见如斯，质之竹兄以为何如，并乞酌进为妥。

白蔻花八分，佩兰叶一钱，无花果一钱，广藿香一钱，陈皮一钱，焦六曲一钱五分，建泽泻一钱，川通草六分，茯苓皮三钱，苏荷八分，粉猪苓一钱，荷叶包饭一块（煨炭，入）。

三诊：七月三日。燥热蕴伏阳明，胃阴累亏，脾阳为热阻而不振，气机旋转不利，肢冷额热，烦渴引饮，溲清利。苔厚黄。屡经便泄，缠延时日，酿成上消。更以人参白虎汤意，以期转入坦途为幸。

海蛤壳二钱，生石膏一钱，元参心二钱，炒粳米三钱，苏花粉一钱五分，炒白芍八分，炒知母八分，肥玉竹一钱五分，明天冬八分，真官别六分（另炖，分冲）。

四诊:七月四日。燥热为便泄下陷于阴,不能升举,卫阳因此不温于外,故手足清冷,头部灼热。然燥邪最易劫津耗液,影响肺阴益甚。盖幼稚为纯阳之体,由便泄中,变为消渴者,往往有之。今烦躁烦渴,溲多碧清,此为上消无疑。昨仿人参白虎汤加味,药后舌苔已化,当从原意加减,度可转危为安,无虑也。

海蛤壳一钱五分,生石膏八分,炒粳米三钱,肥玉竹一钱,明天冬八分,鲜佩兰(后入)一钱,无花果一钱,山萸肉六分,建泽泻八分,粉甘草四分,野茯苓一钱,真官别一钱五分(炖冲)。

五诊:七月五日。内热依然燔灼,营阴累伤,肺液暗耗益盛,酿成消渴。若非饮一溲二,方可缓图。

海蛤壳二钱,生石膏(酒炒透)八分,炒粳米三钱,肥玉竹一钱,黄芩(酒炒)四分,苏花粉一钱五分,净连翘一钱,炒白薇八分,怀山药一钱,山栀(酒炒)四分,大豆卷二钱,炒甘枸杞六分,粉甘草一钱五分,苏荷(后入)六分。

六诊:七月五日灯下拟。病势原来复杂,震因才疏识浅,疗治苦无善策,爰邀竹荪哥互相斟酌,俾易转入坦途为幸。

于术(米炒)八分,炒甘枸杞六分,黄怀山药(米炒)二钱,桂枝尖三分,生扁豆三钱,熟地炭(炒枯)三钱,炒麦门冬一钱,真官别八分(另炖,分冲),山萸炭八分,抱木神一钱五分,炒甘草六分。

七诊:七月十日。壮肾水,平肝木,扶脾土,为久病势成慢惊,必须此法。姑仿其例,以俟动静。

西潞党(米炒黄)三钱,炒甘枸杞一钱,汗防已一钱,熟地炭(炒枯)三钱,白芍(土拌炒)六分,炒川椒目六分,煅石燕八分,抱木野神三钱,双勾藤(后入)一钱五分,上瑶桂四分,山萸肉一钱,炙甘草八分,杏仁一钱,炒川芎八分。

【按语】消渴,是指多饮易渴,多食易饥,小溺尿多,形体消瘦,疲乏无力,且尿中有甜味为特征的病证。中医学将消渴分为上、中、下三消,上消喜饮属肺,中消善饥属胃,下消多尿属肾,但临床很难截然分开,往往肺、胃、肾兼而有之。先天不足或后天失调、劳累过度、房事失节、七情过激,膏粱厚味、饮食所伤,或感受外邪，化热伤阴，使阴津亏耗、燥热偏盛，久之经脉、脏腑失养，而形成本病。病久常伴发心血管、肾脏、眼部及神经系统等病变。严重时可发生酮症酸中毒、高渗性昏迷等，从而危及生命。消渴与西医学之糖尿病相关。

唐代王焘在《外台秘要》"消渴门"中引《古今录验》中论述谓："渴而饮水多，小便数，无脂似麸片甜者，皆是消渴病也。"本节载消渴案2例。胡震来先生认为案三五二由燥邪内扰，肺胃之液暗耗所致，证见烦渴引饮，能食易饥，面容日见消瘦，手心常有蕴热，脉舌参合诊为消渴。在治疗上则以养阴润燥，清肺胃内热，止消渴。药用海蛤壳止消渴，润五脏；地骨皮去骨热止消渴；天花粉善清肺胃热、生津止渴，可治积热内蕴，化燥伤津之消渴证，与明天冬为伍滋阴泻火，生津止渴；玉竹长于养阴，补而不腻；地黄清热生津，滋阴养血；玄参心质润多液，有养阴清热，常配天冬、生地黄等，用于热病伤津；炒白芍有平肝敛阴之长；泽泻长于利水泄热，火随溺出；甘草清热和中，调和诸药；风化芒硝软坚润燥，有助众药清泄作用。组方熔养阴生津、降火润燥于一炉，适用于内热燔灼、耗伤肺胃阴液的证候，专治肺胃燥热之上中消渴。

案三五三由于该患儿的病因、病机、证型复杂，震来先生根据不同时期及证型，及时调整治疗方案，法随证走，药同病行，一日一诊，分别施治，掌握病情之变化。在案之一、二诊时，认为脾阳不运，胃气翳滞，诊为便泄，治以芳香理脾，佐以分消法；案之三、四、五诊，属燥热蕴伏阳明，胃阴累亏，脾阳为热阻而不振，引起消渴（中消），仿人参白虎汤意加味，以滋阴清热、益气健脾、生津止渴为治；案之六、七诊时，又因病久，便泻后脾肺俱虚，肝木所乘，而致抽风、形瘦、腹泻等证候，病已转入慢惊，先生及时调整治则，拟用壮肾水，平肝木，扶脾土，治脾虚泄泻，瘦弱抽搐等之慢惊。《保婴撮要》记载："钱仲阳云：慢惊因病后或吐泻或药饵伤损脾胃，肢体逆冷，口鼻气微，手足瘈疭，昏睡露睛，此脾虚生风，无阳之症也。"故以温肾补脾，平肝息风之剂收功。小儿慢惊自古即属儿科急重症，先生辨之精准，步步立法，从而使该患儿转危为安。

七、汗证

案三五四：左，六月二十八日。暑风上蔽清阳，热从内扰，熏蒸为汗，汗来淋漓清冷。病在上焦，热蕴气中。仿凉膈法治之。

苏荷八分，陈胆星三分，黄芩（酒炒）八分，粉甘草一钱五分，风化芒硝一钱五分，连翘一钱，无花果一钱，炒山栀八分，陈佩兰一钱，木蝴蝶六分，干淡竹叶（蜜炙）一钱。

案三五五：童，六岁，九月六日。风温温热，蕴伏阳明，胃浊抑遏而不降，胸痹嗳气，自汗时时外泄。气机已被邪热胶滞，恐有厥逆之虞，附方酌正为妥。

皂角末一分，陈胆星两分，风化芒硝四分，西活石[1]一钱，干荷叶一钱，炒枳壳四分，净连翘八分，粉甘草一钱五分，佛手花四分，无花果一钱，干淡竹叶（蜜炙透）八分。

案三五六：左，八月二十九日。湿蕴气中，热包湿外，浑身汗多清冷，烦躁不安，或泛恶，便泄，脐间鞕胀。按之环跳，鼓动风池，心阳内灼。经云：汗为心液。汗愈多，则心液愈耗，而邪愈难达表。更兼脉形细数，舌色灰糙，其为气热互郁，可想而知。病状如斯，以鄙浅见，非短时所能求效，后缓图之，附方仍候前医酌正。

陈佩兰二钱，枳实炭一钱，净连翘一钱，甘草梢一钱，苏荷六分，陈胆星四分，野赤苓三钱，风化芒硝四分，川黄柏（盐水 炒）四分，二皮竹茹（姜汁拌炒）三钱，淡竹叶（蜜炙）三钱。

案三五七：厚刚，东村，九月十五日。风湿两感，凝注气中，君相二火，乘机内灼，熏蒸为汗。汗来淋漓清冷，肢指欠温，神形烦躁，胸臆常有懊侬，冲逆嗳噫，间作呃忒[2]。脉弦，舌色带绛。病势已濒险亟，勉方敬俟法家教我。

陈胆星四分，陈佩兰二钱，忍冬藤三钱，白蔻花一钱五分，蒸北五味五粒，无

1 西活石：指西滑石。

2 呃忒：即呃逆。

花果一钱五分，净连翘一钱，淮小麦三钱，粉甘草一钱五分，风化芒硝八分，飞芦荟两分，川黄柏（盐水炒）八分，干淡竹叶（蜜炙）一钱五分。

案三五八:春生君，大坑，九月六日。暑风两感，外加重浊，气热互郁，熏蒸于里。卫阳被遏而不振，肢转清冷，热反内袭，神形烦躁不安，自汗淋漓，正气渐耗，伏邪似有深陷之象。兹诊：脉形濡涩，舌色淡赤少苔。病势已入险途，医药实难着手，勉方尚希酌服为妥。

陈胆星四分，飞青黛三分，风化芒硝六分，川通草八分，粉甘草六分，白蔻花一钱五分，佛手花六分，鲜佩兰一钱五分，无花果一钱五分，淮小麦三钱，忍冬藤三钱，野茯神六钱，蒸五味子七粒。

案三五九:左，八月二十四日。暑风外逼，湿邪内侵，气分着滞，热随内炽，卫阳被遏而不行，是以肢常清冷，冷汗频泄。姑予芳香化气，参入分利之法，以期向安。

陈胆星四分，飞青黛两分，佩兰叶二钱，佛手花六分，白蔻花一钱五分，无花果一钱，川通草四分，野赤苓三钱，苏荷八分，益元散三钱（荷叶包），干淡竹叶（蜜炙）二钱。

案三六〇:左，七月十五日。湿蕴气中，热包湿外，浑身汗多清冷，头部为甚。汗为心液，汗愈多，气愈滞，邪愈伏，君相二火，乘机内炽，迫入险途，勉方敬俟酌正。

陈胆星四分，飞芦荟两分，黄芪皮三钱，川黄柏（盐水炒）六分，净连翘一钱，无花果一钱五分，白蔻花一钱五分，忍冬藤三钱，野茯苓三钱，粉甘草六分，佩兰叶二钱。

案三六一:左，七月二十四日。风湿蒙蔽清阳，气热互郁，熏蒸为汗，汗来淋漓清冷，头晕心烦嘈杂。病势险重，附方即乞酌正。

陈胆星三分，淮小麦三钱，白蔻花一钱五分，黄芩（酒炒）八分，无花果一钱，佩兰叶一钱五分，忍冬藤三钱，净连翘一钱，苏荷八分，风化芒硝六分，粉甘草八分，干淡竹叶（蜜炙）一钱五分。

案三六二：赵君，临溪，六月二十四日。风湿久注气中，热从内扰，气化为汗，汗后热不退清，神形萎靡，已达极点。脉浮缓，苔灰白厚腻。形色晦黄，食欲不振，坤土累伤，势有变幻之虑。附方仍俟酌正。

陈胆星三分，木蝴蝶六分，佩兰叶一钱五分，无花果一钱五分，白蔻花一钱，炒甜葶苈四分，川通草六分，炒冬瓜仁三钱，野赤苓三钱，粉甘草六分，干淡竹叶（蜜炙）一钱五分。

案三六三：周君，大石门，四月二十三日。湿邪凝注气中，热度熏蒸于内，清浊混乱，阻其升降，卫阳渐形抑郁，肠道之分泌，膀胱之气化，早经失其常度，故大便滑利，而小便终然不畅也。少腹以次胀痛，手足顽麻，自汗淋漓清冷，稍有行动，旋即泛恶。胃气累伤，恐有肝木独胜，酿成内风旋动，发为搐搦之虑，附方敬俟酌正。

西潞党四钱，五味子七粒，炒于术四分，生炒甘草各四分，益智仁八分，陈佩兰一钱五分，无花果一钱五分，白蔻花一钱五分，淮小麦三钱，桂枝木六分，广木香六分，炒晚虫砂三钱，炒桔梗一钱，带皮苓四钱，荷蒂（米炒）四个，枇杷叶（姜汁炒）三钱。

二诊：四月二十四日。卫阳为浊邪抑遏，而失外卫，故手足清冷，冷汗津津外出。矧汗为心液，汗愈多，邪愈伏，气化愈形困难，升降终然不利，是以呕恶频作。仍用和中止呕之法，冀其转危为安，诚为万幸。药味列后，即乞酌正。

陈胆星六分，桂枝木八分，淮小麦三钱，生苡仁三钱，炒甘草六分，陈佩兰一钱五分，无花果一钱五分，白蔻花六分，干荷蒂（米炒）四个，野茯苓三钱，竹茹（姜汁炒）一钱，枇杷叶（姜汁炒）三钱。

【按语】汗证，是指由于阴阳失调，营卫不和，腠理开阖不利，而引起汗出过多，或出汗时间及颜色异常的病证。汗证病因多种，临床表现各异，但不离虚实寒热。体内阴阳的偏盛、偏衰，或表虚之人感受风邪，均可导致营卫不和，卫外失司，而致汗液外泄失常。此外，还有因素体虚弱，或病后体虚，或久患咳喘，耗伤肺气，肺气不足，肌表疏松，表卫不固，毛窍开泄而汗出；或因外感风寒入里化热，或感受风温、暑热之邪，邪侵入内，肺胃热盛，蒸发津液而汗出；或因饮食不节、外感湿邪，损伤脾胃，脾失于运化，湿邪中阻，蕴久化热，湿热熏蒸肌表而为汗出；或因湿热熏蒸于肝胆，胆汁随汗液外溢肌肤而为黄汗；或因亡血失精，以致血虚精亏，虚火内生，津液外泄；或因久病重病，阳气虚衰，不能敛阴，卫外不固而汗液外泄；或因急性热病中，正邪相争，以致战栗而汗出。

辨证时，首先要辨别自汗、盗汗、绝汗、黄汗、战汗；其次要辨别寒热虚实。一般自汗多为阳虚，盗汗多为阴虚。但也有自汗属阴虚，盗汗属阳虚的。不能仅凭自汗、盗汗一证，判定阳虚或阴虚，应四诊合参以正确诊断。临床上因热致汗多为阳证、实证；因寒致汗多为阴证、虚证。汗证的治疗主要根据虚者补之，脱者固之，实者泄之，热者寒之，寒者热之的原则进行。

本节载汗证案10例、11诊次，多为热重邪深之急危重症。胡震来先生诊之为风湿两感，凝注气中，熏蒸为汗；或暑风上蔽清阳，热从内扰，熏蒸为汗；或湿蕴气中，热包湿外，气热互郁，熏蒸为汗，故而风、暑、湿、热四邪夹杂而至，证属自汗阳证实证。震来先生不拘泥见汗敛汗，善以大量芳香化湿解暑之品，配以除风清热之药，重在祛邪退热，故仿凉膈散之法治之。

组方在凉膈散方意基础上，综合采用陈胆星、甘草、芒硝、连翘、无花果、佩兰、淡竹叶、白蔻花等为基本方，并参合患者的不同证候与脉舌予以加减，达到凉膈泻热，治上、中二焦邪热炽盛之自汗。所涉及用药甚广，其中包括常用方剂益元散，均妙在加减之中。组方中，陈胆星每案必用，取其善解风湿热滞、清热化痰、息风定惊之功；用芒硝荡涤胸膈积热，借阳明为出路，以泻下而清彻火热；用甘草既能缓和芒硝峻下之性，又能制约陈胆星温燥之偏，兼可调和脾胃；连翘长于清心泻火，散上焦风热，为凉膈散之要药；取无花果润肠通利，健脾胃，清热解毒作用；佩兰气味清香，性平不温，善于解热清暑、化湿醒脾作用，为治疗湿温病症要药；淡竹叶有清暑解热，可致心经热盛下移之效；白蔻花化湿行气，温中止呕，与淡竹叶、佩兰、无花果为伍，芳香化气，外疏内清，引火下行，看似药轻性平之剂，具有健脾祛湿，清暑调气作用。但凡属上、中二焦邪热炽盛汗证者，均可用本方加减治之。

八、内伤发热

案三六四:郑君,旅祭坑口,八月八日。湿邪久注气中,气机阻塞。热从内炽,每届午后转剧,形色带黯,腹胀,曾经呕恶。兹诊:脉象缓怠,舌苔灰淡。治以芳香化气,佐以分利之法,俾转疟乃吉。

白蔻花一钱五分,川朴花一钱,西茵陈一钱,川通草六分,炒晚虫砂一钱五分,广藿香一钱,炒茅术一钱五分,西滑石三钱,生苡仁三钱,野茯苓三钱,安桂丸一钱二分(分吞)。

案三六五:赵君,旅祭坑口,八月八日。外感风邪,内兼湿滞,肺失清肃,脾失运行,气机旋转不利。每届午后,肢麻清冷,冷罢继续发热,形色晦黄。刻诊:脉象浮缓,舌灰燥。姑予芳香醒脾,宣金肃肺,以期中肯为上。

炒大力子一钱五分,佩兰叶一钱五分,白蔻花一钱五分,川朴花一钱,藿香梗一钱,炒白蒺藜一钱五分,生苡仁三钱,野赤苓四钱,甜葶苈(炒去油)四分,六一散(荷叶包)三钱。

【按语】内伤发热,是以脏腑气血虚损或失调而引起的发热,称为内伤发热。一般起病缓慢,病程较长,多表现为持续性或反复发作的低热,有时也可以表现为高热。有的患者仅仅表现为自觉发热,或一身烘热,或时觉热气上冲,或五心烦热。由于引起体内阴阳失调的病因不同,病机也不尽相同,归纳起来,不外阴虚、血虚、气虚、阳虚以及气郁、瘀血和痰湿郁滞等情况,产生发热。内伤发热是由于内伤杂病所致,又称之为杂病发热,与外感邪气引起的发热有区别,而发热与热证是两个不同的概念。发热是表现在外的症状,而热证是将一系列具有亢旺表现的相关症状,经过综合归纳,用八纲辨证的方法概括出来的一种证候。

本节载内伤发热案2例。案三六四因湿邪久注气中,气机阻塞,故而热从内炽;而案三六五因外感风邪,内兼湿滞而致肺失清肃,脾失运行,气机旋转不利而作。胡震来先生根据湿阻气机,或风湿郁滞之病因病机,临证见肢麻身冷、午后发热等湿盛气阻之征，分别以芳香化气，佐以分利或芳香醒脾，宣金肃肺之法，化湿利湿，调气行气为治之，以期中肯病机。

震来先生认为内伤发热一般病情比较复杂，常因脏腑功能失调，或者夹以气郁、瘀血、痰湿诸多因素，致使临床表现千差万别。因此，临床辨证及治疗也不可一概而论。应根据患者的病史、症状、脉象来辨明发热属虚属实。虚者，辨明气虚、血虚、阴虚、阳虚以及所属脏腑；实者，辨明气郁、血瘀、痰湿的偏重，谨守病机，合理用药，不能妄求速效。

第八节　肢体经络病证

一、痹证（痹着）

案三六六：左，十一月六日。风寒湿三气杂至，迫入经隧，痰浊亦随壅遏，气化失司，肌肤痹着而痛，腰部较剧。恙久，脾运蹇滞，胃少降和，是以一再呕吐也。仍步原意加减，庶免濒危。

鬼箭羽一钱五分，片子姜黄一钱五分，仙灵脾二钱，炒晚虫砂二钱，炒白芥子八分，真西党三钱，上瑶桂片四分，全当归一钱，炒白芍一钱五分，陈广皮一钱，炒甘草八分，崔氏半夏二粒（研冲），野茯苓三钱，路路通八个，骨碎补（去毛，炒炭）二钱。

案三六七：左，八月十九日。风湿窜入经隧，痰浊壅滞，酿成痹着。左手腕漫肿而痛，痛处坚硬，形色带红。偏右腰部外侧，又起壅痛。足股亦然，痛而且胀，胀甚则灼热，热中又复怯冷。此乃邪热阻其经隧，气机旋转不利，究非疟疾可知。病状如斯，诚恐一时难以取效，附方尚希酌进。

山慈菇二钱，海桐皮二钱，怀牛膝一钱五分，粉丹皮一钱，光桃仁一钱五分，天花粉二钱，忍冬藤三钱，全当归一钱，仙灵脾二钱，汉防己一钱五分，路路通八个，蒲公英（布包）三钱，苏地龙四条。

案三六八：润生兄，四月二十六日。寒热类疟，左胯核硬而痛，痛及足胫，碍难任地步履。湿邪久注经隧，长途跋涉，引动故态复萌。治以温化为旨，定与病机有裨也。

法半夏一钱五分，藿香梗一钱五分，炒茅术八分，炒白芥子八分，粉甘草一钱五分，新会皮一钱，仙灵脾二钱，炒苡仁三钱，野赤苓三钱，川黄柏（盐水炒）八分，骨碎补（盐水炒）一钱五分。

二诊：四月二十八日。湿邪阻滞经隧，气随壅遏。始由左胯核硬而痛，寒热似疟，继则偏左足背，属于小趾侧旁，又复核硬，色红且痛。照述仍守原意出入，以期向安。

法半夏一钱，制川朴一钱，汉防己一钱五分，炒白芥子八分，生苡仁三钱，鹿衔草一钱五分，仙灵脾一钱五分，野茯苓三钱，川黄柏(盐水炒）八分，炙地龙四条，路路通四个。

案三六九：榴英，岭里，三月八日。风热痰浊，内袭经隧，则肢体痹着而痛，痛处漫肿，流动不一。治法宜予宣痹，而化痰热。

威灵仙八分，片子姜黄八分，海桐皮二钱，大豆卷三钱，忍冬藤三钱，白茄根二钱，白茅根（去毛，杵）三钱，炒晚虫砂三钱，苦杏仁三钱，路路通八个，指迷茯苓丸三钱(分吞)。

案三七〇：右，大皮坑，六月二十一日。风湿浸淫，久注经隧，肢节痹着肿痛，行动转侧，殊感困难。缠延数月，从缓图功。

威灵仙八分，片子姜黄八分，海桐皮二钱，鬼箭羽一钱五分，鹿衔草一钱五分，淫羊藿二钱，炒晚虫砂二钱，白茄根二钱，炒白芥子一钱，大豆卷三钱，全当归一钱五分，川加皮三钱，路路通八个。

案三七一：安顺，大皮坑，一月二十五日。风湿浸淫，窜入经隧，则两足筋拘而痛，乍发乍已。脉来浮缓。治以舒筋宣络，以逐其咎。

鬼箭羽一钱五分，片子姜黄六分，法半夏一钱，汉防己一钱五分，大豆卷三钱，桑枝片一钱五分，炒晚虫砂二钱，炒苡仁三钱，粉甘草四分，川黄柏(盐水炒)八分，怀牛膝(盐水炒)一钱五分。

案三七二：方君，白茅干，三月十日。风湿痰气，互滞经隧，两足胫筋拘而胀。为期已久，禀质累亏。法宜温经宣痹，冀其除暴安良。

桑寄生二钱，鹿衔草二钱，白茄根二钱，仙灵脾二钱，川加皮二钱，炒晚虫砂二钱，白芥子一钱五分，生苡仁三钱，粉甘草一钱五分，路路通四个，怀牛膝(盐水炒)一钱五分，指迷茯苓丸三钱(分吞)。

二诊：三月十三日。咳嗽宿恙，脾肾累亏，湿痰阻其经隧。偏左半身痹着不仁，行动气分喘逆。治以脾肾两调，佐以宣痹，以俟动静。

全当归一钱，法半夏一钱五分，炒白芥子一钱，橘红衣四分，炒苡仁三钱，潼沙苑一钱五分，仙灵脾二钱，胡桃仁三钱，路路通四个，野赤苓三钱，济生肾气丸三钱(分吞)。

案三七三：左，十月二十四日。风湿浸淫，热从内灼，浑身酸楚而痛，肌肤痹着瘙痒，心烦嘈杂，迁延多日。治以分消，佐以宣痹。

西茵陈八分，炒白薇八分，荷叶络二钱，白蔻花一钱五分，炒甘草四分，上瑶桂四分，忍冬藤三钱，大豆卷三钱，西滑石二钱，川加皮二钱，建泽泻一钱五分，炒桑枝片三钱。

二诊：十月二十六日。热仍未楚，腹痛仍有举作，肌肤上突起累粒，似痘而非，乃风湿郁遏，气机旋转不利使然。脉浮缓，苔灰黄而腻。再照原方加减，以俟消息。

白蔻花一钱，炒大力子一钱五分，大豆卷三钱，飞滑石三钱，川通草四分，川朴花一钱，炒半夏曲二钱，川加皮一钱五分，陈皮一钱，野赤苓三钱，荷叶包饭一块(煨炭，入)。

案三七四：左，三月十六日。单热不寒，入晚乃作，头颅腰部，比随疼痛，肌肤晦黄，少汗。以脉参舌，似是风湿两感，混入气中之象。拟用化气之法，以逐其咎。

干荷叶二钱，炒桔梗八分，建泽泻一钱五分，川通草六分，生苡仁三钱，白蔻花一钱，骨碎补一钱五分，西茵陈八分，川加皮二钱，炒晚虫砂一钱五分，清水豆卷三钱，粉甘草六分。

案三七五：右，三羊坑，六月二十五日。肝少疏泄，脾失运行，痰气互相壅逆，以致四肢痹着而痛，两肋亦然，腰部以次为甚，有碍俯屈。由来已久，诚恐难期奏功。

木莲果一钱五分，木蝴蝶六分，制郁金一钱，杜狗脊（盐水炒）一钱五分，橘红衣（盐水炒）四分，玉苏子一钱五分，炒冬瓜子三钱，粉甘草四分，旋覆花二钱，指迷茯苓丸三钱（分吞）。

案三七六：右，西坑头，六月二十四日。肝强脾弱，胃气翳滞，痰气互相壅遏，迫入经隧。两足痹着不仁，目珠作胀。缠延数月，诚恐难图奏功。

十大功劳一钱五分，仙灵脾二钱，白茄根一钱五分，炙地龙四条，路路通四个，炒白芥子八分，全当归二钱，法半夏一钱，炒北秫米（布包）三钱，野茯苓三钱。

案三七七：右，四月二十九日。风寒湿三气杂至，合而为痹。痹注偏左足股而痛，步履转侧，渐渐困难。病象如斯，诚恐一时难期奏效。

鹿衔草二钱，鬼箭羽二钱，片姜黄八分，炒晚虫砂二钱，炒白芥子八分，安桂片六分，法半夏一钱，当归全一钱五分，粉甘草一钱五分，路路通八个。

案三七八：右，纹川上村，六月十六日。风湿痰浊，壅遏营卫，卫阳失其旋转，两足痹着，怯冷，面浮而闭。仿五积散意治之。

鬼箭羽一钱五分，安桂片四分，炒川芎八分，西潞党一钱五分，炒白芍一钱，当归全一钱，法半夏一钱，仙灵脾二钱，汉防已一钱五分，炒白芥子六分，路路通八个，川黄柏（盐水炒）八分，野赤苓三钱。

【按语】痹证，是因风、寒、湿、热等外邪侵袭人体，闭阻经络，气机失调而导致气血运行不畅的病证。表现为肌肉、筋骨、关节等部位酸痛或麻木、重着、屈伸不利，甚或关节肿大灼热等。正如《素问·痹论》曰：“风寒湿三气杂至，合而为痹也。其风气胜者为行痹，寒气胜者为痛痹，湿气胜者为着痹也。”风寒湿邪是本病的主要病因。而痹证的发生又与体质的盛衰以及气候条件、生活环境有关。临床上具有渐进性或反复发作的特点。初起不难获愈，晚期病程缠绵，气血津液运行不畅，血脉瘀阻，津液凝聚，痰瘀互结，闭阻经络，深入骨骱，出现皮肤瘀斑、关节肿胀畸形等症，甚至深入脏腑，出现脏腑痹的证候。而临床上，风、寒、湿、热为病各有偏胜，症见游走不定而痛者，风邪为胜；疼痛剧烈，遇冷加重，得热则减者，寒邪为胜；重着固定，麻木不仁者，湿邪为胜；病变处焮红灼热，疼痛剧烈者，热邪为胜；病变处有结节、肿胀、瘀斑或肢节变形者，为痰瘀阻痹。一般突然发病，或发病虽缓，但病程短者多为实证。反复发作，经久不愈者多虚实夹杂。疲乏少动者多气虚；面色㿠白，心悸者多血虚；肌肉麻木，肢节屈伸不利者多肝虚筋失所养；骨节变形，腰膝酸软，多肾虚骨痹。

本节载痹证案13例、16诊次，其中男患7例，女患6例。胡震来先生诊之为感受风湿者3例、风湿夹痰或痰浊者3例、风寒湿夹痰浊者1例、风热夹痰浊者1例、痰气壅遏者2例、以湿邪为主者1例。外感风与湿邪为本案的主要病因，而又与痰浊相互侵袭机体，造成"痰浊壅滞"或"痰气互相壅遏"，致使痹证病程缠绵、"诚恐一时难期奏效"的原因。本案病机为邪气痹阻经络，气血运行不畅所致，故祛邪宣痹、缓急止痛为本病的治疗原则。

治疗上，震来先生仿五积散方意，散寒祛湿，理气活血，化痰消积。分别采用分消宣痹、温经宣痹、舒筋宣络、化痰热宣痹、化气宣痹，及脾肾两调宣痹等不同治法。所涉及用药50余味，中成药2味。其中使用频率较高的药物有：路路通、半夏、白芥子、仙灵脾（淫羊藿）、野茯苓（赤苓）、蚕沙、甘草、薏苡仁、汉防己、片子姜黄等，组方具有补肾温阳、活血通经、祛风除湿、散寒止痛之功效，主治风寒湿邪引起的肢体麻木，关节痹痛，四肢挛急疼痛。若寒重痛甚，可加姜黄、海桐皮、桂枝片同用，行气破瘀，通经止痛。若痰浊入络、肩酸背痛，可配枳壳、薏苡仁等同用，利湿健脾，舒筋除痹。若湿聚热蒸，阻于经络，可配滑石、茵陈、冬瓜子、大豆卷等，清热除湿，利水解表。恙久痹着骨，可加鬼箭羽等，破血通经止痛。由于痹证病因与病情复杂，临证时，在把握祛郁关键，依据邪气偏胜，祛风、散寒、除湿、清热、祛痰、化瘀、通络等治法应相互兼顾，祛邪宣痹又各有重点，通过祛邪宣通痹阻而达到止痛的目的。综合先生的辨治经验认为，久病耗伤正气，应扶正祛邪，且扶正有助祛邪。风邪胜者或久病入络者，应佐养血之品，正所谓“治风先治血，血行风自灭”也；寒邪胜者，应佐助阳之品，使其阳气旺盛，则寒散络通；湿邪胜者，佐以健脾益气之品，使其脾旺能胜湿；热邪胜者，佐以凉血养阴之品，以防热灼营阴而病深难解。益气养血、滋补肝肾是虚证、顽痹的重要治法。

二、历节风

案三七九：左，四月十四日。风湿湿痰，久注经隧，肢节痹着而痛，两足较剧。为时已久，酿成历节风之象。用温经宣痹法。

真西党三钱，安桂片四分，当归全一钱五分，炒白芍一钱五分，抚川芎八分，鬼箭羽一钱五分，片姜黄八分，炒白芥子六分，制川朴一钱，陈皮一钱，仙灵脾二钱，路路通八个，指迷茯苓丸三钱(分吞)。

案三八〇：冯君，十月二十日。风寒湿三气杂至，壅遏营卫。卫阳被其抑遏，旋转失司，酿成历节风之候。仿五积散意治之，是否有当，即乞酌正。

全当归三钱，炒白芍一钱，真西党三钱，抚川芎一钱，炒枳壳一钱，制半夏一钱五分，野茯苓三钱，淡干姜四分，上瑶桂六分，粉甘草六分，净麻黄四分，炒苍术一钱，制川朴一钱，陈皮一钱。

【按语】历节风，以关节红肿，剧烈疼痛，不能屈伸为特点。多由肝肾不足而感受风寒湿邪，入侵关节，积久化热，气血郁滞所致。因其主要病变为关节剧痛，发展很快，又称为“白虎历节”。临床上如因寒湿偏胜，则以关节剧痛不可屈伸为主要表现。其临床表现与急性关节炎、痛风等疾患类似。《圣济总录》卷十曰：“历节风者，由血气衰弱，为风寒所侵，血气凝涩，不得流通关节，诸筋无以滋养，正邪相搏，所历之节，悉皆疼痛，故为历节风也。痛甚则使人短气汗出，肢节不可屈伸。”治疗常通过扶正祛邪、活血散结、清热化湿而治之。

从广义来讲，历节风是痹证中的一种特殊类型，以关节剧痛、遍历全身多个关节为特点。其病机核心在于“虚、邪、瘀”。治疗亦以祛邪宣通为主要法则。胡震来先生治历节风，以温通经隧，疏宣郁结，通利肢节为法。本节载有历节风案2例。案三七九为风湿痰浊为患，治疗以温通除湿为主，配指迷茯苓丸，侧重祛风燥湿，化痰通络，重在除痰解郁，通畅经隧肢节，故通则不痛，收效颇佳。案三八〇以关节肿痛，屈伸不利，痛处不红，触之不热，遇寒加重，昼轻夜重等特征，为寒、湿、气、血、痰郁积，震来先生组方是在五积散的基础上，去白芷、桔梗，加真西党，以温经散寒，祛湿化痰，活血止痛，适用于证属寒湿痰瘀互结者。方中党参补气扶正；麻黄发汗解表；干姜、肉桂温祛寒邪；苍术、厚朴燥湿健脾；陈皮、半夏、茯苓理气化痰；当归、芍药活血止痛；川芎、枳壳用于升降气机，加强理气化痰效果；炙甘草健脾调诸药。全方共奏扶正祛邪，活血散结，燥湿化痰，温经宣痹之功效。

三、颤证

案三八一：冬仙，七月八日。风邪从腠理袭入，壅遏营卫，内热燔灼少汗，浑身胀痛，烦躁，甚则泛恶。缠延时日，营阴累伤，内风外风，互相旋动，致令肢颤不息也。脉细数，舌色灰赤无苔，以此为重。姑仿陈修园之冲和汤加味，冀应发现红疹，或透出白痦，方可缓图。

生地黄二钱，粉甘草五分，干芦根三钱，香白芷四分，抚川芎一钱五分，粉丹皮八分，川羌活三分，炒苍术三分，炒赤芍一钱，青防风八分，飞活石二钱，石决明(盐水煅)二钱，双勾藤二钱(后入)。

二诊：七月九日。热灼于里，营阴累伤，肌肤甲错，无汗，浑身胀痛，心烦烦躁，频作呕恶。前仿陈修园之冲和汤意，肢颤稍静，蕴郁之热，行将达表，脉象转为弦数。阳症既见阳脉，病机好转，姑不待言，更以温胆汤意加味，以俟消息之。

竹茹(清炒)一钱五分，荷蒂(米炒)四个，清水豆卷四钱，陈广皮一钱，粉甘草五分，干芦根三钱，无花果一钱，炒枳壳八分，西香薷三分，枇杷叶三钱，崔氏半夏两粒(研，分冲)。

三诊:七月九日黄昏。风温温热,于腠理而转入阳明,胃气翳滞,厥阴风木一再蠢动,脘腹以次冲逆,迫为呕恶,或心烦烦躁,肢指蠕动。上午拟用温胆汤加味,呕恶每发较疏,余者仍如畴昔,足见病重药轻,究非短时间所能歼灭其猛也。再仿原意加减,只求无过,过则功自至矣。

竹茹(清炒)一钱五分,荷蒂(米炒)四个,炙毛柴胡六分,炙甘草八分,佛手花六分,广陈皮一钱,法半夏一钱,白蒺藜(苦丁茶四分,同炒)一钱五分,枇杷叶三钱,旋覆花一钱五分。

四诊:七月十一日。热积心脾,为期已久。心气渐渐壅盛,痰随阻滞,酿成重舌。矧舌乃心之苗。治法当予泻心降痰,冀应化险入夷,诚为万幸。

炒真正古勇三分,天竺黄八分,苦杏仁二钱,香附(盐水炒)二钱,皂角末一分(研细,分冲),嫩黄芩一钱,苏花粉二钱,橘红衣(盐水炒)八分,上上川象贝(去心)各一钱五分,海蜇皮四钱,粉甘草六分,庆余堂牛黄清心丸一颗(另炖,分冲)。

【按语】颤证是以头部或肢体摇动颤抖,不能自制为主要临床表现的一种病证。轻者表现为头摇动或手足微颤,重者可见头部振摇,肢体颤动不止,甚则肢节拘急,失去生活自理能力。本病又称“振掉”“颤振”“震颤”。中医认为其病机主要为:中年之后,脾胃渐损,肝肾亏虚,精气暗衰,筋脉失养;或禀赋不足,肾精虚损,脏气失调;或久病体弱,脏腑功能紊乱,气血阴阳不足,筋脉失养,虚风内动,是以为颤。临床治疗多从肾、肝、脾论治,兼以化痰祛瘀,取得较好效果。

本例病证,胡震来先生诊之为颤证,属风邪袭入,壅遏营卫而致内热少汗,浑身胀痛,烦躁泛恶。内风外风,互相旋动,令肢颤不息。仿陈修园之冲和汤加味,期望透热外达,出现汗显疹露,或透发白痦。一剂后“阳症既见阳脉,病机好转”,呈现病趋缓和之势。二诊、三诊重在顺气治痰,震来先生采用温胆汤,以理气化痰,和胃利胆。方中半夏辛温,燥湿化痰,和胃止呕为君药;半夏与竹茹相伍,一温一凉,化痰和胃,止呕除烦;陈皮辛苦温,理气行滞,燥湿化痰,陈皮与枳壳相合,一温一凉,而理气化痰之力倍增;以甘草调和诸药。再随证配加芦根、无花果、豆卷、香薷等,以透邪解表,清热生津,芳香化湿,除烦止呕为治。四诊病趋心气渐盛，痰随阻滞，酿成重舌。治以泻心降火祛痰之品，配牛黄清心丸，重在清心化痰，镇惊祛风为治，冀化险入夷。

四、痉证（刚痉）

案三八二：左，二月三日。温邪厉毒，自口鼻吸入，由肺经而上注于脑，神情遂致混乱，酿为痉厥。中医名称刚痉。西医称为脑膜炎，是至急至危之候，其来也速，宛如迅雷不及掩耳，殊为可惧。附方尚希酌正。

净连翘一钱五分，苏花粉二钱，藿香叶一钱，西滑石三钱，当归全八分，炒赤芍一钱，香白芷八分，粉甘草四分，牙硝四分，细荆芥八分，西菖蒲六分，炒桔梗八分。

案三八三：左，正月二十七日。头颈筋拘而痛，平卧则烦躁为甚，种种见症，良由风温厉毒，充斥三焦，升降机能不利所致。再仿原意加减，以观动静。

川独活三分，陈胆星四分，净连翘一钱，苏花粉二钱，炒白芍一钱五分，北细辛三分，香白芷四分，西滑石三钱，苦杏仁三钱，象贝母二钱，炒苍术四分，野茯苓三钱，粉甘草四分。

案三八四：女童，歙南细坑，三月十八日。据述：头痛项强，神糊谵语，内热熏蒸汗出，汗后热仍不退，面陈各情，此属瘟疫重候。西医称脑膜炎，即中医之痉证。有缓急之别，急者宛如迅雷不及掩耳，往往多致不救，殇亡枕籍，殊抱痛心，爰拟一方，即乞酌进为妥。

北条参三钱，天竺黄六分，真珠母三钱，炒白芍一钱五分，川桂枝四分，苏花粉二钱，陈胆星四分，风化硝四分，粉甘草六分，双勾藤（后入）二钱。

案三八五：右，仁里，四月十七日。流行瘟疫，自口鼻吸入，从太阳而转入阳明，胃浊抑遏，有升无降。始由头痛呕吐，继之神识昏迷，呓语喃喃不息，种种见症，此属刚痉重候，即西医称为慢性脑膜炎，是最危之候也。勉方仍急前医酌正为妥。

炒白芍二钱，川桂枝六分，石决明四钱，山慈菇八分，远志肉一钱，净连翘一钱五分，贯仲一钱五分，西滑石三钱，风化芒硝一钱，白金丸（入煎）一钱五分，苏花粉三钱，炒苍术四分。

二诊:四月十八日。据述诸恙仍如曩昔,殊难疗治。勉从原方加减,是否有当,即希酌正。

天竺黄一钱五分,山慈菇八分,细辛四分,西菖蒲八分,炒白薇一钱,净连翘一钱,苏花粉一钱五分,陈皮一钱,川朴花一钱,炒苍术四分,苦杏仁三钱。

案三八六:左,八月九日。卒然痉厥,肢体挺硬,口内有鲜血外溢,肢搐乱舞,是为急性脑膜炎。火及燎原,内风旋动,不易医治,勉方以尽人事而已,还希酌正为妥。

石决明八钱,青龙齿一两,南北沙参各五钱,天竺黄一钱,双勾藤四钱,酸枣仁二钱,抱木神四钱,粉甘草二钱,真正羚羊角两分(另炖,分冲)。

案三八七:社清兄,四月十五日。流行瘟疫,自口鼻感触,而直犯阳明,胃气比随翳滞。始由头痛呕吐,继之痉厥。为期已久,迄未转苏,亟予以开窍一法,以冀奏效为幸。

贯仲一钱,炒苍术四分,粉甘草八分,抚川芎八分,香白芷六分,细辛四分,法半夏一钱,西滑石三钱,风化芒硝八分,皂角末一分(研,分冲),苏合丸一颗(另炖,分冲)。

二诊:四月十六日。神情仍昏昧不慧,时时烦躁。良由流行瘟疫之气,蒙蔽清阳,断无疑义,仍照原意,参入镇定之法,以候动静。

贯仲一钱,炒苍术四分,抚川芎六分,西滑石二钱,风化芒硝六分,制郁金一钱,天竺黄六分,炒杭白芍二钱,九孔石决明三钱,象贝母二钱,山慈菇八分,生铁落四钱,灵磁石四钱。

三诊:四月十八日。太阳经之痰浊,依然抑遏,清浊混乱,有升无降,迫为神糊,或为狂躁呓语,头项筋拘后仰。病在太阳,故无疑义。仍照原意损益,只求无过,过则功自至矣。

真西党三钱,炒白芍二钱,川桂枝四分,薄附片三分,安桂片三分,抚川芎八分,苦杏仁三钱,汉防己二钱,净麻黄三分,粉甘草六分,甜葶苈(隔纸炒,净油)六分,天竺黄八分,陈胆星三分,灵磁石三钱。

四诊：四月十九日。慈凭张君面陈贵恙，自进拙方之情形，及刻下之状况，似已转松，前方既合效机，仍从原意加减，可冀转危为安。

真西党三钱，安桂片三分，薄附片三分，炒白芍一钱，汉防己一钱，粉甘草一钱，炒玉苏子八分（杵），抚川芎八分，西活石一钱，陈胆星三分，甜葶苈（隔纸炒，去净油）一钱，磁朱丸三钱。

案三八八：炎庆兄，三月十五日。流行时疫，卒然感受太阴脾运蹇滞，气化亦所不及，肢麻，欲作呕恶。治以芳香化浊，佐以运脾，不使浊邪弥漫乃吉。

炒苍术八分，川朴花一钱，贯仲一钱，带皮苓三钱，西滑石三钱，川通草六分，陈皮一钱，法夏一钱，桂枝木六分，广木香一钱五分，炒川芎六分，白芷四分，藿香八分，炒通曲一钱五分。

二诊：三月十七日。昨夕投小续命汤药后，汗经透达于身，大便已行，惟小溲仍然点滴不利，神识时清时昏，屡经干呕。病势仍在险途，恐有变幻。

天竺黄六分，西滑石一钱五分，苏花粉一钱五分，佛手花六分，清炒竹茹八分，北沙参四钱，炒寸冬一钱，净连翘一钱，粉甘草四分，五味子四粒，荸荠粉三钱（布包，入）。

三诊：三月十八日。脉症情形，幸经转松，前方即合病机，应从原意加减，庶为妥捷。

野赤苓三钱，粉猪苓一钱，法半夏一钱，西滑石三钱，大豆卷三钱，川加皮二钱，忍冬藤三钱，路路通四个，陈皮一钱，杏仁二钱，白蔻花六分，佛手花六分，苏花粉二钱，冬瓜子二钱。

案三八九：左，野猪塘，四月十三日。恙久正气大虚，虚邪贼风，渐渐旋动，四肢筋拘搐搦，通宵达旦，目难交睫，喜笑捉空。在方书本难疗治，在病象倘有积德于九泉，或可挽回于万一。

远志肉一钱，炒酸枣仁二钱，抱木神六钱，薄附片一钱五分，安桂片六分，炒白芍一钱五分，苦杏仁三钱，汉防己二钱，山慈菇八分，净麻黄四分，抚川芎八分，庆余牛黄清心丸一颗（另炖，分冲）。

二诊：四月十四日。据述服前方，诸恙仍如曩昔。治法更难着手矣，勉从原意加减，以尽人情而已。

远志肉一钱，酸枣仁二钱，川象贝各一钱，天花粉三钱，青龙齿三钱，木通六分，九孔石决明六钱，山慈菇八分，石菖蒲八分，炒知母一钱，磁砂丸四钱。

三诊：四月十六日。所详病情，仍如曩昔，为期已久，脏阴累伤，心胞络中之痰热，依然抑遏，两目难见交睫，而神识迄未转慧，毕难治疗。

远志肉一钱，酸枣仁二钱，川象贝各一钱，天竺黄六分，制郁金一钱，青龙齿三钱，山慈菇八分，天花粉三钱，麦冬心十根，净连翘一钱五分，茯神六钱，磁砂丸四钱。

四诊：四月二十一日。柔肝熄风，清心化痰。

石决明四钱，青龙齿三钱，远志肉一钱，明天麻六分，天竺黄八分，陈胆星一钱五分，当归一钱，炒白芍一钱，双勾藤三钱（后入），礞石滚痰丸四钱。

五诊：四月二十三日。柔肝熄风，清心化痰，既与病机相宜，照述仍守原意出入，以冀转危为安，诚为万幸。

石决明四钱，青龙齿三钱，远志肉一钱，山慈菇八分，天竺黄八分，陈胆星四分，当归一钱，炒白芍一钱，茯神木三钱，双勾藤三钱，活络丸一颗（另炖，分冲）。

案三九〇：右，二月二十六日。树人撰方。风热痰浊，蒙蔽清阳，情志乍昏乍昧，四肢不时抽搐，项强后仰，坚硬而痛。两颊红涨，喉间痰筑，辘辘有声，热蒸汗泄，通宵达旦，目难交睫，病势险重，恐有发生不测之虑，勉仿宁心豁痰一法，以冀背城一战，倘得凯旋，诚为万幸。

上上川象贝（去心）各一钱，南北沙参各三钱，青龙齿四钱，天竺黄八分，西菖蒲六分，远志肉一钱，灵磁石（醋煅）四钱，石决明（盐水炒）四钱，酸枣仁一钱五分，野茯神三钱，白芍一钱，川桂枝六分（同炒），庆余堂苏合丸一颗（另炖，分冲）。

二诊：二月二十七日。树人撰方。昨投宁心豁痰一法，药后肢搐每发较疏，两颊红涨渐退，自汗已止，惟咯痰终难尽净。良由风生热，热生痰，痰浊壅盛，肺失肃降所致。以疏风导痰，理气镇定一法，以俟消息之。

上上川象贝(去心)各一钱,朱茯神三钱,崔氏夏二粒(研细,分冲),皂角末二分,天竺黄八分,山慈菇一钱五分,远志肉一钱,全当归一钱五分,酸枣仁一钱五分,青花龙骨三钱,姜虫(盐水炒)一钱,枳壳(曲炒)八分,双勾藤三钱,白芍(川桂枝六分,同炒)一钱。

【按语】痉证是以项背强急,四肢抽搐,甚则角弓反张为主要特征的急性病。其发病原因,外感多为风寒湿热之邪,内伤多因脏腑失调、气血亏虚、痰阻血瘀而致筋脉失养。《金匮要略》认为,外感表实无汗为刚痉,表虚有汗为柔痉。治疗上急则舒筋解痉以治其标,缓则扶正益损以治其本。同时,必须辨明外感与内伤、虚证与实证,切勿滥用潜镇息风之品。本病的临床表现与西医学的热性惊厥及流行性脑脊髓膜炎、流行性乙型脑炎、中毒性脑病、脑寄生虫病等类似。

本节载有痉证案9例、20诊次,其中胡震来先生长子胡树人代诊一例。陈无择曰:“痉证甚多,而人多不识者,在不明其故而鲜有察之者耳。盖凡以暴病而见反张戴眼、口噤拘急之类,皆痉病也。”在9例案中有7例诊由风温厉毒,或流行瘟疫所致,病在太阳。并明确用西医诊断为“急性脑膜炎”(即流行性脑脊髓膜炎)3例,“慢性脑膜炎”1例,认识到“是至急至危之候”,“实属难治”。足见,在20世纪40年代,震来先生就掌握了一定的西医诊疗技术。在治法上,所列有以上诸法:开窍镇定或理气镇定;芳香化浊、运脾;柔肝息风或疏风导痰,清心化痰或宁心豁痰为治。方药多为经验方及小续命汤,配庆余堂牛黄清心丸、或磁砂丸(磁朱丸)、或礞石滚痰丸、或活络丸、或庆余堂苏合丸,汤丸并进。从复诊的5例病案中,案三八七至案三九〇之病患,皆收到较为显著的疗效,实属不易。

五、腰痛

案三九一:右,庄川湾,六月二日。暑风上蔽清阳,湿痰阻滞经络,气热互郁,熏蒸为汗,汗来淋漓清冷,胸痹太息,腰腿两侧以下,筋挛而痛,伸屈渐感不利,步履亦属困难,肢麻厥冷,耳经重听。为期已久,迫入险途,幸勿藐视为要。

陈胆星六分,海浮石一钱五分,佩兰叶一钱,无花果一钱五分,忍冬藤三钱,炒黄芩八分，黄芪皮一钱五分，风化硝六分，苏荷六分，路路通八个，净连翘一钱五分，川柏（盐水炒）八分，干淡竹叶（蜜炙）一钱。

案三九二：观柱君，九月十日。卒劳感触风湿，清浊混乱，气化失司。腰部酸跐而痛，寒热妄作，似疟而非，形色黧黄，舌苔灰厚板涩，行将转焦，以此为险。亟以和解之法，舒展气机，泌清别浊，毋使邪热胶滞，始许无虑。

川羌活一钱五分，干荷叶一钱五分，川加皮二钱，川通草六分，西滑石二钱，广藿香一钱五分，大豆卷三钱，川朴花一钱，白蔻壳一钱，安桂片六分，炒桑枝二钱，野茯苓三钱。

案三九三：左，四月二十四日。寒湿两感，气分着滞，腰部跐拆而痛，热从内炽，气分筑促，脉短涩，苔灰淡。治以温化为宜。

川朴花一钱，川加皮三钱，焦六曲三钱，野赤苓三钱，粉甘草六分，白蔻花一钱，西滑石三钱，生苡仁三钱，法半夏一钱，建泽泻一钱五分，安桂丸一钱（分吞）。

【按语】腰痛是指因外感、内伤或挫闪导致腰部气血运行不畅，或失于濡养，引起腰脊或脊旁部位疼痛为主要症状的一种病证。现代医学认为，腰痛是一种症状，可由多种原因引起，常与腿痛同时存在，在体力劳动者中发生率较高，而腰椎间盘突出症是其最常见的病因。治疗时实证重在祛邪通脉活络，应区分寒湿、湿热、瘀血等类型。虚证重在扶正，补肝肾、强腰脊、健脾气为常用治法。中医按摩、针灸、拔火罐、膏贴等，对腰痛亦有很好的疗效。

本节载腰痛案3例。胡震来先生诊之为外感风、寒、湿、暑邪所致，临证除腰痛外，还症见腿痛，肢麻厥冷，汗来淋漓清冷，胸痹太息，寒热妄作，热邪内炽等不同表现，震来先生依据其不同病因状况和临床表现，采取了和解法、温化法等，以温经散寒，或清暑利湿，化瘀通络为治。

六、痿证

案三九四：左，五月二十日。脾肺为毒药所伤，四肢麻痹，正《内经》所谓："肺热叶焦，则生痿躄是也"，脉濡无力。必须清肺活络，化毒养阴为治。

北沙参五钱，甘草人中黄七分，绿豆皮三钱，丝瓜络一钱五分，忍冬藤一钱，汉防己一钱，桑叶（酒炒）三钱，当归身一钱五分，白芍一钱，炒苡米三钱。

【按语】痿证是指肢体筋脉弛缓，软弱无力，不能随意运动，或伴有肌肉萎缩的一种病证。临床以下肢痿弱较为常见，亦称"痿躄"。痿证形成的原因颇为复杂。外感温热毒邪，内伤情志、饮食劳倦、先天不足、房室不节、跌打损伤以及接触神经毒性药物等，均可致使五脏受损，津液不足，气血亏耗，肌肉筋脉失养，而发为痿证。

本患病由"脾肺为毒药所伤"，出现四肢麻痹，脉濡无力。胡震来先生治以清肺活络，化毒养阴法。药用沙参、白芍以滋肺阴清肺火；用甘草人中黄、绿豆皮清泻火毒，起到排毒解毒的关键作用；用丝瓜络、炒薏苡仁宣通利湿，活络祛痹，加快体内药毒的排泄；用忍冬藤、汉防己、桑叶清热解毒，疏风通络。全方共奏清肺解毒、滋阴通络之功。

第二章　外科病证

一、痄腮

案三九五：左，正月二十三日。风邪或于少阳阳明，痰热内扰，气随壅阻。偏右耳后漫肿，汗来旋即烦躁，脉来濡软。治以疏和。

白蒺藜一钱五分，毛柴胡四分，白蔻花一钱，苏花粉一钱五分，粉甘草四分，苦杏仁二钱，小青皮六分，象贝母一钱，炒桔梗八分，野茯苓三钱。

案三九六：左，十月二十四日。少阳火升，痰随上逆，偏右耳后核硬。治以清解为宜。

银柴胡八分，蒲公英一钱，象贝母一钱，苦杏仁一钱，陈橄榄四个，炒牛蒡八分，炒姜虫八分，粉甘草四分，野茯苓三钱，枇杷叶三钱。

案三九七：左，纹川，五月二十日。少阳火升，痰随抑遏。右耳后注痛，平于昼，甚于晚，颈挺艰于转侧。缠延数月，诚恐一时难期奏功，附方即乞酌正。

象贝母二钱，海藻二钱，炒知母八分，蒲公英（布包）二钱，白茅根（去皮，洗入）三钱，苏花粉一钱五分，昆布二钱，粉甘草四分，炙毛柴胡四分，海蜇皮（洗入）三钱。

案三九八：左，油坑口，十月二十日。风温温毒，上蔽清阳，少阳之火，乘机蠢动。始由右偏耳后核肿，继则弥漫头目，肿而带红，咳嗽有痰，且有寒热。拟用普济消毒饮参入荆防拔毒散合治，冀应起泡流水，方许无虑。

轻马勃八分，净连翘一钱，青防风八分，细荆芥八分，白蒺藜一钱五分，全当归八分，抚川芎一钱，法半夏八分，炒牛蒡一钱五分，炒桔梗一钱，毛柴胡八分，粉甘草六分，板蓝根一钱五分。

案三九九:高月,四月二十三日。疏风消肿。

青防风八分,苏花粉一钱,威灵仙三分,轻马勃四分,粉甘草一钱五分,炒赤芍八分,杏仁一钱五分,炒牛蒡八分,野茯苓三钱,炒冬瓜子一钱五分。

案四○○:左,八月二十八日。风热上蔽清阳,头面骤然红肿,咳痰不爽,神识昏迷,或烦躁谵语。刻诊:脉象浮滑,舌苔厚黄。姑仿普济消毒饮治之,谅与病机有裨。

轻马勃一钱,牛蒡子二钱,净连翘二钱,净银花二钱,天花粉二钱,炒古勇四分,炒赤芍一钱,象贝母一钱五分,板蓝根一钱五分,炒桔梗一钱,炒姜虫一钱,薄荷八分,炒甘草四分,冬桑叶二钱。

案四○一:左,新田,五月十五日。少阳火升,风毒上逆,弥蔓清阳,迫无出路。始由偏左耳前核硬,筋掣而痛,继复头面红肿,肿处起泡,泡溃则有黄水渗泄,亦风温化毒之属。盖头为诸阳之首,风毒本为阳邪,法宜轻清解毒。

毛柴胡四分,象贝母二钱,苏花粉二钱,板蓝根一钱五分,炒古勇一分,刺蒺藜二钱,轻马勃八分,元参心三钱,蒲公英(布包)一钱五分,粉甘草八分,炒赤芍一钱五分,炒大力子一钱五分。

案四○二:左,中王,十二月二十八日。冬温温热,上蔽清阳,迫令心气壅盛,以致头面皆肿。仿普济消毒饮意,冀其轻可去实法,是否有当,即侯酌进。

轻马勃一钱,象贝母一钱五分,板蓝根一钱五分,元参心三钱,炒姜虫一钱,炒牛蒡子二钱,净连翘二钱,净银花二钱,苏花粉二钱,炒赤芍一钱,炒古勇四分,炒甘草一钱五分,薄荷八分。

案四○三:童,油坑口,三月二十二日。少阳火升,痰随壅遏,酿为两颐漫肿而痛。治以表散为宜。

毛柴胡八分,炒桔梗八分,粉甘草四分,炒大力子一钱五分,白蔹一钱五分,小青皮八分,炒赤芍一钱,苦杏仁二钱,象贝母一钱五分,蒲公英(布包)一钱五分。

【按语】痄腮是指因感受风温邪毒,壅阻少阳经脉引起的时行疾病,以发热、耳下腮部漫肿疼痛为临床主要特征。本病民间亦称之为“鸬鹚瘟”“蛤蟆瘟”,相当于西医学的流行性腮腺炎。主要病机为邪毒壅阻少阳经脉，与气血相搏，凝滞耳下腮部。本病治疗，着重于清热解毒，佐以软坚散结。初起温毒在表者，以疏风清热为主，若病情较重，热毒壅盛者，治宜清热解毒为主。腮肿硬结不散，治宜软坚散结，清热化痰。本病多发于春季，是儿童和青少年中常见的呼吸道传染病，成人中也有发病，由腮腺炎病毒所引起。

本节共载痄腮病案9例，其中成人男患8例，儿童1例。综析全案，胡震来先生认为，证由风邪侵于少阳阳明，痰热内扰，气随壅阻；或风温温毒，上蔽清阳，少阳之火，乘机蠢动，证见耳后核肿，继则弥漫头目，肿而带红；或两颐漫肿而痛。伴见有寒热，汗来旋即烦躁，脉来濡软；或咳嗽有痰；或咳痰不爽，神识昏迷，烦躁谵语，脉象浮滑，舌苔厚黄；或头面红肿，肿处起泡，泡溃则有黄水渗泄等。治疗上，震来先生多以"疏风清热，散结消肿"或"清热解毒，软坚散结"治之。组方以中医名方普济消毒饮或与荆防拔毒散加减治之。用药频次较高者有：粉甘草、牛蒡子、象贝母、柴胡、天花粉、马勃、赤芍、桔梗、板蓝根、蒲公英等。在清热解毒，疏风散邪基础上，酌加天花粉、赤芍，以增强泻火凉血作用。若腮部肿胀疼痛甚者，加炒古勇、海藻、昆布、玄参软坚散结，消肿止痛；若咳嗽痰多，加杏仁、枇杷叶、半夏止咳化痰；若热甚者，加黄芩、知母清热泻火。随证加减，灵活运用。

二、疮疡

案四〇四：黄君，四月二十一日。恙久体阴累虚，血分之风，脾经之湿，依然留恋，木火乘筲内干，气随抑遏，酿成疮患。手足心常有蕴热，每届晚间为甚，甚则面部发红。治以标本兼顾，以期向安。

九孔石决明一钱五分，灵磁石三钱，炙龟版一钱五分，川黄柏（盐水炒）八分，炒知母八分，炒白薇一钱，炒山萸肉一钱，怀山药二钱，扁豆衣三钱，苏花粉一钱五分，无花果一钱五分，建泽泻一钱五分。

二诊：四月二十三日。恙久疮患，脏阴累虚，虚阳必致蠢动，廓清失清，胸膺以次，冲逆不舒，每届日晡灼热，甚则两耳发红，汗津津外出。前仿甘濡之法，脉症情形，幸经转松，自此宽怀静摄，不日可望霍然矣。

上上金钗斛二钱，地骨皮一钱五分，海蛤粉（青黛二分，拌包）二钱，炒白薇一钱，炒白芍一钱，潼沙苑一钱五分，参贝皮一钱五分，天冬肉一钱，炒怀山药三钱，炒冬瓜子三钱，法半夏一钱，炒北秫米三钱（布包入），夜交藤三钱，建泽泻一钱五分，枇杷叶三钱。

三诊：四月二十九日。热度较轻，夜寝渐能安寐，胃纳精神，日见起色。复诊诸恙似已转松，当从原意进步，以希恢复如恒。

法半夏一钱，炒北秫米三钱，夜交藤三钱，仙灵脾二钱，苏花粉二钱，参贝皮二钱，明天冬一钱五分，山萸肉一钱，粉丹皮八分，炒白薇一钱，炒冬瓜仁三钱，炒甘草六分，抱木神三钱。

案四〇五：柯先生，八月二十九日。疮患经久，心脏累虚，神形倦怠，拒受饮食。经谓：诸凡痛痒，皆属于心。矧心为胃母，心虚，则胃多升逆之火。是以两目多眵，食欲锐减。治法宜以养心益胃，而镇其逆，是否有当，敬乞酌加斧正。

川象贝（去心，米炒）各一钱，当归身一钱五分，炒白芍一钱，明天冬一钱，苏花粉一钱五分，炙远志一钱，炒酸枣仁一钱五分，抱木神三钱，炒丹参一钱，生熟谷芽各二钱，怀山药三钱，真官别六分（另炖，分冲）。

【按语】疮疡是指一切体表疾患的总称。其发病机理，不外乎气血凝滞，营气不从，经络阻塞，脏腑失和。一般“伤”在皮肤，出现感染后，伤口比较浅，感染也就比较薄，故称为“疡”。“创”在肌肉深处，感染以后脓血郁积较深，同时伴有红肿热痛，故称为“疮”。疮疡包括肿疡和溃疡，如痈疽、疔疮、疖肿、流痰、流注、瘰疬等。本病四季皆可发病，好发于夏秋季。此类病是中医外科临床的常见病多发病，具有发病迅速，部分病情较重等特点，在面部可引起疔疮走黄（西医学称为败血症或脓毒败血症），在手、足易引起伤筋损骨的严重后果。创伤出现感染以后，就形成了疮疡。正如《医宗金鉴·外科心法要诀》中说：“痈疽原是火毒生，经络阻隔气血凝。”在治疗上，既要重视疮疡的局部病变，又要重视整体情况，分清寒热、虚实、表里、阴阳，采取准确的治疗方法，达到治愈的目的。治疗初期：宜用消法，以祛邪为主。中期：宜用托法，以解毒消肿为重。后期：宜用补法，以扶正祛邪为主。

本节载疮疡案2例。案四〇四证由病久体衰，血虚生风，脾虚生湿，木火内盛，气机抑遏，外发疮疡。证伴见手足心热，届晚为甚，面部发红等。胡震来先生诊为血虚，肌肉失去濡养，已发之疮疡后期，法从标本兼顾着手，治拟甘濡法，主要用药依次为：山萸肉、山药、天冬肉、苏花粉甘润养阴；炒白薇、参贝皮、法半夏、炒瓜仁化湿祛浊；夜交藤、炒白芍养血安神。三诊药证相符，加减而愈。案四〇五是因久患疮疡，引起心胃虚火上升，伴见神形倦怠，食欲不振，两目多眵等症。震来先生以养心益胃，而镇其逆治之。药用真官别、当归身、炒白芍、山药、天冬益气健脾，养血补阴；酸枣仁、抱木神、远志肉宁心安神；丹参活血祛风；生熟谷芽开胃助消化；川象贝、苏花粉清肺润肺。此外，“诸痛痒疮皆属于心”，故养血与宁心皆有其重要价值。

三、斑疹

案四〇六：福华，中巧川，七月二十六日。体布瘢迹，形色带紫，牙龈中，频有血溢。阳明胃燥，营阴累伤使然。仿地黄汤意治之。

大生地二钱，炒黄芩八分，焦知母一钱，毛柴胡八分，西茵陈八分，元参心一钱，炒白芍一钱，炒白薇一钱，炒粉丹皮八分，野茯苓三钱。

二诊：八月九日。恙久营阴亏虚，虚阳上越，头痛乍发乍已，瘢形紫色，渐见转红，惟牙龈仍有血溢。治法宜以养营潜阳，参入血脱益气之例，以期霍然。

西潞党三钱，当归身一钱，炒于术一钱，炙甘草八分，炙柴胡六分，生熟地各三钱，元参心二钱，酒炒芩八分，紫草炭一钱，野茯苓三钱。

案四〇七：右，十月十八日。风寒湿三气杂至，迫入经隧，浑身痹着而痛，体布红疹，疹色带黑。治以温经宣痹为宜。

全当归一钱五分，炒白芍一钱，净麻黄四分，安桂片六分，西红花六分，法半夏一钱，抚川芎一钱，炒毛姜炭八分，西滑石三钱，光桃仁一钱五分，制香附二钱，苦杏仁三钱,野茯苓三钱。

案四〇八:左,七月十七日。热从内灼,营阴累伤,酿成红疹。缠延已久,势防变更,勿大意切切。

白蔻花八分,炒白薇八分,忍冬藤三钱,汉防已一钱,扁豆衣三钱,焦六曲一钱五分,炒冬瓜子二钱,炒桑皮一钱,粉甘草四分,茯苓皮三钱。

案四〇九:左,油坑口,十月二十八日。通体满布瘢疹,牙龈时时溢血。仿犀角地黄汤治之。

大生地六钱,炒白芍二钱,粉丹皮一钱,毛柴胡一钱,炒黄芩一钱,全当归一钱五分,西茵陈一钱,紫草茸一钱,毛姜炭二钱,制香附一钱,正犀角片两分(先煎一炷香,分冲)。

案四一〇:左,三月十六日。遗精后,偶感寒邪,营卫互相抑遏,气化失其常度。热灼于里,影响膻中,清浊渐渐混乱,弥漫清窍,酿成痉厥险象。为期已久,营阴累伤,阳明胃浊,反多上逆,久必化为瘢疹,形色紫黑,是为胃烂。在方书,本为难以疗治之症,震因识浅才疏,愧无挽救能力,勉方敬候前医斧正,庶为妥捷。

生铁落六钱,天竺黄八分,煨粉葛一钱五分,毛柴胡八分,粉丹皮一钱,当归全一钱,炒白芍一钱五分,紫草炭一钱,炒毛姜一钱五分,制香附一钱五分,粉甘草六分,磁砂丸(入煎)六钱,紫雪丹二分(另炖,分冲)。

案四一一:右,三月二十一日。热注阳明,胃气抑郁,腑浊失其通降,以致时时呕吐,饮纳旋即嗳逆。为期已久,营卫渐渐壅滞,酿成瘢疹重症。

佩兰叶一钱,全当归一钱,炒白芍一钱,制香附一钱五分,毛姜炭一钱五分,大豆卷三钱,法半夏一钱五分,炒甘草一钱五分,飞滑石三钱,元荽子一钱,新会皮一钱。

案四一二:左,五月二十九日。湿蕴气中,热包湿外,浑身汗多清冷,神识不清。恙久里实表虚,营卫互相壅遏,酿成瘢疹重候。勉方即乞酌正为妥。

陈胆星四分,黄芪皮三钱,淮小麦三钱,五味子七粒,炒冬瓜子三钱,白蔻花一钱,无花果一钱五分,毛姜炭一钱,川通草六分,粉甘草六分,野茯苓三钱。

案四一三：右，油坑口，十一月二十六日。肺胃为温热抑遏，为期已久，营阴累伤，肌肤甲错，无汗，体布红疹，疹后浑身仍痛，偏右头部较剧，咳嗽频仍，呼吸似难接续。刻诊，脉象细数，舌色紫绛无苔。温邪既已损阴，尤虑劫津耗液。附方即乞酌正。

川象贝各一钱，远志肉一钱，五味子五粒，料豆衣三钱，苏花粉二钱，白蒺藜二钱，蒸紫菀一钱，冬瓜子三钱，忍冬藤二钱，丝瓜络三钱，苦杏仁二钱。

二诊：十一月二十九日。体痛已弭，神识已清，惟内热仍未解却，咳喘有痰，耳经重听，乃肾阴为温邪影响而耗，虚阳上逆故也。

真川贝（去心）一钱，金钗斛一钱五分，苏花粉一钱五分，南沙参二钱，远志肉一钱，川橘络一钱，寒水石八分，忍冬藤二钱，山萸肉四分，五味子五粒，炒冬瓜子三钱。

三诊：十一月二十九日下午。前方既已对症，仍守原意加减，以冀应效乃吉。

川象贝（去心）各一钱，寒水石一钱，远志肉一钱，苏花粉二钱，五味子五粒，白蒺藜一钱五分，料豆衣三钱，蒸紫菀一钱，忍冬藤三钱，苦杏仁二钱，炒冬瓜子三钱。

【按语】斑和疹是两个不同的他觉症状（皮肤损害）。点大成片，色红或紫，抚之不碍手者叫作"斑"，多由热郁阳明，迫及营血而发于肌肤。若其形如粟米，色红或紫，高出于皮肤之上，抚之碍手者叫作"疹"（但亦有不高出皮肤，抚之无碍手之感的），多因风热郁滞，内闭营分，从血络透发于肌肤。故有"癍毒发于阳、承于阴；疹毒发于阴、承于阳"之说。斑疹是单纯的皮肤颜色改变，可暂时出现或长期存在；根据颜色的不同可分红斑和其他各种色素异常引起的斑疹。《丹溪心法》曰："斑，有色点而无头粒者是也。疹，浮小有头粒者……"斑疹大多数属热证，治疗当"热者寒之"。症为实火宜清热解毒；热在气分者，当清气分之热；邪在营分者，当清血分之热；阴虚火旺者，当养阴清热。另外，清热药用之切勿太过，必兼顾胃气，若过用苦寒，势必伤及胃气。辨治论斑，以风、寒、温、热、暑、时行、内伤、阴虚等进行分类。

本节共载斑疹病案8例。胡震来先生所诊之案四〇六、四〇九、四一〇、四一一、四一二为斑,证多由阳明胃燥,营阴累伤;或热注阳明,胃气抑郁,腑浊失其通降;或湿热蕴结,营卫壅遏,呈里实表虚之候。多为热伤血络,证见斑色紫黑、牙龈出血,伴见头痛、呕吐、汗多清冷,神识不清,脉细数,舌色紫绛无苔等,呈现阳明火逆,热扰心神之候。治以清热解毒,凉血散瘀为主。恙久,营阴累伤,则宜养阴清热,血脱益气治之。案四〇六、四〇九、四一〇,组方主要以犀角地黄汤加减,清热凉血,滋阴生津,凉血与散瘀并用。并随证加配当归、玄参、黄芩、茵陈、香附、毛姜炭(炒)、紫草、茯苓、炙甘草、柴胡、知母等,以清泻肝火,凉血止血,益气养营治之。案四一一、四一二为恙久,里实表虚,诊之为斑疹重候,分别予以芳香透邪,益气固表,清利湿热,养阴散瘀治之。

而案四〇七、四〇八、四一三,震来先生诊为红疹,证起由风寒湿热杂至,迫入经隧,肺胃湿热抑遏,营阴累伤所致。伴见全身痹痛,或肌肤甲错,咳嗽气喘,身痛无汗等症。采用温经宣痹,活血透疹,或泻火通络,宣肺止咳等法治之,救危疾获愈。在治疗中,先生十分注重营阴的顾护,并善于运用野茯苓与甘草健养脾胃,采用苏花粉与冬瓜仁清肺化湿,取得良好的效果。

四、麻疹

案四一四:童,五月二十六日。麻形隐隐不磊,热灼于里,血分累伤,肺气渐形壅遏,肤燥无汗,势有变更,勿大意切切。

煨葛粉一钱,生地黄一钱五分,炙升麻两分,小苏根[1]六分,西滑石一钱,全当归六分,炒白芍六分,抚川芎四分,嫩前胡五分,苦杏仁一钱五分,野茯苓三钱,粉甘草四分。

案四一五:灶德令郎,三月二十一日。麻为阳邪,始发于肺胃,今面部以及手足,均经透出,惟形色不甚鲜艳。良由肺热壅盛,影响营阴所致。拟清疏法治之。

---

1 小苏根:疑为小蓟根,因苏和蓟的繁体字分别为“蘇”和“薊”,字形相近。

真川贝(去心,米炒)一钱,干芦根一钱五分,元参心二钱,川橘络一钱,西滑石(辰砂拌)二钱,炒桔梗八分,丝瓜络二钱,粉甘草一钱五分,野茯苓三钱,枇杷膏二钱(分冲)。

案四一六:女孩,三月二十八日。麻敛太速,痰热胶滞,咳声不扬,喉哑咬齿。病势已入险途,不易挽救,勉方以尽人事耳。

生石膏三钱,净麻黄四分,石决明三钱,煅石燕一钱,西滑石三钱,真川贝(去心)一钱,元参心三钱,干苇茎三钱,净连翘一钱五分,粉甘草六分,雪梨膏四钱(分冲)。

案四一七:童,四月五日。麻敛太速,热仍留恋,肺气渐形壅遏,治节之令,遂失下行。咳呛声音哑嗄,鼻煽作努,形色晦黄而闭。肺气业已下陷,恐有变幻之虑,亟仿钱氏升麻葛根汤意加味,冀应转入坦途为幸。

炙升麻三分,煨葛根一钱,炒白芍一钱,炒甘草四分,西滑石一钱五分,苦桔梗一钱,冬瓜子三钱,川通草四分,野赤苓三钱。

案四一八:童,四月六日。麻形隐没太速,痰热内扰,阻其升降,肺气闭塞益甚。呼吸紧迫,脏阴累伤,营分大受燥逆。舌色紫绛,绛中丛起白菌,不时搐搦。病势已入险途,难以挽转,勉方务希另请高明酌正。

生石膏三钱,炙升麻四分,煨葛根一钱,炒白芍一钱,大生地三钱,金钗斛三钱,鲜芦根三钱,元参心三钱,真川贝一钱,生甘草四分。

案四一九:童,五月九日。麻热壅遏,肺胃升降失司。咳嗽频频,龈腐而臭,形困嗜眠,今日胸前满布白痦。治以甘凉宣透之法。

川象贝各一钱,天麦冬各一钱,天花粉一钱五分,寒水石二钱,丝瓜络三钱,金钗斛二钱,鲜生地三钱,玄参心二钱,西滑石二钱,野茯苓三钱,枇杷叶二钱。

二诊:五月十一日。喉间痰筑,渐次平息,惟气分依然急促,余热未清,乃麻后营阴累伤,肺液内耗之象。前方向安,仍照原意出入可也。

金钗斛一钱五分,炒麦冬一钱,地骨皮一钱,臭芜夷四分,粉甘草四分,川贝母(米炒)一钱,肥玉竹一钱,净萸肉六分,橘红衣四分,枇杷叶四钱。

案四二〇：右，六月十八日。麻形磊磊，渐渐外布，惟肢体依然疼痛。肺胃中之蕴热奇重，上蔽清窍，耳既重听，胸次犹然痹塞，以致呼吸不利也。矧麻为阳邪，医治不外乎宣透，姑仿其例，以冀向安。

大生地二钱，炒白芍一钱，青防风八分，细荆芥八分，焦六曲一钱，干苇茎三钱，苏子霜一钱二分，象贝母一钱五分，炒牛蒡一钱五分，炒桔梗八分，益元散三钱（荷叶包，入）。

案四二一：右，东村，八月四日。麻后余热不退，气阴累伤，肺之清肃不利。咳嗽有汗有痰，胸腹以次，满布白痦，耳经重听。病势已入险途，恐有变化，勿大意切切。

金钗斛二钱，元参心三钱，海浮石二钱，真川贝（去心，米炒）一钱，无花果一钱，淮小麦三钱，忍冬藤三钱，扁豆衣二钱，炒冬瓜子三钱，野茯苓三钱，粉甘草四分。

【按语】中医学认为，麻疹是由麻毒时邪引起的出疹性传染病。西医学认为麻疹病毒属副黏病毒科，通过呼吸道分泌物飞沫传播。临床上以发热、上呼吸道炎症、眼结膜炎及皮肤出现红色斑丘疹和颊黏膜上有麻疹黏膜斑，疹退后遗留色素沉着伴糠麸样脱屑为特征。中医学在治疗麻疹方面经验丰富，其经典论述有三：一曰“麻不厌透”，即麻疹初期贵在宣表透发，疹不透则烧不退，常选宣毒发表类汤剂，也可用香菜擦身来帮助出疹；二曰“麻为阳毒”，指麻疹极其重在清热解毒，毒不清则恐生肺炎、喉炎、脑炎等并发症，常选清解透表类汤剂；三曰“麻喜清凉”，麻疹恢复期宜养阴益气，因为元气大伤，气阴不补则体质难以恢复，常选沙参麦冬汤等。麻疹是儿童最常见的急性呼吸道传染病之一，发生并发症的概率很高，常并发呼吸道疾病，如中耳炎、喉气管炎、肺炎，及麻疹脑炎、亚急性硬化性全脑炎等严重并发症。成人偶有发病，但中毒症状较重，发热多在 39 ~ 40℃，有麻疹黏膜斑，部分患者皮疹有出血倾向，常伴有嗜睡等症状，并发症较少，预后良好。

本节共载麻疹案 8 例，其中孩童 6 例，成人 2 例。其案四一四、四一五为出疹期，呈“麻形隐隐不磊”，或“形色不甚鲜艳”，为内热壅盛，麻出不畅，胡震来先生采用清热疏邪法治之。而案四一六、四一七、四一八，证由“麻敛太速，痰热胶滞”并发喉炎、肺炎等，为重症麻疹，震来先生治以钱乙名方、升麻葛根汤加滑石、桔梗、冬瓜子、通草、野赤苓为方，取轻可去实，辛能达表，发散阳明表邪。案四一九证由“痰热内扰，阻其升降”，“脏阴累伤，营分大受燥逆”，引起“麻后营阴累伤”，呈阳邪盛、阴气虚，治以甘凉宣透之法，主用养阴清热，宣肺止咳之品，二诊后，病去体安。案四二〇为肺胃蕴热，上蔽清窍，热在气分，采用透热转气，宣畅气机。药用青防风、细荆芥、焦六曲、干苇茎、苏子霜、象贝母、炒牛蒡子、炒桔梗疏风散热，宣肺通窍，配益元散增强清热利湿作用；用大生地黄、炒白芍甘凉养阴，透达气机。综看案四一九、四二〇皆治用宣透法，但两者用药截然不同，案四一九重在宣透营分邪热，而案四二〇则重在宣透气分邪热，法同药异，疗效趋一。案四二一为“麻后余热不退，气阴累伤，肺之清肃不利”，为“病势已入险途”。先生药用：金钗斛、玄参心、扁豆衣、野茯苓、粉甘草益气养阴，健脾补肺，重在培土生金；海浮石、真川贝母、无花果、炒冬瓜子清肺化痰，疏风通络，用治麻疹后期余热咳嗽，痰出不爽；淮小麦养心安神；忍冬藤清余热，透余毒，调气机，通经络。全方共奏疗治麻疹后期气阴受损之危证。

五、丹毒（大足瘟）

案四二二：右，西村，四月二十八日。白癜风中，又挟丹毒，丹癜虽渐外达，而里热依然如故。营阴累伤，阳明胃气，渐形抑遏。治以养营祛风之法，度可除暴安良也。

当归全一钱，炒白芍一钱，生熟地各一钱五分，炒白薇一钱，炒丹参一钱，安桂片一钱五分，天仙藤二钱，威灵仙四分，路路通四个，川朴花一钱，西滑石二钱，野茯苓三钱，粉甘草四分。

案四二三：江笠卿翁，临溪，五月十四日。风湿相搏，胃气翳滞，肺气渐形悒郁。热从内扰，时轻时重，间有洒寒之象。脉短涩，舌苔黄，舌尖紫绛，且无津液。

此为表里邪实之症。姑仿柴葛解肌之法,冀应透汗,方可缓图。

毛柴胡八分,粉葛根二钱,淡豆豉二钱,炒赤芍一钱,炒知母一钱,制香附一钱五分,炒六曲一钱五分,西滑石三钱,苦杏仁二钱,川通草一钱五分。

二诊:五月十五日。肺主一身之气,肺气为浊邪壅遏,痰热内郁,混蒙于上,津液因此未能上承,是以舌尖紫绛,舌中板黄。昨仿柴葛解肌之法,汗仍未透,热势毕难解却,更以肃肺取汗一法,以俟动静。

干芦根三钱,瓜蒌全二钱,炒知母一钱,炒赤芍一钱,清水豆卷四钱,忍冬藤三钱,苦杏仁三钱,北紫菀一钱五分,丝瓜络三钱,西滑石三钱,建泽泻一钱五分。

三诊:五月十五日下午。解肌肃肺,原为取汗之法,药后热仍如故。汗未透出,其为邪热胶滞,清浊互结之咎。更以寒温并用之法,以杜逆传转剧。

上瑶桂一钱五分,法半夏一钱,炒知母一钱,飞滑石三钱,焦六曲一钱五分,石菖蒲一钱,白蔻花一钱,炒大力子二钱,建泽泻一钱五分。

四诊:五月十六日。热从内灼,脏阴累伤,痰浊凝注而不化。两足红肿而痛,痛移于下,方为幸甚。仍用甘凉清降之法,以俟动静。

真川贝一钱五分,远志肉一钱,苏花粉二钱,石菖蒲一钱,料豆衣三钱,灵磁石四钱,石决明四钱,海蜇皮四钱,山慈菇二钱,正西洋一钱,鲜鲜荸荠汁两匙(分冲)。

五诊:五月十七日。温热痰浊,幸经下行,两足卒然红肿而痛,可无内陷之忧。照前方参入通腑之属,大便一解,诸恙自除,勿虑也。

石决明三钱,夏枯草二钱,粉丹皮一钱,怀牛膝一钱五分,汉防己二钱,苏花粉二钱,肥知母(盐水炒)一钱五分,川黄柏(盐水炒)一钱,粉甘草六分,旋覆花一钱五分,礞石滚痰丸三钱(分吞)。

六诊:五月十八日。大便已解,舌苔渐见退化,惟两足仍红肿而痛,按之坚硬灼热。乃风湿窜入经隧,气分着滞,血分燥扰之象。再守原方加减,以期由渐而安。

石决明三钱,炒知母一钱五分,川黄柏八分,海桐皮一钱五分,汉防己一钱五分,晚虫砂二钱,忍冬藤三钱,生苡仁三钱,川加皮二钱,川通草六分,建泽泻一钱五分，陈皮丝一钱，炒甘草八分，苏花粉一钱五分，松子[1]一钱五分（分吞）。

七诊：五月二十三日。两足红肿，业见起泡流水，水色见黄，乃温毒渐次拔泄于外，当无格外之虑，勿虑也。

大抽芪（盐水炒）一钱五分，川黄柏（盐水炒）六分，当归全一钱，炒白芍一钱，粉甘草六分，鬼箭羽一钱五分，白茄根一钱五分，仙灵脾一钱五分，炒白芥子四分，路路通四个，野茯苓三钱。

八诊：五月二十四日。大足瘟之重候，幸经由渐而安，前方既合效机，当以原意加减，不日可望霍然矣，勿虑也。

潞党参三钱，当归身一钱五分，炒白芍一钱，鬼箭羽一钱五分，白茄根一钱五分，上瑶桂（切片）四分，炒姜炭四分，炒白芥子四分，仙灵脾二钱，生苡仁三钱，新会皮一钱，野茯苓三钱，粉甘草六分。

外用洗方：双枝片二两，炒苍术一两，甘草头一两，炒赤芍一两，炒晚虫砂二两，苏荷一两，白芷一两。

以上共入锅内熬浓，以脚盆盛之，盆上置筛，将两足蹋于筛上，外用布围紧，使其熏蒸化毒。

九诊：六月四日。两足漫肿，渐次退消，惟足踝足胫，依然筋挛，形色光亮而闭，任地步履，旋转红色。恙久脾肾两虚，清浊相干，以致升降不利，咳呛声甚激烈，乍发乍已，面浮耳聋，溲仍不畅。姑予和中运脾，调气解咳之法，以俟动静。

鹿衔草一钱五分，炒晚虫砂一钱，天仙藤一钱五分，威灵仙六分，建泽泻一钱五分，炒白前一钱，炒桑白皮一钱五分，玉苏子一钱五分，橘红衣六分，炒冬瓜子三钱，野赤苓三钱。

十诊：六月五日。肺之宣畅，脾之运用，胃之降和，气机旋转，为痰浊壅遏，而失常度。胸次痹塞不舒，咳呛声甚激烈，耳经重听，面浮而闭。仍用调气豁痰之法，壮其肾元，冀纳其气，度可除暴安良。

---

1 松子：从后注分吞来看，应该是某味丸药。

崔氏夏两粒，炒白前一钱五分，炒桑皮二钱，玉苏子二钱，橘红衣六分，炒白芥子四分，潼沙苑（盐水炒）一钱五分，宣木瓜八分，生苡仁三钱，炒冬瓜子三钱，天仙藤一钱五分，建泽泻一钱五分，野赤苓三钱。

十一诊：六月七日。恙久体元累虚，饮浊从下上泛，阻其升降。胸膺以次，依然痹着而胀，咳嗽气分喘逆。脉来濡软。仍用和中运脾，纳摄肾气，以逐饮浊。医药外，务希屏烦静养为上。

崔氏夏两粒，苏子霜一钱五分，全瓜蒌一钱五分，薤白头八分，炒甘草六分，潼沙苑二钱，紫石英二钱，川加皮二钱，野茯苓三钱，枳术丸二钱（分吞）。

十二诊：六月七日（灯下拟）。宽中运脾，开豁肺气，以逐饮浊，而降其逆。

净麻黄三分，北细辛（干姜三分，同炒）三分，桂枝木六分，苏子霜一钱五分，苦杏仁三钱，橘红衣六分，炒白芥子六分，炒白芍一钱，炒冬瓜仁三钱，川加皮二钱，野茯苓三钱。

十三诊：六月九日。恙久脾运蹇滞，痰浊壅盛，上注于肺，肺之治节，未能下行。咳嗽乍缓乍亟，平卧仍不舒适。应从宽中运脾，开豁肺气，以降痰浊。自此屏烦节饮，不日可望霍然矣。

款冬花一钱五分，合欢皮二钱，玉苏子一钱五分，蒸紫菀一钱，炒冬瓜子三钱，生苡仁三钱，川加皮二钱，新会皮一钱，制半夏一钱，炒北秫米三钱，野茯苓三钱。

十四诊：六月十三日。恙久脾胃不运，湿痰壅滞，气机舒展不利，升降失司。咳嗽难于平卧，甚则冲逆脘胀，几经类厥，良由浊气上冲所致。

紫苏叶四分，淡吴萸四分，炒桔梗一钱，生姜二片，宣木瓜一钱，橘红衣六分，花槟榔一钱五分，炒川椒目三分，炒茅祁术各八分，野茯苓三钱。

十五诊：六月十四日。脾为运化之源，胃为藏纳之腑。恙久脾阳不振，胃气翳滞，饮浊停蓄其中，充满势必上溢，障碍于肺，治节之令，毕难下行，迫为咳呛，或冲逆脘胀，时有气厥，厥来肢冷作麻，冷汗津津外出，移时汗敛厥苏。昨进鸡鸣散意，冀平冲逆，药后每发较轻，当从原意加减，以期由渐而安。

皂角末三分，破故纸一钱五分，尖槟榔一钱五分，淡吴萸四分，两头尖（醋炒）十粒，陈胆星三分，木蝴蝶六分，桂枝木六分，白蔻花一钱五分，无花果一钱五分，煅瓦楞子一钱五分，风化芒硝四分，野茯苓三钱，干淡竹叶（蜜炙）一钱。

十六诊：六月十六日。痰浊从下上泛，引动心阳内炽，气随滞塞。恙久里实表虚，当从原意加减，以期转入坦途。

陈胆星三分，飞青黛二分，木蝴蝶六分，淮小麦三钱，风化芒硝四分，陈佩兰一钱，白蔻花二钱，无花果一钱，忍冬藤三钱，净连翘一钱，干淡竹叶（蜜炙）一钱五分。

十七诊：六月十七日。火气亢，痰壅逆，气之升降不利。平卧仍感困难，舍此别无他苦矣，务希勿多顾虑，屏烦静养为要。

陈胆星四分，飞芦荟二分，木蝴蝶六分，淮小麦三钱，两头尖十粒，破故纸一钱五分，潼沙苑一钱五分，五味子四粒，山萸炭八分，生炒甘草各四分，白蔻花一钱，无花果一钱，野茯苓三钱。

十八诊：六月十八日。恙久脾肾阳微，胃腑失其展舒，痰浊胶结而不化，无形之火，时有冲逆。脘间硬胀举作，则腰部背部，亦随回应，须人拳击而后已。通宵达旦，毕难平卧。此乃清阳不升，浊阴不降所致。更以暖丹田，壮元阳，调气道，而逐重浊之法，谅与病体咸宜。

冬虫夏草一钱，破故纸一钱五分，淡苁蓉二钱，益智仁（盐水炒）一钱，赖氏红（盐水炒）八分，当归全一钱五分，炒甘草八分，炒射干四分，玉苏子二钱，炒姜炭四分，制川朴一钱，法半夏一钱五分，野茯苓（飞芦荟二分拌）四钱，滴水沉香四分（分冲）。

十九诊：六月二十一日。舒展气机，调其升降，宽膈镇逆，而化痰浊。

潼沙苑一钱五分，蒸百部一钱五分，赖氏红六分，玉苏子二钱，炒白芥子八分，代赭石一钱五分，两头尖五粒，川加皮二钱，炒沉香曲二钱，炒冬瓜子三钱，野茯苓三钱，北细辛（干姜三分，拌炒）三分，磁砂丸二钱（分吞）。

二十诊：六月二十三日。体胀，腹之偏右，突呈积痞，痞气冲逆，故有痹塞肿胀，神倦懒言等症，究非痉厥也。矧诸气膹郁，皆属于肺。当以峻法开之，谅乎中肯。

炙麻黄根六分，蒸百部一钱五分，刀豆壳二钱，玉苏子二钱，炒白芥子六分，炒白前一钱五分，橘红衣六分，苦杏仁三钱，威灵仙六分，北细辛（干姜三分，同拌炒）三分，越鞠丸三钱（分吞）。

二十一诊：七月一日。脾肾两调，开豁肺气，以镇痰浊上逆为害也。

炙麻黄根八分，煅鹅管石八分，灵磁石一钱五分，刀豆花二钱，生苡仁三钱，蒸于术一钱，炒白芍一钱，参贝皮一钱五分，桂枝木六分，炙甘草八分，野茯苓三钱。

二十二诊：七月十二日。痰浊自下上泛，障碍于肺。治节之令，毕难下行。脘间瘫起有形，甚则痹塞肿胀，通宵达旦，平卧竟不能自由。恙久脾肾累伤，水泛为痰，继续不断。治法主以脾肾两调，徐图奏效。

潞党参三钱，炒于术八分，炒白芍一钱，炙甘草八分，野茯苓三钱，制香附二钱，新会皮一钱，川加皮二钱，仙灵脾二钱，炒白芥子六分，白茄根二钱，济生肾气丸三钱（分吞）。

二十三诊：七月十六日。脾肾为生痰之源，肺胃为贮痰之器。恙久脾肾两亏，水泛为痰，自下上溢，阻其肺之清肃，胃之降和，是以脘间瘫起有形，咳嗽乃作。方书所谓：肺形如钟，有撞则鸣是也。仍照原方施治，可冀就痊。

潞党参三钱，炒于术八分，炒白芍二钱，炙甘草一钱，野茯苓三钱，制香附二钱，新会皮二钱，川加皮二钱，仙灵脾二钱，炒白芥子六分，炒冬瓜子三钱，炙干蟾皮四分，济生肾气丸三钱（分吞）。

二十四诊：八月二日（拟丸方）。香砂六君能健脾，能化湿痰，能扶正气，久服自可转弱为强，每早晚用开水吞三钱，诚为简便之计。

潞党参一两五钱，炒于术五钱，炒白芍五钱，粉甘草三钱，野茯苓一两五钱，制香附五钱，陈广皮五钱，川加皮一两，仙灵脾一两，白芥子三钱，淡吴萸二钱，炙干蟾皮二钱。

以上共研细末，外用陈南枣六两煮透，去皮核，将药和入为丸。

二十五诊：八月十九日。大病后，体元未复，饮食稍有感触，则停滞而不化。是以寒热混作，似疟而非，继以疟疾丸截止。寒热虽见解除，一触不免复发，慎之切切。

真西党二钱，炒于术一钱，当归全一钱，粉甘草四分，野茯苓三钱，法半夏一钱，陈广皮一钱，小青皮四分，川加皮二钱，白蔻花一钱，煨草果仁四分，川通草六分，荷叶包饭一块(煨炭，入)。

【按语】丹毒是以患部突然皮肤鲜红成片，色如涂丹，灼热肿胀，迅速蔓延为主要表现的急性感染性疾病。丹毒的病因以火毒为主，可由风湿热诸邪化火而致。由于素体血分有热，外受火毒，热毒蕴结，郁阻肌肤而发；或由于皮肤黏膜破伤(如鼻腔黏膜、耳道皮肤或头皮破伤，皮肤擦伤，脚湿气糜烂，毒虫咬伤，臁疮等)，毒邪乘隙侵入而成。本病发无定处，凡发于头面部者，夹有风热，称抱头火丹；发于胸腹腰胯部者，夹有肝火，称内发丹毒；发于下肢者，夹有湿热，称流火；发于新生儿臀部，多由胎热火毒所致，称赤游丹。正如《素问·至真要大论》所云："少阳司天，客胜则丹胗外发，及为丹熛疮疡……"《诸病源候论·丹毒病诸候》云："丹者，人身忽然焮赤，如丹涂之状，故谓之丹。或发于足，或发腹上，如手掌大，皆风热恶毒所为。重者，亦有疽之类，不急治，则痛不可堪，久乃坏烂。"本病相当于西医学之急性网状淋巴管炎。

本节载丹毒案2例。案四二二为风搏肌肤，气血不畅，络脉瘀阻。始患白癜风，后又夹丹毒。证属营阴累伤，胃气抑遏，内热郁积。胡震来先生治拟养营祛风法，方中用当归、炒白芍、生熟地养阴和营，行血活血；炒白薇清热凉血，用于热入营血，阴虚内热；炒丹参祛瘀活血；安桂片温经活血；天仙藤行气止痛；威灵仙、路路通祛风通经；川朴花行气解郁，降气调中；西滑石清热渗湿；野茯苓健脾渗湿；粉甘草调和诸药。共奏活血和营，祛风清热之效。

案四二三江笠卿翁案，连载25诊次，诊时3个月4天，成为医案中诊次最多的案例。始由风湿相搏，胃气翳滞，肺气抑郁，郁而化热。证见恶寒身热，或寒热往来，无汗，舌尖紫绛，苔黄，脉短涩，为表里邪实之证。震来先生拟仿柴葛解肌汤加减，意在取汗透邪。是方去甘草、黄芩、羌活、白芷、桔梗，加淡豆豉、知母、香附、炒六曲、滑石、杏仁、通草等药。冀应开腠理，泄内热，促其发汗，使邪清泄，随汗随溺而解。从一诊到三诊，主以透汗为治，首以肃肺取汗法，后用寒温并用法，药随法拟，表里双解，平衡阴阳。至四诊时，病情转而热灼阴伤，痰浊不化，邪热由上下移，出现两足红肿痛，先生及时调整治则，采用甘凉清降法，及通腑泄热法。到八诊时，又采用内服汤剂与外用熏洗，内外兼施。药后，两足红肿起泡，破溃流黄水，呈邪毒外排，药证相符，“大足瘟”重症趋于好转。九诊时，因年事已高，疑又停药数日，致使足肿尚未全愈，又见咳呛，面浮耳聋，小便不畅，甚至喘不能平卧，脘胀，气厥等诸症，病涉肺不宣降，脾失运化，肾失藏纳，致使痰浊内阻，气机升降失常。治拟先后和中运脾，调气解咳法；或调气豁痰，壮元纳气；或开豁肺气，逐饮降逆；或镇逆化痰；或行气降浊，化湿通络等诸法，其间方用鸡鸣散加味，主以行气降浊，化湿通络，止咳化痰，抓住病在下，痰湿浊为患的主因施治，产生了显著效果。至十七诊时，是患“大足瘟”局部症状明显好转，唯“平卧仍感困难，舍此别无他苦”，但伴有脘间硬胀，甚或隆起有形，痹塞肿胀，治以脾肾两调，开豁肺气，消痞除满，或消积化痰，宽中利膈，或理气宽中、行气消胀诸法，扶正祛邪，肺肃胃降，脾运肾复，使痰湿浊无由以生。到二十四诊时，改汤剂易丸剂，自制香砂六君丸内服，益气健脾，和胃消食，缓缓图进。半个多月后，至二十五诊，载记：“大病后，体元未复，饮食稍有感触，则停滞而不化。是以寒热混作，似疟而非，继以疟疾丸截止。寒热虽见解除，一触不免复发，慎之切切。”病又新感，续以截疟善后。

综析案四二三，是患因年高，病治断续，病情复杂，恙久多变，致先后天脾肾具虚，气血耗损，湿热邪毒留恋，呈先表里俱实，后虚实夹杂，先生临证不乱，一诊一方，更据守法，不泥方药，病之早期肃肺取汗，治以仿柴葛解肌汤加减为主；中期甘凉清降，通腑泄热为法；后期开豁肺气，消痞除满，脾肾两调为治。开肺气，祛痰浊，健脾胃成为本案的治疗关键。最终脾运胃健，气机升降如常，诸病瘳除。

从本案就诊日期记载看，正常情况下，为每日一诊，病重时则上午、下午（灯下）各诊治一次，是较为符合当时治疗急危重症的诊治常规。但限于当时诸多就诊条件，受病家经济和诊地交通环境等多原因，因而病情出现好转后，便停诊停药，造成旧疾未瘳，新病又作，病情反复，病程缠绵，病不遂人愿，特别是医患间的配合治疗，这在本案中应该起到十分重要的作用。从另一侧面，也反映出民国时期，边远乡村百姓看病难，医者行医难之真实写照。

六、狐疝

案四二四：左，二月十四日。偏左睾丸漫肿，行动下坠而胀。左胯筋挛不舒，时形怯冷，且有蕴热。以脉参舌，此属寒凝气滞所致。

胡芦巴二钱，川橘核一钱，荔枝核一钱五分，淡吴萸四分，西小茴六分，煨川楝子一钱，巴戟天一钱五分，建泽泻一钱五分，野茯苓三钱，粉甘草四分，旋覆花二钱，安桂丸八分。

案四二五：方君，白茆干，三月十三日。阴寒气结，升降失司，上为呕吐，而下即为便泄也。正气乘便泄下陷于阴，寒随凝结，迫无出路，遂致睾丸漫肿，胀而且痛，稍动仍作呕恶。恙久，神形萎靡，食欲不振，通宵达旦，毕难成寐，肢指欠温。兹诊：脉象沉迟，舌苔灰淡。坤土累伤，势防变幻，勿大意切切。

淡吴萸四分，益智仁八分，荔枝核一钱，西小茴六分，台乌药一钱，胡芦巴一钱，巴戟天一钱五分，煨川楝子六分，小青皮（醋炒）八分，建泽泻二钱，野茯苓六钱，粉甘草六分，沉香安桂丸一钱二分（分吞）。

二诊：三月十五日。据述进拙方，夜寝渐能安寐，饮食稍启，惟睾丸仍漫肿胀痛。良由厥阴之气，未能展舒，寒尚凝滞故也。照述仍守原意加减，冀应化险入夷，诚为万幸。

淡吴萸四分，益智仁八分，荔枝核一钱，西小茴六分，胡芦巴一钱，巴戟天一钱五分，元胡索（酒炒）六分，煨川楝子六分，野茯苓六钱，粉猪苓一钱，炒甘草六分，沉香安桂丸一钱二分（分吞）。

案四二六:左,九月三日。寒邪久注厥阴,肝失疏泄,气随壅滞。偏左胁下,隐隐作痛,左偏睾丸独大而胀,胀而且坠,大便不实。治以温药为宜。

淡吴萸一钱五分,荔枝核二钱,西小茴一钱五分,巴戟天一钱五分,胡芦巴一钱五分,桂枝木一钱,制香附二钱,小青皮(醋炒)八分,粉甘草六分,安桂丸一钱二分(分吞)。

案四二七:冯君,五月四日。少腹为厥阴多气之区,饮从内伏,与气抵触,则鸣响而痛,痛自少腹左旁,波及右偏肾囊而后已,乍缓乍剧,亦狐疝之属。缠延岁月,诚恐难杜根株,附方敬候前医酌正。

胡芦巴一钱五分,西小茴四分,两头尖(醋炒)十粒,抚川芎(醋炒)八分,福泽泻一钱五分,法半夏一钱五分,炒白薇一钱,潼沙苑一钱,野茯苓三钱,粉甘草一钱五分,车前子(芒硝六分,泡水,炒)二钱。

案四二八:左,一月四日。肝肾两虚,厥阴之气抑郁,偏右睾丸坚硬,少腹隐匿而胀,足常清冷,脉沉迟。治以温药调之。

淡吴萸三分,淡苁蓉一钱五分,仙灵脾二钱,法半夏一钱,北秫米三钱,胡芦巴一钱,破故纸八分,益智仁八分,炒甘草六分,白茯苓三钱,沉香安桂丸一钱二分。

【按语】狐疝是指腹腔内容物,行立则外出少腹滑入阴囊,卧则复入少腹,如狐之出入无定者,以患部有肿物突起,按之柔软,嘱患者咳嗽,按肿物处有冲击感为临床表现。主要病因有:一为情志不畅,肝郁气滞,气郁囊中,经脉失和,则阴囊胀痛;二为中气不足,气虚下陷,固摄失司,见腹内肿物出入阴囊;三为寒湿凝滞厥阴,经脉失和,坠现阴囊肿痛。正如《儒门事亲》说:“狐疝其状如瓦,卧则入小腹,行立则出小腹入囊中,狐则昼出穴而溺,夜则入穴而不溺,此疝出入上下往来正与狐相类也。”本病可见于任何年龄,但以5岁以下小儿及20岁以上男性多见。本病若早期治疗,一般预后良好。但部分患者也可伴有肠梗阻、腹痛、休克等并发症。根据本病临床表现及特点,类似于西医学的腹股沟斜疝。

本节载有狐疝案5例。胡震来先生诊之为寒凝气滞,或寒注厥阴,肝失疏泄,而致阴囊下坠，睾丸胀痛，畏寒，肢体欠温为特征，伴有形靡，食少，不寐，脉沉迟，苔灰淡等。拟以温经散寒，止痛祛湿治之。常用胡芦巴、吴茱萸、小茴香、巴戟天、川楝子、甘草、茯苓、荔枝核、泽泻及沉香安桂丸等，以温肾健脾，散寒止痛，疏肝散结，利水渗湿，用于寒疝腹痛，睾丸肿痛，甚遇寒加剧，畏寒喜暖，四肢不温等症。同时，偏肝郁气滞者，加青皮、橘核、川芎、香附等；恙久，脾肾阳虚者，加肉苁蓉、淫羊藿、沙苑子等。因人而异，随症加减，体现出震来先生在本案的治疗上，既抓住了寒凝气滞这一主要病因，又分别结合各案的差异，辨明了寒热虚实本质，灵活遣方用药，而愈病也在其情理中。

七、白痦

案四二九：右，大庙汪村，八月二十一日。热蕴肺胃，痰随壅阻，清窍已被窒塞，耳聋神呆，知觉不慧。缠延时日，营阴两伤，白痦红疹，一齐外出，形色一紫一枯，气阴两耗，断无疑义。脉细数，舌紫燥。胃液暗竭，蛔虫已从口出，医药益难着手，勉以甘凉益胃，宣金肃肺，而和其阴，冀应得庆生还，诚为万幸。药味列后，仍候前医酌正为妥。

真川贝（去心，米炒）一钱，上上金钗斛三钱，天竺黄六分，寒水石二钱，灵磁石三钱，远志肉一钱，元参心三钱，天花粉（米炒）一钱五分，清水大豆卷三钱，粉甘草六分，雪梨汁四钱（分冲），玫瑰露二钱（分冲），真官别六分（另炖，分冲）。

案四三〇：左，七月二十日。内热燔灼，已历一候，营阴既伤，肺胃之液又耗，日前通体满布红疹，今日复呈白痦，颈部胸次，经已密布，形色干枯。近欲更衣，适尔厥逆，逾时已久，尚未见苏。方书所谓：邪深厥亦深也。脉来弦鼓，齿枯唇燥。病象如斯，恐难疗治，勉拟仍候原裁。

鲜稻穗三钱，鲜芦根三钱，鲜生地三钱，金钗斛三钱，瓜蒌衣一钱五分，白扁豆三钱，制郁金一钱，西菖蒲六分，炒白薇一钱，抱木神三钱，丝瓜络三钱，粉甘草四分。

案四三一：左，四都柳村，七月四日。风温温热，蕴伏肺胃，迁延多日，气阴累伤。虽然汗出，而内热终不清退。肺之治节，毕难下行。阳明之火，时有冲逆。是以面部频呈赤色，咳嗽乍疏乍数也。今腰部以次，有红疹，有白瘖，其为热蕴肺胃，气阴累伤，越发无疑。姑仿王孟英先生甘凉宣透之法，冀应转入坦途为幸。

陈胆星（风化芒硝两分，拌杵）一分，川象贝各一钱五分，五味子四粒，煅石决明一钱五分，寒水石一钱五分，干苇茎三钱，苏花粉一钱五分，炒牛蒡子一钱五分，清水豆卷一钱五分，苦杏仁三钱，白蔻花八分，炒冬瓜仁三钱，丝瓜络三钱。

案四三二：左，茶枝源，五月十一日。肺之清肃，胃之降和，气之流展，为风湿阻滞，而失常度。内热怫郁而不化，清浊互相壅遏，肢体疼痛。恙久气阴两伤，营分大受燥逆，前曾发过红疹，于今又出白瘖，瘖布颈部胸次，粒粒可辨，胸膺以次，□□□□，□思纳谷，入晚烦渴引饮，口常粘腻。兹诊：脉象弦涩，舌苔灰厚。姑予宣透之法，希望转入坦途，诚为万幸。药味列后，敬候前医酌正。

白蔻花一钱，无花果一钱，大豆卷三钱，忍冬藤二钱，丝瓜络三钱，甜葶苈（炒，去油）四分，炒牛蒡一钱五分，象贝母二钱，干芦茎三钱，寒水石一钱五分，炒冬瓜子三钱，川通草六分，野赤苓三钱。

案四三三：右，浒里，七月十四日。口味泛甜，肺经有热，脾经有湿。肺为热而失清肃，脾为湿而失运行，清浊混乱，有升无降，胸膺以次，时有冲逆嘈杂，引饮旋即干呕。虽然发过红疹，发过白瘖，而邪热依然羁留。治以甘凉清透为主。

鲜佩兰一钱五分，白蔻花一钱，炒竹茹八分，炒大力子一钱五分，甜葶苈（炒，去油）三分，广藿香（酒炒）一钱，青防风（酒炒）八分，山栀（酒炒）四分，荷叶蒂（米炒）两个，川通草六分，野赤苓三钱。

案四三四：榴占，十月五日。伏邪伏热，已由膜原中，渐渐透达于外矣。此乃白瘖业出于头胸以次之明证也。自此慎戒口腹，不日可望就痊矣。

苦杏仁一钱五分，风化芒硝三分，白蔻花六分，抱木野神二钱，炒鼠粘子一钱，陈佩兰八分，粉甘草四分，炒知母八分，瓜蒌衣一钱五分。

案四三五：榴占，九月二十五日。体楚蕴烧，腹笥作胀，乃伏温之象。

陈佩兰一钱，白蔻花八分，西茵陈八分，川通草六分，大豆卷三钱，茯苓皮三钱，川朴花一钱，安桂片四分，西滑石二钱，炒冬瓜子三钱，炒半夏曲一钱。

案四三六：观荀兄令正，四月六日。树人撰方。浊邪盘踞阳明，胃之贲门，顿失展舒，肺之治节，不克下行。咳呛一再泛呕，头颅轰眩疼痛，神倦懒言，目喜交睫。热乃滋扰，乍轻乍亟，口干引饮，不思纳谷。延缠多日，势恐变端，慎施切切。

当归全一钱五分，炒白芍一钱，制香附二钱，生苡仁三钱，川加皮二钱，佛手柑八分，绿萼梅八分，炒沉香曲一钱五分，炒甘草六分，象贝母一钱五分，玉苏子(杵)一钱五分，橘红衣八分，野赤苓三钱，崔氏半夏两粒(正研，分冲)。

二诊：四月八日。温邪蕴伏肺胃，肃降失司，身热有汗，终不清退。缠延时日，营阴累伤，胸部以次，突呈红疹，疹色不甚鲜艳，势恐弥蔓生变，幸勿以小恙而视之。

上上金钗斛三钱，炒白薇八分，粉丹皮八分，全当归一钱五分，炒白芍一钱，干芦茎三钱，紫草炭一钱，西菖蒲八分，制香附一钱五分，苏花粉(辰砂拌)一钱五分，野茯苓三钱，骨碎补(去毛，盐水炒)一钱五分，益元散三钱(荷叶包)。

三诊：四月九日。红疹外达后，而内热依然留恋，神识昏迷不清。治节之令顿失下行，稍作咳呛，口干不喜多饮。拟以轻宣清化，以杜逆传转亟。

上上金钗斛二钱，净连翘一钱五分，焦山栀八分，炒白薇八分，石菖蒲八分，石决明三钱，远志肉一钱，制郁金一钱，瓜蒌衣一钱五分，荷叶边二钱，天花粉一钱五分，抱木神三钱，上上真官别六分(另炖，分冲)。

四诊：四月十一日。神识昏乱不慧，呃逆连声，无时或释，肢频清冷。脉沉毫不应指。势入险途，实难医治，忝在友谊，勉方以尽人事。

制半夏一钱，橘红衣一钱，刀豆子(杵)二钱，丁香蒂四分，干柿蒂(米炒)七个，佛手花八分，象贝母一钱五分，益智仁八分，代赭石二钱，旋覆花(布包)一钱五分，炒甘草六分，野赤苓三钱，滴水沉香四分(研细，分冲)，上上老官别八分(另炖，分冲)。

案四三七：观荀嫂，四月二十五日。树人撰方。耳鸣头眩，夜不成寐，四肢酸软乏力，神倦懒言，种种见症，此属恙久，体元累伤所致。仿固本法调之。

潼沙苑二钱，明天冬八分，肥玉竹一钱五分，陈萸肉（盐水炒枯）一钱，灵磁石三钱，当归身一钱五分，炒白芍一钱，远志肉一钱，炒酸枣仁一钱五分，夜交藤二钱，白茯苓三钱，粉甘草六分。

案四三八：观荷兄令媳，四月二十五日。树人撰方。寒轻热重，头痛体胀，胸次懊侬失舒，动辄呕吐黄水。以脉参舌，此乃风湿内侵，营卫互滞之咎。拟用清导法治之，谅与病机有裨。

全当归一钱五分，炒白芍一钱，佛手柑六分，石菖蒲八分，荷叶边二钱，白蒺藜一钱五分，法半夏一钱，西滑石三钱，生苡米三钱，川加皮三钱，丝瓜络三钱，野赤苓三钱，粉甘草六分。

二诊：四月二十七日。前投清导之法，药后头痛已弭，呕吐亦随平息。惟内热依然重炽不退，营分大受燥逆，胸部以次，酿成红疹，疹色鲜艳，当无变化，守原章加减可也。

当归全一钱五分，炒白芍一钱，炒白薇八分，香白芷一钱，桑白皮一钱五分，白蔻花一钱，佛手花六分，无花果一钱五分，制香附一钱五分，瓜蒌衣（米炒）一钱五分，天花粉（米炒）一钱五分，野赤苓三钱，益元散二钱（荷叶包）。

案四三九：左，七月十四日。白痦发于肺胃，治以甘凉宣透法。

佩兰叶一钱，白蔻花一钱，无花果一钱，天花粉一钱五分，瓜蒌衣八分，象贝母一钱五分，干苇茎三钱，大豆卷三钱，大力子一钱五分，冬瓜子三钱，野茯苓三钱，粉甘草一钱五分。

案四四〇：右，七月十四日。肺胃为温热抑遏，清浊混乱，清阳未能展舒。胸宇懊侬嗳噫，神识迷昧，缠延时日，气阴累伤，必致酿成白痦。仿王孟英先生甘凉宣透之法，以期转入坦途为幸。

鲜佩兰一钱，白蔻壳八分，西香茹两分，大豆卷三钱，瓜蒌衣一钱五分，炒牛蒡一钱五分，象贝母二钱，干苇茎三钱，苦杏仁二钱，川通草四分，丝瓜络三钱。

案四四一：左，九月十五日。湿为重浊之邪，如阴霾之气也。疟后脾阳不运，湿邪羁留，内热悒郁而不化，肺之清肃，胃之通降，两失常度。气苦上逆，频作呕声，一再唾咯绵涎痰沫，肌肤暗黄而闭，肢体胀痛，腰部较剧。兹诊：脉象沉涩，舌苔灰厚腻。为期已久，气机壅滞，胸次突呈白痦，恐有迁延变故之虑，附方即请酌正。

陈胆星四分，白蔻花一钱，毕澄茄六分，刀豆子（杵）二钱，甜葶苈（炒，去油）六分，牛蒡子一钱五分，象贝母一钱五分，橘红衣六分，仙灵脾一钱五分，野茯苓三钱，枇杷叶三钱，旋覆花二钱（布包），安桂丸一钱（分吞）。

案四四二：王令郎，旌德县，九月九日。温邪蕴伏肺胃，热从内扰，乍轻乍重，重则神形烦躁，虽经汗出便下，而热终然退却不清，此明以温病无疑。方书所谓：温邪不在汗解，亦在不□便解是也。由来已逾一候，气阴累伤，酿成白痦。痦布于头部胸次，粒粒可辨，热注肺胃，断无疑义。究其温热，原非疏散可却，亦非沉寒可清，姑仿王孟英先生甘凉宣透之法。冀充胃阴，而清肺气，俾如白痦从速透达，方许无虑。管见如斯，质之前医以为何如，并乞酌加斧正为妥。

干佩兰一钱二分，佛手花六分，白蔻花一钱五分，大豆卷二钱，飞滑石二钱，干苇茎二钱，象贝母（米炒）一钱五分，瓜蒌根（米炒）一钱，苦杏仁一钱五分，扁豆衣三钱，粉甘草四分，野赤苓三钱，枇杷叶一片。

案四四三：右，百鸟墓，七月二十日。肺胃为邪热怫郁，清浊混乱，升降失司。咳嗽，胸次痹塞，白痦屡经外布。治以宣透之法，谅与病机有裨。

佩兰叶二钱，白蔻花一钱五分，大豆卷三钱，扁豆衣三钱，炒冬瓜仁三钱，炒牛蒡一钱五分，象贝母二钱，京半夏八分，寒水石二钱，川通草六分，粉甘草四分，西香茹一分。

案四四四：左，外半坑，八月十六日。少腹懊侬而胀，头部津津汗出，淋漓清冷。以脉参舌，此属暑风外逼，热熏于里，腑气壅遏使然。为期已久，气阴两伤，酿成白痦。痦布于颈部胸次，粒粒可辨，形色欠艳，恐有变幻，附方即请酌正。

陈胆星三分，风化芒硝八分，黄芪皮三钱，全当归一钱，五味子七粒，飞芦荟三分，炒六神曲一钱五分，淮小麦三钱，川黄柏（盐水炒）八分，炒黄芩八分，佩兰叶一钱，净连翘一钱，苏荷八分。

案四四五:左，八月二十九日。温邪内蔽肺胃，肃降失司。身热有汗，未经清退，肢体酸楚，腹部甫布白痦，痦色鲜明。气阴幸未受伤，亟以宣透一法，以冀向安。

干佩兰一钱，白蔻花八分，大豆卷二钱，嫩白薇八分，川通草四分，炒大力子一钱五分，象贝母(米炒)一钱五分，制郁金一钱，西菖蒲四分，炒冬瓜仁三钱，野茯苓三钱，枇杷叶三钱。

案四四六:奕坤兄令正，方村，八月二十三日。热注肺胃，缠延已久，气阴累伤，肺之治节，既不下行，胃之浊邪，复失通降。喉间常有痰筑，口味泛甜，胸膺以次，突布白痦。其为邪热蕴伏肺胃，气阴两伤，益觉无疑。姑予甘凉宣透一法，冀其除暴安良也。

干芦根三钱，象贝母二钱，苦杏仁一钱五分，川通草六分，大豆卷三钱，黄芩(酒炒)六分，藿香(酒炒)六分，防风(酒炒)八分，炒大力子一钱五分，丝瓜络三钱，粉甘草四分，野赤苓三钱，枇杷叶三钱。

案四四七:左，八月二十八日。肺先受邪，继传于胃，胃被湿郁，肺失宣肃之权。热伏不扬，乍轻乍剧，透汗依然不退。病经两候，气阴累伤，肺胃之液暗耗，胸腹以次，突布白痦，亟以甘凉宣透之法，以期中肯，方许无虑。

金钗斛三钱，干芦根三钱，元参心二钱，瓜蒌衣二钱，净连翘一钱五分，象贝母一钱五分，炒牛蒡一钱五分，制郁金一钱，扁豆衣三钱，川通草四分，炒粳米四钱，枇杷叶三钱。

案四四八:右，九月二十九日。伏邪秋发，热从内起，痰浊怫郁而不化。为期已久，阴分累伤，乃上逆以致耳聋神呆，入晚旋即呓语，颈部胸次突呈白痦，肢指蠕动。脉细数，舌绛燥。亟以甘濡之法，佐以和阴而化痰浊。

金钗斛三钱，真川贝一钱五分，天竺黄一钱五分，山慈菇二钱，石决明三钱，干芦根三钱，川橘络一钱，苏花粉二钱，沉香曲二钱，枇杷叶二片。

案四四九:左，十月四日。病后体元未复，复感风邪，肺气为热怫郁而失清肃，胃为痰浊壅遏而失降和。胸宇隐隐作胀，时有呕恶，肢体酸楚，无汗，头目晕眩，口常粘腻，频喜唾咯。脉浮滑，舌色淡赤少苔。治以宣金肃肺，和中降胃。

真川贝（米炒）一钱，炒竹茹八分，干苇茎三钱，扁豆衣三钱，冬瓜仁三钱，白蔻花一钱，炒牛蒡一钱五分，苦杏仁二钱，丝瓜络三钱，粉甘草四分，枇杷叶三钱。

案四五〇：本法兄令郎，油坑口，五月十五日。树人撰方。白痦发于太甚，阴分累伤，肺气依然肃降不利，咳嗽有声少痰，热来烦躁，汗出淋漓，神识昏迷不爽，病势险重，恐有变幻之虑。附方即乞酌正。

川象贝各一钱，五味子七粒，淮小麦三钱，佛手花六分，苏花粉一钱五分，金钗斛二钱，南沙参二钱，玉苏子一钱五分，苦杏仁二钱，北紫菀一钱，西菖蒲六分，赖氏红八分，西洋参六分（另炖，分冲），别直参四分。

【按语】白痦是指发于皮肤表面的白色小疱疹，形如水泡，色白晶莹，破之有清稀浆液流出，多见于颈项及胸腹部，又名晶痦。本病是由于湿热之邪郁于肌表，不能透泄而发。颈项初生水疱，渐及胸腹，亦可见于四肢，先少后密，状如水晶，显示湿热有外透之机。破之出淡黄色浆液，有腐臭味，常伴有身热，数天后身热渐低，水泡干燥脱屑而愈。重者可延缠日久，水疱呈枯白色，称为枯痦。是气阴枯竭之候。治宜清热除湿宣透。

本节载白痦案22例，患者包括成人、儿童，其中以男性居多。证多由外感风湿、温热，壅遏肺胃，或湿邪伏于肺胃，致肺失宣肃，胃失降和，痰浊内阻，郁而化火，累伤气阴，或累伤营阴，造成全身症状。正邪相争，湿热外透，病现白痦，或先发红疹，后生白痦。而邪入于肺，出现咳呛有痰；邪入于胃，发生泛呕，口干喜饮，饮而不多，或口出甜味等；热陷伤及营分，则出现神识昏乱不慧，入夜呓语，烦躁等；气阴受损，体元累伤，则出现神倦懒言，汗出清冷，呈病危休克状态；湿热透发不畅，则红疹、白痦色不鲜艳。胡震来先生在治疗时，有16例拟仿甘凉宣透法(王孟英)，以期宣肺降胃，宣透湿热，促使白痦外露。因而，湿热为本病的主要病因，邪袭肺胃，肃降失司，痰浊内阻为主要病机，甘凉宣透法为本病主要治法。综观诸案，主要用药有：白蔻花、佩兰、大豆卷、牛蒡子、干芦根，取甘凉轻宣透邪；象贝母、川贝母、杏仁、枇杷叶、瓜蒌衣、冬瓜仁宣肺止咳化痰；别直参、西洋参、金钗斛、石菖蒲等补气养阴生津，扶助正气；若热陷心包，出现神昏，不寐，入夜呓语，加远志肉、抱木神、夜交藤、酸枣仁等清心安神。

综观本病的治疗，震来先生仍以守法不拘方，因人、因证施治。在治疗时，清热除湿并重，调畅气机并行，宣透之法必先调气。肺气得宣则三焦畅通，腠理开达，宣肺卫输，白痦即去。总之，先生仿拟王孟英之甘凉宣透法的用药思想，本质是“给邪以出路”，既清热除湿，又能达到透痦的目的。用药平淡，无苦寒之品，不损伤正气，宣郁祛风透邪外出。故而甘凉宣透法，成为本节白痦案治疗的根本大法。

第三章　妇科病证

一、产后病

案四五一：右，歙南苏村，八月五日。产后血耗气乱，脾少运行，痰热互相抑遏，胃之贲门，失其展舒，胸宇以次，冲逆乃跳，动辄头晕眩运，夜欠安眠，大便溏，食欲不振，环唇皖白少华，肢指有时微冷，神形倦怠。恙久中土累伤，气机旋转，偶有蹇滞，脉如屋漏水流，逾时始见一落，是为七怪之脉。产后大非相宜，姑仿徐灵胎先生建中理气化痰一法，是否有当，敬候前医斧正。

法半夏一钱，北秫米三钱，灵磁石三钱，仙灵脾二钱，甜百合（紫苏一分，泡水，炒）三钱，怀山药三钱，扁豆衣三钱，冬瓜子三钱，炒甘草六分，野茯苓三钱。

案四五二：右，三月十九日。产后，血耗气乱，肝失疏泄，胃少降和，寒邪抑遏而不化。少腹冲逆而痛，甚则心烦懊侬，呕恶交加，一再便泄。刻诊：脉象短涩，舌苔居中薄黄，余俱灰淡。亟以舒肝和胃，理气降逆一法，是否有当，敬候酌正。

煅瓦楞子二钱，绿萼梅四分，佛手花六分，炒沉香曲一钱五分，炒桔梗八分，炒晚虫砂一钱五分，白蒺藜一钱五分，抱木神三钱，粉甘草六分，荷蒂（米炒）四个，甜百合（乌药八分，泡水炒）三钱，枇杷叶三钱，越鞠丸三钱（分吞）。

案四五三：晓山令正，四月二十六日。产后气血互耗，故有头晕目眩，自汗似厥之象。

上上西潞党三钱，当归身一钱五分，安桂片三分，山萸炭八分，荆芥炭六分，缩砂仁六分，良姜炭一钱五分，抚川芎八分，炒酸枣仁一钱五分，野茯神三钱，粉甘草六分。

【按语】产后病是指产妇在胎儿娩出后至产褥期间所发生的与分娩有关的一

系列病证，俗称“月子病”。其发病机理可以概括为三个方面：一是失血过多，亡血伤津，虚阳浮散，或血虚火动，易致产后血晕、产后痉证、产后发热、产后大便难等；二是瘀血内阻，气机不利，血行不畅，或气机逆乱，可致产后血晕、产后腹痛、产后发热、产后身痛、恶露不绝等；三是外感六淫或饮食、房劳所伤等，导致产后腹痛、产后痉证、产后发热、产后身痛、恶露不绝等。总之，产后脏腑伤动，百节空虚，腠理不实，卫表不固，摄生稍有不慎便可发生各种产后疾病。

本节载有产后病案3例。案四五一：证属产后气血亏耗，脾失健运，痰热互结，中焦气机升降失常。症见冲逆眩晕、失眠便溏、神疲肢冷、脉象异常。治以建中理气化痰之法。案四五二：证由产后血耗气乱，肝气乘脾，脾胃运化失司，痰热相交，遏阻中焦则胃失和降，胃气上逆，血不养心则胸宇不舒，惕惕而动，脾失健运则大便稀溏。胡震来先生诊之为产后腹痛。组方用药以煅瓦楞子、绿萼梅、佛手花疏肝和胃，理气止痛；炒沉香曲、荷蒂、甜百合、枇杷叶、炒晚蚕沙等具有芳香化湿，降逆和胃之功；炒桔梗、白蒺藜、抱木神、粉甘草同用，具有舒展胸宇，宁心安神的作用；而越鞠丸为理剂，有理气解郁，宽中除满之功效。案四五三：证由产后气血互耗，故有头晕目眩，自汗似厥之象。震来先生组方用药以潞党参大补元气；用当归身、抚川芎补血活血；肉桂、炒酸枣、良姜炭、山萸炭益气温阳，敛汗固脱；良姜炭、野茯神健脾安神；荆芥炭疏表止血；缩砂仁温中行气；粉甘草和中缓急。诸药合用，调和气血，表里兼顾，故则斯疾自愈。

二、带下

案四五四：苏君太太，三羊坑，七月十三日。舌乃心之苗，其舌本又属于肾。心肾久亏，厥阴之气，复失条达。君相二火，时有冲逆。舌常作麻，麻后自觉灼热。缠延已久，气阴累伤。非胸次震荡而跳，即筋惕与肉瞤，带下淋漓，夜寝少寐，每届泛事适来之际，则乳房漫肿坚硬，少腹隐胀，腰背酸挫。脉濡弦，苔色灰糙，时有变更，或干燥，或潮润，病势殊为复杂，诚恐一时难期奏功，附方即乞酌正。

淫羊藿二钱，覆盆子二钱，潼沙苑二钱，菟丝饼二钱，益智仁一钱，紫石英三钱，桑螵蛸二钱，鸡冠花二钱，夜交藤三钱，远志肉一钱，酸枣仁一钱五分，抱木神三钱，陈佩兰一钱。

【按语】带下病是指妇人带下量明显增多，色、质、气味异常，并伴有全身或局部症状。临床表现常见白带增多、绵绵不断、腰痛、神疲等，或见赤白相兼，或五色杂下，或脓浊样，有臭气。若腐臭难闻，当警惕是否有癌变。

本案胡震来先生认为证起恙久，心脾俱虚，肝肾亏损兼夹湿浊，而造成带下及诸多症候，证情错杂，组方用药以淫羊藿、潼沙苑、覆盆子、菟丝饼温补脾肾之阳；紫石英、远志、酸枣仁、夜交藤、茯神镇心定惊，养血安神，以解胸次震荡而跳；桑螵蛸、鸡冠花合用以收敛补肾约带；茯神、远志配伍可健脾渗湿，安神定志；农历七月暑湿当令，佐以佩兰芳香化湿解暑，以除湿气。

三、月经不调

案四五五：右，一月九日。心脾两虚，厥气凝滞，木火乘机内扰，影响于营，泛事停霁，历今岁月。方书所谓：二阳之病发心脾。妇不月一也，一面调血，一面理气，可冀霍然。

真西党三钱，炒白芍一钱，炒白薇一钱，白蒺藜一钱五分，绿萼梅六分，紫石英三钱，石菖蒲八分，远志肉一钱，路路通八个，蒲公英（布包）三钱，旋覆花（布包）一钱五分。

案四五六：右，绩城，四月十七日。肝失藏血，脾失统血，血不循经而行，则为妄下，经常超前期。前期后，腰部作胀，或为寒热呕吐也。姑予和中运脾，舒肝益胃之法，以俟动静。

蒸归身一钱，蒸于术八分，怀山药二钱，炒白芍一钱，山萸肉六分，抚川芎六分，玉苏子一钱，炒甘草一钱五分，陈皮八分，白茯苓一钱五分。

案四五七：右，四月二十四日。妇人最多肝郁，郁则气结，升降失司。胸臆旋即作痛，时发时愈，泛事近忽超前。肝阴既伤，脾阴又病，以致不司藏统也。

当归身一钱五分，蒸于术一钱，玫瑰花四支，佛手花六分，无花果一钱，西菖蒲一钱五分，制郁金一钱，炒川芎八分，白蒺藜一钱五分，白茯苓三钱，粉甘草一钱五分，旋覆花（布包）二钱。

案四五八：右，八月六日。气行则血行，气滞则血滞。今胸次隐隐胀痛，昨忽咯血少许，泛事常趋于后。良由气血互郁，肝少疏泄，脾失运行，气机旋转不利也。附方尚希酌服为妥。

西红花四分，苏木屑一钱，光桃仁一钱五分，鹿角霜三钱，紫石英（先煎）三钱，木蝴蝶八分，制香附一钱五分，潼沙苑二钱，野茯苓三钱，越鞠丸三钱（分吞）。

案四五九：右，九月二日。郁损肝脾，气随壅遏，清阳失其展舒。胸次冲逆而痛，咳嗽频仍，泛事前后不一。期经之先，旋即体胀怯冷，经净，续下白带，头晕目眩。病势殊为复杂，医药以外，非宽怀静摄不为功。

淫羊藿二钱，菟丝饼二钱，怀山药三钱，潼沙苑二钱，紫石英三钱，法半夏一钱，炒北秫米三钱，煅瓦楞子二钱，炒两头尖六粒，绿萼梅四分，佛手花六分，粉甘草一钱五分。

案四六〇：周和贤令正，四月二十八日。（案来自“医案拾遗”部分）。手足心不时灼热，头痛晕眩，泛事前超，种种见症，此属肝脾两虚，不司藏统所致。附方敬侯裁酌为祷。

真西党三钱，蒸归身一钱五分，炒白芍一钱，炒白薇一钱，山萸炭一钱，川芎八分，茯神三钱，炒枣仁一钱，怀山药三钱，蒸于术一钱，甘草六分。

案四六一：右，十月二十八日。泛事前后不一，头痛晕眩，腰部酸胀，经期之中较剧。以脉参舌，此属肝脾肾三经皆损所致。

蒸归身一钱五分，淮山药三钱，炒于术一钱，炒白芍一钱，炒山萸炭八分，炒酸枣仁一钱五分，桑螵蛸一钱五分，紫石英三钱，粉甘草一钱五分，野茯苓三钱。

【按语】月经不调又称月经失调，是一种妇科常见病，表现为月经周期、经期或出血量的异常，或伴有经前、经期腹痛及全身症状，病因可能是器质性病变或是功能失常。多种疾病如血液病、高血压、肝病、内分泌病、流产、宫外孕、葡萄胎、生殖道感染、肿瘤（如卵巢肿瘤、子宫肌瘤）等均可引起月经失调。

本节载月经不调案7例。案四五五:《内经》载:“二阳之病发心脾,有不得隐曲,女子不月。”阳明胃经有病,会发于心脾两脏,女子会停经,有难以启齿的月经疼痛,采用调血理气的方法治疗,可一剂获愈。胡震来先生诊之药用:党参、白芍益气补脾,养血敛阴;白蒺藜、绿萼梅、旋覆花疏肝理气;紫石英、石菖蒲益气暖宫,开窍化湿,盖血得温则行;白薇、蒲公英、路路通合用,共奏清解宣通之效。

案四五六:月经超前,腰部作胀,伴有畏寒发热,恶心呕吐,缘由肝失藏血,脾失统血,血不循经运行所致。震来先生用药以当归、川芎、白芍补血活血,缓急和络;山萸肉补益肝肾,收敛固涩;山药、白术、白茯苓健脾益气,运中和胃;陈皮、苏子降气止呕;粉甘草调和诸药。

案四五七:证起肝气郁结,疏泄不利,升降失司,郁久生热,热灼胞宫则经汛超前,胸宇作痛等。证由肝脾之阴受损,藏血统血失职所致。先生用药以当归、川芎补血养血,活血止痛;茯苓、白术、甘草健运化水谷精微,以补脾益阴;旋覆花、佛手柑、无花果疏肝理气,解郁和中;玫瑰花、白蒺藜平肝疏肝,和血散瘀。方中郁金,《本草备要》言其可“行气,解郁;泄血,破瘀;凉心热,散肝郁,治妇人经脉逆行”,在本案中起到画龙点睛之效。

案四五八:证起气血互郁,肝失疏泄,脾失健运,致胸部隐隐作痛,咯血,月经常趋于后,皆由气机旋转不利所致。先生用药以红花、桃仁祛瘀通经;苏木、香附疏肝理气,行血止痛;鹿角霜与木蝴蝶为伍,一温一凉,收敛止血,清肺宁络;用越鞠丸气解郁,宽中除满以善后。

案四五九:证起情志抑郁伤肝脾,气机壅遏,清阳不展,则胸部冲逆而痛,咳嗽频作。肝郁脾壅,气血逆乱,则月经先后无定期,体胀怯冷,带下续发。血不上荣于脑,则清窍失养,头晕目眩。先生治从疏肝解郁,温阳健脾。用药以淫羊藿、菟丝饼、潼沙苑温阳补肾;紫石英、法半夏、两头尖合用,以温肺下气,益血暖宫,止咳化痰,以除咳嗽,体胀,怯冷,头晕目眩;瓦楞子、秫米、山药健脾生血,化瘀约带;绿萼梅、佛手花疏肝理气,和中化痰,以促气机条达;甘草补脾益气,润肺止咳,缓急止痛,并缓和温阳药之性。

案四六〇：肝主疏泄、主藏血，脾主运化、主统血，疏泄不利，则肝阳偏亢，故手足心热，头痛晕眩。脾失统血，固摄失职，则泛事前超。先生用药以当归、白芍、川芎补血活血，平抑肝阳；白薇、山萸肉清虚热，益肝肾，收敛固涩；党参、茯苓、酸枣仁、山药、蒸于术、甘草健脾运化，补血统血。盖肝阳得降，肾水得滋，脾气健运，则月事自然归正。

案四六一：脾经失统，肝经失藏，肾经失固，致月事前后不一，头痛晕眩，腰部酸胀。先生用药以当归补血活血；山药、炒白术、茯苓、甘草健脾益气以统血；白芍养血敛阴；桑螵蛸、山萸肉、紫石英、酸枣仁补益肝肾，收敛固摄。是方具有调和肝脾肾三经之功效，使经血不自妄行，故而病情自愈。

四、痛经

案四六二：右，十二月六日。体元虚寒，气化不及，故泛事常迟而行，经前经后，少腹均系胀痛。脉来濡软。拟用甘温法调之。

淡吴萸四分，藏红花六分，光桃仁一钱五分，紫石英（先煎）三钱，菟丝子二钱，全当归二钱，白芍（酒炒）一钱，抚川芎一钱，炒甘枸杞一钱五分，炒甘草六分，良姜炭四分，熟艾叶二片。

【按语】痛经是指行经前后或月经期出现下腹部疼痛、坠胀，伴有腰酸或其他不适，症状严重可影响工作与生活。痛经分为原发性痛经和继发性两类。原发性痛经指生殖器官无器质性病变的痛经；继发性痛经指由盆腔器质性疾病，如子宫内膜异位症、子宫腺肌病等引起的痛经。本病临证分虚实两大类，实证病因由郁怒伤肝，气机不利，血行受阻，瘀血滞于胞中，或因感受风寒湿冷，阻碍气血运行，不通则痛；虚证病因有大病久病耗伤气血，或饮食劳倦损伤脾胃，化源不足致气血亏虚；或因素体肝肾亏虚，精血不足，孕产房劳耗伤精血，胞宫失养，气血运行无力，使得胞宫胞脉不荣则痛。

本案胡震来先生诊之为：素体气血不足，肝肾亏虚，临证呈虚寒型经行腹痛。先生组方用药以吴茱萸、紫石英、菟丝子、高良姜炭、炭艾叶温补肾阳，祛寒止痛；

用桃红四物汤加减补血活血，化瘀通经；用枸杞子滋补肝肾；用甘草调和诸药，缓急止痛。

五、经前手足痛

案四六三：右，八月四日。肝脾两亏，不司藏统，气机旋转不及。每届经事之前，必致手足酸楚，拘挛而痛。脉濡软。治以肝脾两调，舒其经络可也。

当归身一钱五分，蒸于术一钱，白芍（酒炒）一钱，炒川芎一钱，制香附二钱，光桃仁一钱五分，西红花六分，泽兰一钱，仙灵脾二钱，粉甘草四分。

【按语】本案病起肝脾两亏，不司藏统，气机旋转不及，致每次行经之前，必有手足酸楚，拘挛而痛。胡震来先生拟以肝脾两调，舒经通络法调治。仍以桃红四物汤加减治之：去生地黄，加泽兰增强活血化瘀，通经活络之功；以白术、白芍、淫羊藿合用可健脾柔肝，缓急止痛。盖肝藏血主筋，脾统血主肌肉与四肢，血脉充盈，经前手足挛痛自然可愈。

六、倒经

案四六四：右，八月二十八日。经云：气为血母，气乱则血亦乱。非鼻衄即吐红，泛事频下，经色淡红，肌肤皖白少荣，时有冷汗外出，腰常跧痛。肾元累伤，脉濡软，舌灰滑。姑仿血脱益气之法，佐以补肾可也。

真西党三钱，大抽芪三钱，熟地炭三钱，当归身一钱五分，炒于术二钱，炒白芍一钱五分，潼沙苑（盐水炒）二钱，川杜仲（盐水炒）三钱，益智仁（盐水炒）一钱，鹿角霜三钱。

案四六五：右，八月二十八日。泛事迟迟而行，行则鼻衄乃溢。此乃寒凝于下，阳泛于上所致。拟用温暖下元法。

当归身二钱，西红花一钱五分，鸡冠花四分，巴戟天（盐水炒）一钱，良姜炭（盐水炒）四分，白蔻壳一钱五分，光桃仁一钱五分，紫石英三钱，白茯苓三钱，粉甘草六分，旋覆花（布包）一钱。

【按语】倒经是指女性在月经期流鼻血的一种病证，西医学上称为“代偿性月经”。倒经多发生于月经来潮前1～2天或行经期间，具有周期规律性。此时，月经量少，甚至无月经，鼻衄或吐血量可多可少。常伴有全身不适、精神不畅、烦躁不安、下腹部胀痛等症状。

本节载案2例。案四六四：证为肾元累伤。胡震来先生采用血脱益气之法，佐以补肾。经云：“气为血母，气乱则血亦乱。”药用真西党、大抽芪大补元气；熟地炭，当归身、炒白芍补血养血；炒于术健脾益气；潼沙苑、川杜仲、益智仁、鹿角霜补脾温肾，收敛止血。诸药合用，使气血平和，肾元固摄，倒经自止。

案四六五：震来先生诊之为：寒凝于下，阳泛于上之倒经。治以温暖下元之法。药用当归身、西红花、光桃仁养血活血；紫石英、良姜炭、巴戟天、旋覆花温肾潜阳，益血暖宫；鸡冠花、白蔻壳温中行气，收敛止血；白茯苓、粉甘草益气健脾，渗湿安神。

七、经后咳嗽

案四六六：右，十二月十六日。经停数月，心脾久伤，木贼乘咎内干，肺气失其清肃，咳嗽频仍，手足心中不时灼热，大便溏泄。治以心脾两调为主。

款冬花一钱五分，参贝皮一钱五分，怀山药二钱，扁豆衣三钱，银杏肉二枚，木蝴蝶六分，益智仁八分，紫石英一钱五分，粉甘草六分，野茯苓三钱。

【按语】本患停经数月，又咳嗽，手足心热，大便溏泄，胡震来先生认为病由心脾两虚，肝气乘脾，肺失清肃所致。治以调理心脾两脏。盖心主血脉，脾主运化水谷精微，培土生金即可达到治疗的目的。组方用药以山药、扁豆衣、益智仁、野茯苓健脾助运，补心益血，以治大便溏泄，手足心热，月经延期；银杏肉、参贝皮、紫石英、木蝴蝶化痰止咳，敛肺平喘，兼舒肝气；甘草补脾益气，润肺止咳，调和诸药。

八、经来腰痛

案四六七:右,七月十六日。体元亏虚,气机旋转时有蹇滞。经来色淡且少,神形不振,腰部踁痛,食欲渐减。治以固本为宜。

真西党三钱,当归身一钱五分,蒸于术一钱,炒白芍一钱,菟丝子二钱,仙灵脾二钱,缩砂仁一钱,鹿角霜三钱,潼沙苑一钱五分,新会皮一钱,粉甘草四分,抱木神三钱。

【按语】本患因体元亏虚,脾胃运化功能蹇滞,致神形不振,腰际酸痛,食欲渐减,月经量少。胡震来先生采以固本为治。组方用药以党参、白术、甘草益气健脾,以促进脾胃的运化功能,使气血生化有源;用当归、白芍补血活血;菟丝子、鹿角霜、潼沙苑、淫羊藿补肾助阳,固护元气;砂仁、新会皮、茯神、甘草益气健脾,理气化湿,以祛中焦蹇滞。诸药合用,使肾元得充,脾胃健运,斯疾自愈。

九、月经过多

案四六八:姑娘,十一岁,六月三十日。体元久虚,虚火内扰,迫令下经,经色带鲜且多,常有带浊。治法主以固摄,可冀向安。

蒸归身一钱五分,白芍(酒炒)一钱,怀山药三钱,山萸炭八分,荆芥炭八分,炒酸枣仁一钱五分,远志肉一钱,桑螵蛸二钱,真田七四分(研,分冲),建泽泻一钱,野茯苓三钱。

二诊:七月五日。女子二七,而天癸至。年始十一,骤有泛水,又加白带,是先天尚未长成,而先泄耗,病属禀赋有亏也。姑以培扶下元。

熟地炭三钱,山萸炭一钱,炒怀山药三钱,菟丝子三钱,金樱子三钱,焦白术一钱,生苡仁三钱,炒五味子四分,莲须四分,炙甘草三钱。

【按语】《素问·上古天真论》曰:"女子二七天癸至,任脉通,太冲脉盛,月事以时下,故有子。"本患年幼,先天不足,肾元羸弱,虚火扰宫,迫血下注,逆乱而行。脾虚失统,而致月经过多。脾虚失运,而致带下。胡震来先生采以固摄,培扶下元法治疗。组方用药以当归、白芍补血养血;山萸炭、荆芥炭补肾约冲,收敛止血；茯苓、泽泻、桑螵蛸益气健脾，渗湿约带；酸枣仁、远志肉宁心安神；三七具有止血不留瘀的特点，对出血兼有瘀滞者尤为适宜，《本草纲目》认为其可止血、散血、定痛。

十、崩漏

案四六九：右，十一月二十一日。脾运蹇滞，气化不及。少腹偏右，筋鼓而痛，带下淋漓不断，一再崩漏，经色始鲜继瘀。其为气道不调，血随气阻，断无疑义。治法主以调气和血，畅中运脾，谅乎中肯。

蒸归身一钱五分，怀山药三钱，山萸肉一钱，苁蓉炭三钱，荆芥炭一钱，仙灵脾二钱，缩砂仁一钱，制香附（盐水炒）二钱，炒续断二钱，熟艾叶二片，济生肾气丸三钱。

【按语】崩漏是指妇女非周期性子宫出血，其发病急骤，暴下如注，大量出血者为“崩”；病势缓，出血量少，淋漓不绝者为“漏”。崩与漏虽出血情况不同，但在发病过程中两者常互相转化，如崩血量渐少，可能转化为漏，漏势发展又可能变为崩，故临床多以崩漏并称。青春期和更年期妇女多见。其证多因血热、气虚、肝肾阴虚、血瘀、气郁等损及冲任所致。

本案病情日久频发，致脾主运化、统血生血功能受阻，肾气固摄失衡，胡震来采以调气活血，畅中运脾法为治。组方用药以当归补血活血，具有瘀血不去新血不得重生之意；用怀山药、仙灵脾、缩砂仁健脾益气，生血补血；香附为血中之气药，《本草纲目》称其为“气病之总司，女科之主帅”；用山萸肉、苁蓉炭、炒续断补肾气，敛精血；炒荆芥炭、熟艾叶温经止崩，散寒止痛。又因病缠日久，故用济生肾气丸，以温肾化气，利水止带，调善其后。

第四章　耳鼻口目病证

一、鼻渊

案四七○:周先生,四月二十八日。阳明胃虚,痰浊内扰,木火乘机上逆,影响于肺。肺阴累伤,燥多外溢,此乃鼻窍频有火炎,与阻塞,或流涕。此明以九窍不和,皆属胃病一也。但胸跳与恍惚,或肢体振栗,又为阳明胃虚,痰火内动,此明以胃病又一也。先生洞明医道,管见所及,质之为然与否,弄斧班门,尚希较正。

制半夏一钱,炒北秫米(布包)三钱,灵磁石三钱,参贝皮一钱五分,夜交藤三钱,肥玉竹(淡秋石五分,泡水,炒)一钱,甜百合(紫苏四分,泡水,炒)三钱,粉甘草四分,炒冬瓜子三钱,枇杷叶(去毛)三钱。

案四七一:右,浒村,三月十九日。风邪久窜厥阴,肝失疏泄。寒邪伏匿太阴,肺失通畅。左鼻左目,频有浊涕外泄,流泪不休,胸次冲逆嗳噫。缠延数月,从缓图功。

全当归二钱,制香附二钱,川羌活一钱,辛夷(切片)一钱,炒白术一钱五分,炒白芍一钱,抚川芎一钱,明天麻六分,白芷(酒炒)一钱五分,小红枣五枚,煨姜三片。

二诊:三月二十五日。水亏不能养木,木火上冲,影响于脑,酿成鼻渊。或为咳嗽,眉棱骨以及额间胀痛,肢心不时灼热,间或怯冷,夜寝不能熟寐。缠延岁月,阴分亏虚,非短期所能取效。

辛夷花八分,炙龟板二钱,刺蒺藜一钱五分,肥玉竹一钱五分,明天冬八分,苦丁茶八分,甜百合三钱,粉甘草一钱五分,元参心一钱五分,夜交藤三钱,法半夏一钱,北秫米(布包炒)三钱。

【按语】中医认为：鼻渊是因外邪侵袭，或脏腑蕴热，蒸灼鼻窍，或因脏腑虚损，邪留鼻窦所致。以鼻流浊涕，量多，鼻塞，嗅觉减退，头晕胀闷，鼻道有脓等为主要表现的疾病。本病相当于西医学的鼻窦炎。在各种鼻窦炎中，以上颌窦炎最多见，依次为筛窦、额窦和蝶窦的炎症。鼻窦炎可以单发，亦可以双侧发生。最常见的致病原因为鼻腔感染后继发鼻窦化脓性炎症。此外，变态反应、机械性阻塞及气压改变等均易诱发鼻窦炎，牙龈感染亦可引起齿源性上颌窦炎。

本节载鼻渊案2例。案四七〇为邪热侵入鼻窍，木火上冲，致鼻塞流浊涕，并伴有胸跳与恍惚，肢体振栗等，表现为胃虚肺热，痰火内动的病态，胡震来先生采用半夏秫米汤加味，以养阴清热，益胃降浊，安神定志为治疗。方中肥玉竹加淡秋石，甜百合加紫苏，泡水同炒，起到滋阴而不腻，退热而不燥的效果。处方中的药物采用不同的炮制法，是震来先生临证用药一大特色。

案四七一病久累虚，虚寒内生，致肺失宣降，引起咳嗽，左鼻流浊涕，左目流泪，疑为额窦炎症伴有漏睛(慢性泪囊炎)。二诊后，先生转用半夏秫米汤加味治疗，起到益气养阴，除燥通窍功能。半夏秫米汤出自《灵枢·邪客》，由半夏、秫米组成，用于湿痰内盛、胃不和则卧不安之失眠症，有祛痰和胃，化浊宁神之功。先生用半夏秫米汤加味治疗鼻渊，赋予了古方新用使命。在其基础上，加滋阴降火的百合、天冬、玄参心、玉竹、龟板、刺蒺藜、苦丁茶，再辅佐辛夷花、夜交藤、开窍安神，粉甘草调和诸药，临证收到了很好的疗效。

二、口糜

案四七二：左，八月十一日。满口丛生白菌，由痢后而致，乃燥热上患，肺气抑郁所致。

南北沙参各二钱，乌玄参三钱，白桔梗一钱，冬瓜仁二钱，炒大力子八分，西茵陈八分，炒寸冬八分，银花炭一钱五分，炒川芎八分，羌独活炭各四分，野赤苓三钱，枇杷叶一片。

案四七三：木生，十月七日。阳明火炎，口糜龈腐。仿甘露饮意加减治之。

天麦冬各一钱，生熟地各一钱五分，炒黄芩一钱，枳壳一钱，西藿香梗（盐水炒）一钱，粉甘草一钱五分，建泽泻一钱五分，陈皮一钱，茵陈一钱，野茯苓三钱，枇杷叶三钱。

案四七四：右，十月八日。阳明火炎，口糜龈腐。仿甘露饮意加味治之。

生熟地各一钱五分，天麦冬各一钱，西茵陈一钱，炒枳壳一钱，粉甘草一钱五分，广藿香（盐水炒）一钱，炒芩一钱，广陈皮一钱，建泽泻一钱五分，野茯苓三钱。

【按语】口糜，多因外感湿热，蕴结膀胱，或饮食不节，湿热内蕴，上蒸口腔所致。以口腔肌膜糜烂成片，口气臭秽等为主要表现的疮疡类疾病。本病多发生于小儿者，以1岁内婴儿或不满月婴儿多见，又称鹅口疮、燕口疮、白口疮、雪口。发生于成人者，往往继发于伤寒、大面积烧伤或烫伤、泄泻、糖尿病、原发性免疫缺陷，以及长期大量使用抗生素的患者。西医学的口腔白色念珠菌病可参考本病辨证论治。

本节载口糜案3例。案四七二：胡震来先生认为其病因病机为久痢后，机体抵抗力下降，燥热上蒸，肺气抑郁致使满口丛生白菌，出现口糜病症。方用养阴清热，宣肺润燥，荡解疫痢之余毒，以治疗阴虚火炎，燥热上扰，发为口糜者，起到清解痢毒与治口腔糜烂双管齐下的作用。案四七三、案四七四，震来先生俱诊之为“阳明火炎，口糜龈腐”，选用甘露饮为基本方，方中减石斛加藿香、泽泻、野茯苓等，增强了是方养阴清热，化湿敛疮，宣利阳明之火的作用，起到釜底抽薪的效果。甘露饮出自《太平惠民和剂局方》：由生地黄、熟地黄、麦冬、天冬、绵茵陈、黄芩、枳壳、枇杷叶、石斛、炙甘草组成。此方原治胃中湿热上蒸而导致，口臭、厌食、吐衄、齿龈出血等症。先生以此方加减，用于治疗成人之口糜，创新了治口糜的辨治路径和方法。

三、牙疳

案四七五：善义，十月七日。牙疳唇腐，热灼形瘦，不易医治，勉方即请酌正。

金果榄一钱五分，苏花粉二钱，藿香梗（盐水炒）八分，青防风（酒炒）六分，西茵陈一钱，象贝母二钱，肥知母（盐水炒）一钱，轻马勃六分，炒芩六分，野茯苓三钱。

案四七六：高月，八月二十八日，（树人撰方）。牙疳唇腐，热灼形瘦，不易医治。勉方，务希另请高明酌进。

金果榄一钱五分，苏花粉一钱五分，轻马勃八分，西茵陈一钱，象贝母一钱五分，野茯苓三钱，知母（酒炒）一钱，防风（酒炒）八分，藿香梗（盐水炒）一钱五分，炒芩八分，生熟地各一钱五分，天麦冬各一钱，甘草六分。

上梅片三分，飞月石三分，飞青黛一分，孩儿茶二分，芦甘石三分，五倍子三分，青鱼胆二分，人中白三分，枯矾二分，苏荷二分。

以上各味，研极细末，吹于患处。如有绵涎外溢，或可救十中一二，否则别无良图。

二诊：八月二十九日，（树人撰方）。阳明火炎，口糜龈腐。亟仿导赤散意加味治之，以观动静。

根生地二钱，淡竹叶一钱，细木通八分，甘草梢八分，苏马勃八分，净连翘一钱五分，炒芩八分，象贝母一钱五分，金果榄一钱五分，藿香梗(盐水炒)一钱五分，青防风（酒炒）八分，肥知母（酒炒）一钱。

【按语】牙疳，是指牙龈红肿、溃烂疼痛、流腐臭脓血等症。《儒门事亲》卷五曰："牙疳者，龋也。龋者，牙断腐烂也。"中医依据病因及其临证特点可分为：风热牙疳、青腿牙疳、走马牙疳三种。其中以风热牙疳较为多见，青腿牙疳因其下肢兼见青色肿块而得名，走马牙疳多发生在小儿。走马牙疳因发病急骤，故名走马，是较危重的急性口腔病，多因病后余毒未清而发。本病的治疗原则，以清阳明胃热为主。属风热者，宜疏风清热，泻火解毒；属寒湿凝滞者，宜祛寒燥湿；属余毒未尽者，治宜解毒，清热，祛腐。

本节载牙疳案2例。案四七五由于该患牙龈与口唇同时被热毒侵袭，邪陷入深，造成全身功能衰退，胡震来先生诊之为牙疳重症。是方选用清热剂导赤散加马勃、连翘、炒芩、象贝母、金果榄、藿香梗、青防风、知母等内服，具有宣清热毒,养阴通利之功效。主治牙疳唇腐重症,以亟患出险途。

案四七六由震来先生长子胡树人代诊。在内服导赤散加味基础上,又采用上梅片、飞月石、飞青黛、孩儿茶、炉甘石、五倍子、青鱼胆、人中白、枯矾、苏荷等清火解毒祛腐的药物,研末吹敷患处,治疗牙疳之重症,内服与喷药双管齐下,提高临床疗效。先生凭临证多年经验体会到,只有“绵涎外溢”,而热毒外泄,患者方有救治,若无涎则毒气内攻,即属难治之症,实乃经验之悟谈。是外用喷药经验方,如今仍为世家常用治疗牙疳唇腐之验方。

四、喉痹

案四七七:王君,里周坑,六月十九日。风热痰浊齐注阳明,胃之贲门渐渐壅塞,肺之治节迫难下行。始由牙龈肿痛,继则颐垂坚硬,涎沫上涌,涌溢唾咯不休,喉间痹着,饮纳咸感而痛。治法宜予舒展胃府,利其肺气,而消肿痛,以解痰浊,谅乎中肯。

金果榄一钱五分,苏花粉一钱五分,淡昆布一钱,肥知母(盐水炒)一钱,藿香梗(盐水炒)八分,轻马勃六分,川橘白一钱,漂海藻一钱五分,青防风(酒炒)六分,风化芒硝六分,白蔹一钱五分,野茯苓三钱,炒甘草六分。

上梅片四分,青果干六分,飞青黛二分,薄荷一分,孩儿茶四分,人中黄四分,飞月石二分,青防风一分。

以上研细末,用麦秆筒吹于腐处。

案四七八:左,方村,三月十三日。风热久积肠道,迫血外渗。去秋始病便红,红净后,腑阳继续上燥,影响于肺。肺阴累伤,治节之令,渐至不克下行,咽喉痹着而痛,悬壅下垂,两旁丛生腐白,片片成实。此为风热胶结大肠,累及于肺,益觉无疑。方书所谓:肺与大肠相表里。治法当从二经推想,仿一升一降法。

象贝母二钱,地骨皮一钱五分,金果榄一钱五分,苏花粉一钱五分,桑白皮一钱五分,广藿香(盐水炒)八分,川羌活(盐水炒)四分,姜虫(盐水炒)一钱,野茯苓三钱,川橘白一钱,更衣丸二钱(分吞),枇杷叶(去毛)二钱。

吹药方如下：

上梅片六分，飞月石四分，生石膏六分，人中白六分，苦参二分，飞青黛二分，青防风四分，干青果四分。

以上共研细末，吹于患处。

案四七九：右，八月四日。湿毒上蒸，肺气壅逆，喉痹腐烂。仿荆防拔毒散意治之。

广藿香一钱，川象贝各一钱五分，细荆芥八分，金果榄一钱五分，川柏（盐水炒）八分，青防风八分，苏花粉一钱五分，野赤苓三钱，粉甘草八分，枇杷叶二钱。

案四八〇：右，孔雀坑，八月二十八日。喉间痹塞而痛，咽物渐渐困难。肺胃二气壅逆，宣降失司，殊难疗治。

金果榄一钱五分，百药煎一钱五分，象贝母一钱五分，青防风（盐水炒）八分，广藿香（盐水炒）八分，肥知母（盐水炒）一钱，川橘白一钱，玉苏子一钱五分，炒白前一钱五分，粉甘草一钱五分，枇杷叶三钱，旋覆花（布包）二钱。

案四八一：方君，九月一日。寒湿困脾，胃阳上逆，宣者失宣，降亦难降。痰浊乘机袭肺，治节之令，壅塞为喉痹而痛，咽唾为难，户门启张不利。脉来沉涩。恐有内闭变幻，以此为虑，勉方，仍候前医酌正。

象贝母一钱五分，苏花粉一钱五分，炒桔梗一钱，炒冬瓜子三钱，藿香梗（盐水炒）一钱，制郁金一钱，炒枳壳一钱，炒川菖蒲六分，粉甘草六分，肥知母（盐水炒）一钱，青防风（酒炒）一钱，怀牛膝（盐水炒）二钱，车前子（布包入）二钱。

二诊：九月三日。服前方，倾吐痰浊脓血颇多，喉痛渐次见平，户门渐次幸能启张。所详情形，似已转危为夷。前方既合效机，照述仍仿原意损益可也。

西菖蒲四分，苏花粉一钱五分，元参心一钱五分，粉甘草四分，枳壳（曲炒）四分，北紫菀一钱，藿香梗（盐水炒）八分，炒冬瓜仁三钱，枇杷叶三钱，怀牛膝（盐水炒）、车前子各一钱五分。

【按语】喉痹，病名最早见于帛书《五十二病方》。《素问·阴阳别论》曰："一阴一阳结，谓之喉痹。"古代其含义较广，大抵包含了具有咽喉部红肿疼痛为特点的多种咽喉部急、慢性炎症。后世医家对疾病的分类渐趋详细，将“喉痹”作为一种独立的疾病区分开来，如《喉科心法》载：“凡红肿无形为痹，有形是蛾。”但总的来说，古代医籍中“喉痹”的概念一直较为笼统。现代中医耳鼻喉科对“喉痹”的概念已逐渐统一，指以咽部红肿疼痛，或干燥、异物感，或咽痒不适，吞咽不利等为主要临床表现的疾病，系专指急、慢性咽炎，根据病因病机的不同，急性咽炎又可称为“风热喉痹”或“风寒喉痹”等。

本节载喉痹案5例。案四七七，胡震来先生诊为风热痰浊侵袭，肺胃热盛，见症“喉间痹着”，治以疏散风热，软坚除痰，消肿利咽之剂，同时，配以喷喉之剂，起到内调外敷作用。

案四七八诊为风热久患，邪热内陷，造成“便红”，邪入大肠，累及肺系，肺阴受损，咽喉痹着而痛，治以养阴清肺，利咽消肿，通腑泄热之剂，配以喷剂祛腐生肌而收功。前案为风热夹痰浊而患，后案属热犯阴伤而致，由此成为两案临床诊断的区别点，治疗上证异而药同，内外并用，故而能治之取效。

案四七九病由“湿毒上蒸，肺气壅逆”，致使喉部痹着腐烂。震来先生仿荆防败毒散意治之，取之发散风寒，宣利湿毒，利咽敛腐，用于治疗喉痹重证，为荆防败毒散开辟了治喉痹的古方新用案例。

案四八〇为喉痹之重症，已出现“咽物渐渐困难”之危象，先生出于医者仁心，救危难为己任，仍予积极救治，法用宣降肺气，通腑利咽为治。方中百药煎出自《本草蒙筌》，有润肺化痰，止血止泻，解热生津之功能，主治久咳劳嗽，咽痛，口疮，牙疳，暑热口渴等症，震来先生用之以治喉痹，取其药性之专长，增强肺胃之清肃通降的功能。

案四八一证由“寒湿困脾，痰浊袭肺，壅塞为喉痹”。先生在一诊时，治以宣肺降逆，疏风化痰之剂，服药后“倾吐痰浊脓血颇多，喉痛渐次见平”，收到了明显效果。二诊，在原方基础减象贝母、桔梗、郁金、知母、防风，加玄参、紫菀、枇杷叶以增强清肺气，降肺火，止咳化痰的功效，从而达到了治喉痹热毒重症之目的。

五、缠喉风

案四八二：姚君，旅渔坑，十月十五日。风痰充斥于肺，肺气壅遏，咽喉痹塞而痛，呼吸似难接续，咳嗽频仍，且有内热。以脉参舌，此属缠喉风之重疾。附方即请酌正为妥。

山豆根一钱，象贝母二钱，苏花粉二钱，炒知母一钱，青防风（盐水炒）八分，金果榄一钱五分，苦杏仁三钱，北紫菀一钱，炒枳壳八分，广藿香（盐水炒）六分，炒甘草八分，枇杷叶三钱，皂角末六厘（研，分冲）。

【按语】缠喉风，系指咽喉红肿疼痛，或肿疼连及胸前，项强而喉颈如蛇缠绕之状的病证。《疮疡经验全书》卷一认为：本病之病因多由脏腑积热，邪毒内侵，风痰上涌所致。故治宜解毒泻热，消肿利咽。方可用清瘟败毒饮等加减。如呼吸急迫者宜行气管切开术。双缠喉风即白喉，民间称“缠喉风”，由白喉杆菌引起，白喉杆菌产生的外毒素是致病的主要因素。发病时感觉咽痛，或扁桃体红肿，伴发热、乏力、食欲减退、全身不适，随之在咽、喉、鼻等部黏膜因组织坏死形成不易剥脱的白色片状假膜，有的出现犬吠样咳嗽，即呈“空空”声的干咳，呼气时有蝉鸣音。白喉杆菌外毒素还可引起中毒性休克、中毒性心肌炎、中毒性肾病和神经麻痹等并发症。目前，中医学术界将本病命名为“急（锁）喉风”。

本节载缠喉风案一例。胡震来先生诊为缠喉风之重症，证见呼吸似难接续之危象，采用养阴清肺，疏风化痰，止咳利咽为治。经统计，在治疗咽喉疾病医案方中苏花粉、炒甘草、金果榄、青防风、象贝母、枇杷叶、知母、广藿香等药物的使用频率较高，成为震来先生治咽喉疾病的基本方，是方中配以皂角末以祛痰止咳、开窍通闭，辅以治缠喉风之重症，起到画龙点睛的效果。

六、目疾

案四八三：左，五月二十日。滋肾水，平肝木，以治目疾。

大生地二钱，山萸肉一钱，天门冬一钱，潼沙苑（盐水炒）二钱，青葙子二钱，石决明二钱，灵磁石二钱，谷精草一钱五分，杭菊花一钱，女贞子二钱，夜明砂（布包)二钱,炒赤芍八分,建泽泻一钱五分。

案四八四:左,十四都灰灶坞,四月二十八日。肾水久耗,气失潜藏,腰部一胀,则神识不慧,目涩羞明,行动倦怠少力,前尝吐酸,此乃水亏不能涵木,木失条达故也。然肝肾本系同源。而治法则一,仿六味地黄汤加味,以观动静。

当归身一钱,炒白芍一钱,绿萼梅一钱五分,粉甘草一钱五分,野茯苓三钱,熟地黄二钱,山萸肉八分,怀山药二钱,炒丹皮八分,菟丝子一钱五分,天南烛一钱五分,肥玉竹一钱五分,明天冬一钱,建泽泻一钱五分。

二诊:五月八日。济肾平肝,以解胸次懊侬,而除背胀。前法已与病机相合,仍守原意出入可也。

金钗斛二钱,无花果一钱五分,木蝴蝶六分,绿萼梅六分,煅瓦楞子二钱,大熟地三钱,南烛子三钱,山萸肉八分,明天冬一钱,炒白芍一钱五分,肥玉竹一钱五分,粉甘草一钱,野茯苓三钱。

案四八五:右,九月十八日。肾水久亏,右目行将失明,头轰耳鸣,乃水亏不能涵木,精气内耗,断无疑义。然肝肾本系同源,而治法则一,亟予济水养木之剂,冀充精气,度可恢复光明,勿虑也。

生熟地各二钱,炒甘枸杞一钱,菟丝子二钱,山萸肉一钱,天冬肉一钱,肥玉竹二钱,真西党三钱,怀山药三钱,当归身一钱,炒白芍一钱,白茯苓三钱,磁朱丸三钱。

【按语】"目疾"之病症,是本节3例眼科病案的总称。在中医眼科病名称谓上,具有代表性的有:徐春甫《古今医统大全》眼科部分,及眼科专著《秘传眼科龙木论》多列眼病设七十二症。而傅仁宇《审视瑶函》则列内外障眼病一百零八症,皆无"目疾"一病名,疑为当年胡节君抄录整理时,为方便医案编排而设立。中医认为,肝藏血,开窍于目,目受血而能视,而肝肾同源,肾精充足,目视精明。因此,胡震来先生深知肝肾对眼睛有着十分重要的生理作用,故在眼科病案的治疗上,特别重视围绕滋肾养肝,补肾平肝,肝肾同理的法则,其临证辨治经验和经验良方值得借鉴。

本节载目疾案3例。案四八三为无证医案，处方中使用滋肾补肝，养血明目之大生地、山萸肉、天门冬、女贞子，及大量使用平肝除风，退翳明目的药物潼沙苑、青葙子、石决明、谷精草、杭菊花、夜明砂，并伍以炒赤芍、泽泻清泻虚火，可谓补中有泻，兼顾过及，组方适宜，不失为胡震来先生多年临证眼科经验之眼病良方。该方可用于治疗肝肾亏虚，气血不足，视物不清之内外眼病。

案四八四从眼病临床表现“目涩羞明”来看，本案多应为外障眼病的范例。外障眼病之黑睛病变，主要表现为目涩畏光，视物不清。震来先生合参全身临证表现，一诊认为“水亏不能涵木，木失条达”所然，予以六味丸加当归身、炒白芍、绿萼梅、粉甘草、菟丝子、天南烛、肥玉竹、明天冬治疗，药症相符，在眼病症状好转后，二诊治胃嘈病症时，易增金钗斛、无花果、木蝴蝶、煅瓦楞子，以济肾平肝，健胃止呕，强筋明目收功。

案四八五，临证主要表现为“右目行将失明，头轰耳鸣”。肝开窍于目，肾开窍于耳，目不明，耳不聪，皆为肝肾亏损的典型症状。先生深明病源，治疗从肝肾入手，采用“济水养木之剂”，滋肾养肝，气血双补，聪耳明目为本案大法，同时，配有磁朱丸内服，以增强交通心肾，重镇安神，聪耳明目的作用，汤丸剂型相伍使用，缓急两宜，成为震来临证用药另一大特色。

第五章　医案医话

一、便泄案

湖村，聘珍令郎，即予之表侄也。六月中旬，因感风热，便泻，日晚数十行。始由该村章应辰先生诊察拟方，一以分消，一以理中，二进后，便泻如故，肢体反转清冷，冷汗时时外泄，旁论纷纷，以为待毙之症，追予诊之，犹不以凶证论方就，乃咨照如仙，一剂后，体该转温，汗当见敛，不治泻而泻自止矣。二剂服完，果渐恢复如初，爰将方案抄存以备后辈检览，俾知予临症不苟煞费苦心矣。

邪热霹陷心脾，卫阳已被下迫，大便滑泄，日晚数十行，溲清体冷，冷汗时出，神形烦躁寡寐，舌苔焦黄。症候如斯，以鄙浅见，非泻黄汤加味不为功，姑仿其例，以俟动静。

石膏（酒炒）一钱五分，黄芩（酒炒）八分，山栀（酒炒）八分，甘草（酒炒）八分，广藿香八分，防风（酒炒）八分，连翘（后入）一钱，佩兰（后入）一钱，白蔻花八分，淡竹叶（后入）一钱，苏荷（后入）八分。

酒制升提，古有成法，然泻黄汤中带有苦寒之药，非酒炒不能熏蒸病所，而反有害，撮药时须关照药铺，依法制炒，切勿藐视为要。

连翘、竹叶、薄荷乃轻清之药，久煎则无力，功能清心经之蕴热；黄芩、山栀其性苦降，酒炒则入心脾而泻热；佩兰叶、广藿香、白蔻花为芳香化气之性，能鼓卫阳上升，邪热乘气升可达于外，故肢体转温而泻自止矣。本村张家如之子，与聘珍之子，症候相同，亦以此法，疗治奏功，可见辨症之难，甚于用药，二症虽一时臆断幸中，然不外乎，医以意会也，阅者审之。

二、汪浩如腹痛案

仁里，汪浩如君。素抱腹痛宿恙，五月间，就医于沪上王仲奇先生处，求治旋归未久，痛忽转剧，比即延竹书先生、恩廉先生医治，方用通腑与分消之属，二便终不下行，不得已，特来邀予，予即从速前应，诊治索阅前医方案，有谓棘手云云，内有仲奇先生的方，为之抄来以备参考。仲奇先生乃近代卓著之名医也。鄙人因才疏识浅，不厌求详，但王先生虽非我师，矧其经验之宏富，置于手边，亦可资效法耳。

附：仲奇先生为汪浩如君诊案

脾钝肠急，胃气着滞，脘腹胀痛，牵引胁背欲作呕恶，食难消受。脉弦。治以温中运脾，舒肠健胃。

佩兰叶三钱，荜茇一钱，白蔻花一钱，法半夏一钱五分，淡干姜一钱，藿香一钱，沉香曲一钱五分，佛手柑一钱五分，炒五灵脂二钱，炒川芎一钱，旋覆花（包）二钱，白茯苓三钱。

三、疫痢流行，善用人参败毒散

旧岁夏秋，临溪石榴村等处，疫痢流行，患者肢体清冷，不思纳谷，痢色红白不一，腹胀而痛，诸医束手，伤亡枕籍。嗣后传及高车，染者特来延予，比即前应。索阅前医所用药饵，纯系普通治痢之方，以及通腑逐秽利气之属，即当归白芍汤、平胃散、葛根汤、白头翁汤，或加槟榔、枳实、广木香、川连、炒芩、大腹皮、焦山楂、六神曲、淡吴萸、大黄，以上种种，均不应效，迨余诊决。始知表里两邪，互相壅滞之咎，拟用人参败毒散（去人参，加盐水炒益智仁）治之，屡服屡效，挽回无数，该处以此法，奉为至宝，尚有无力延医者，亦以此方抄服，诚有神效之功。此段情形，乃该村人民咸感与言，今将病情详叙于此，以备将来参考。

□□年□□月□□日

四、咳嗽案

□子承先生，绩城，民国二十三年六月十三日。

热蔽肺胃，肃降失司，咳呛有声，少痰。气上迫于肺，为胁痛，为咳呛。凭《内经》所谓："肺形如钟，撞之则鸣是也。"又云："上焦如雾，中焦如沤，下焦如渎。"今三焦为邪热混淆，清阳不得升，浊阴不得降，是以烦躁失眠，难于平卧。兹诊：脉象数大有力，舌中厚黄，两旁色绛，唇燥少液。姑以甘凉宣透一法，冀应转入康壮。俾叨余阴此，所以无穷颂祷也。药味列后，敬俟前医斧正。

炒牛蒡子一钱五分，京菖蒲一钱五分，制郁金一钱，白蒺藜二钱，金钗斛三钱，瓜蒌衣一钱五分，天花粉一钱五分，象贝母一钱五分，嫩白前八分，扁豆衣三钱，冬瓜子三钱，灵磁石二钱。

二诊：六月十四日。

热蔽肺胃，肃降失司，见症拙拟甘凉益胃，以肃肺金之法，治节之令，似乎下行，咳呛与内热幸经轻解，夜寝稍能安寐。复诊诸恙向安，当守原意进步，俾余邪渐次肃清，再嘀理本，庶几可就易霍然，管见如斯，还请明教。

远志肉一钱，夜交藤三钱，牛蒡子一钱五分，丝瓜络三钱，瓜蒌衣一钱五分，天花粉一钱五分，川、象贝母各八分，金钗斛三钱，白蒺藜二钱，橘络、白各一钱，川郁金一钱，灵磁石二钱，扁豆衣三钱，冬瓜子三钱。

三诊：六月十六日。

进拙方，热经轻解，夜寝较逸，惟右侧卧仍觉不郁，或微咳气逆。盖肺脏悬于偏右，其道狭小，其形如钟，有触则鸣是也，仍从原意损益，以期向安。

嫩白前八分，桑白皮一钱，瓜蒌衣一钱五分，苏花粉一钱，金钗斛二钱，象贝母一钱五分，炒牛蒡子一钱，灵磁石二钱，炒冬瓜子三钱，川通草四分，枇杷叶二钱。

五、探吐之法治痰饮案

木牌楼，求是轩裱画店主人，章君灶玉乃媳。始由咳嗽，腹痛，继发寒热，似疟而非，连日延医诊视，终归罔效。今日傍晚，迩尔痉厥，肢体发抖，势颇危殆，家人惶恐无措，适予自城中为子承先生诊治，章君闻讯，驰至相邀，道及病情，万分焦急，比即偕同前应，而芍坡先生在挽救，经已多方施治，厥仍未苏，屡用取嚏，不得云云。震因受章君敦促，未遑与芍翁叙谈，是以一到，即至病者寝室诊察，诊得脉症相符，未□□□□□□，厥逆虽久，两目尚闭，□□□□□□可无□揣其病由，为饮邪□□而为腹痛也。今痰饮上壅而为厥，前医不究病由，乱施药饵，换一医则换一方，有用导滞法，有用散寒法，有用逐瘀法，有用定痛法，症药悬殊，焉能获效。震来诊断，认为痰饮，处方先拟探吐之法，为患者启开户门，将药灌下，移时即倾吐痰浊，厥随见苏，并拟疏风导痰理气泄饮之法，逐渐转危为夷，续诊数次乃愈。

探吐法

皂角末二分，藜芦三分，细辛二分，枯矾二分，瓜蒂三分，半夏三分。

以上研极细末，用开水调匀灌下。

六、内风旋动案

龙顺，汪肇秀君，本月十五日晚，膳时形态无异，及寝后，夜半时分起立解溲，卒然不省人事，四肢搐搦，家人惶恐，星夜托福有赶来延予，予因不适，辞却并酌简法，嘱来人即向药店中，购买庆余堂苏合丸一颗，去蜡壳，用开水炖化与服，可救危急。次日早晨，金贵复来邀予，询之近态怎样，据述进丸后，肢搐已定，余者仍旧未瘥，比即偕其而往，及至汪府，休息片时，即入寝室诊察，切脉弦滑，面目皆红，知为内风旋动，肝阳上潜，痰火怫郁所致，拟用：

羚羊角三分，石决明（盐水煅）四钱，杭甘菊（盐水煅）二钱，明天麻八分，灵磁石（醋煅）三钱，女贞子三钱，杭白芍一钱五分，真川贝一钱五分，九节菖蒲一钱，陈胆星四分，橘红衣（盐水炒）六分，炒枳壳一钱，白蒺藜三钱，双勾藤三钱。

拙撰此法，一剂后，神识转清，复诊二次乃愈。

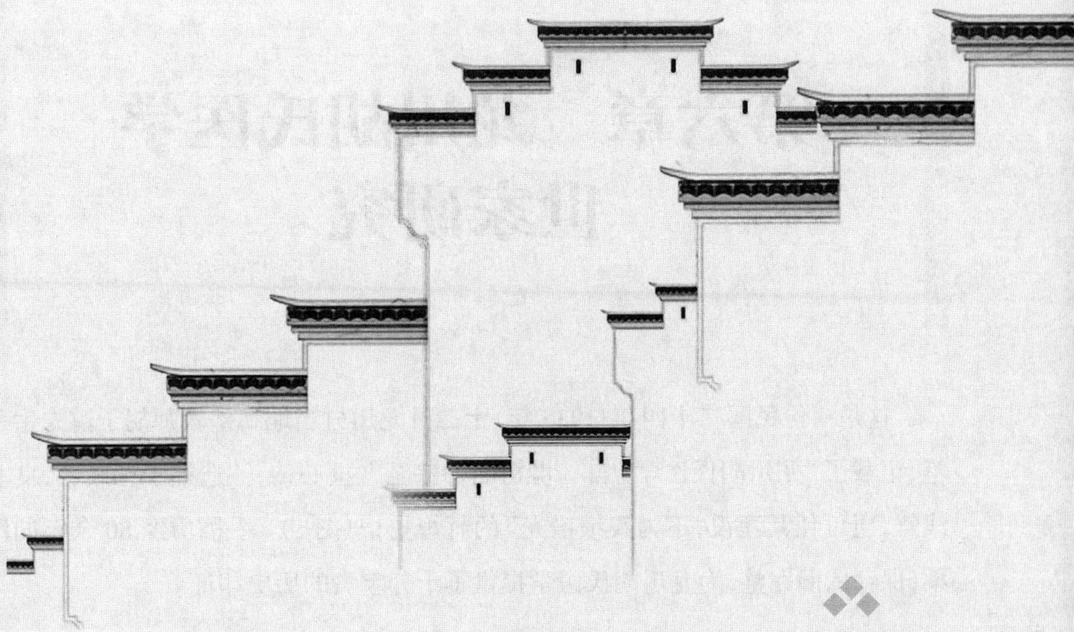

下篇 龙川胡氏医学研究成果

第六章　龙川胡氏医学世家研究

这是一份民国二十四年(1935 年)十二月龙川村当地私塾教师胡子谊先生手笔,记载了“龙川胡氏医学”自一世祖胡仲伟至九世心传,“造福于吾绩者,良非浅鲜,岂可任其湮没,不为我绩增光”的辉煌史记(图 1)。手稿历经 80 余年的沧桑,保存依旧完整,为龙川胡氏医学提供了十分宝贵的历史印证。

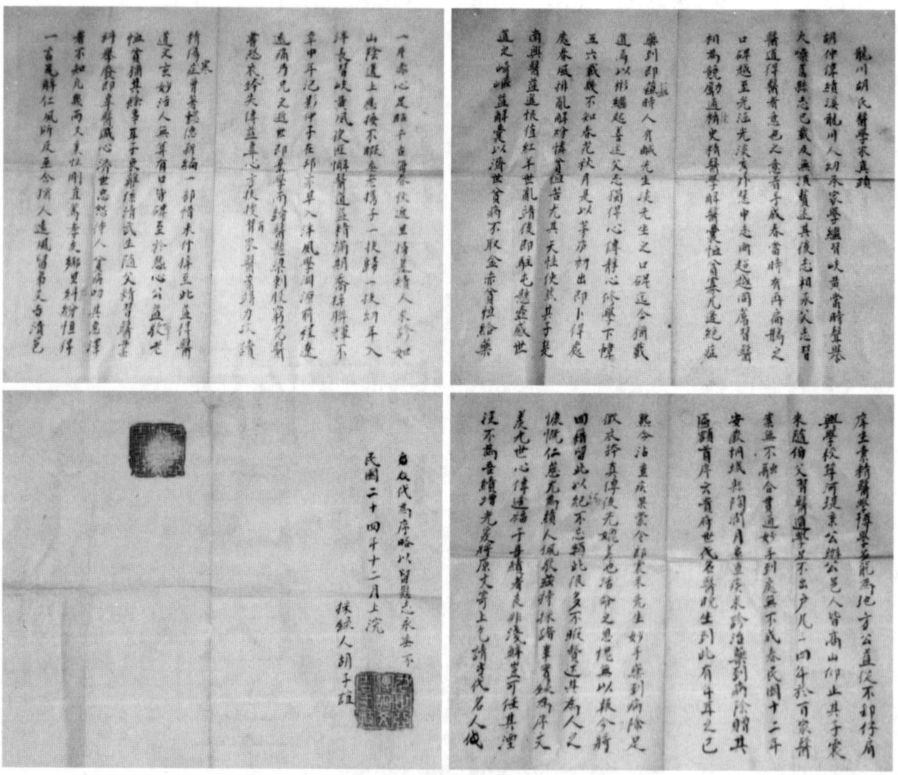

图 1 《龙川胡氏医学家真迹》手稿

一、《龙川胡氏医学家真迹》校注

胡仲伟，绩溪龙川人，幼承家学，继习岐黄，当时声誉大噪，旧县志已载及，无须赘述。其后志相承父志，习医道，得医者意也之意，着手成春，当时有“再扁鹊”之口碑。越至光涵、光淡，秀外慧中，志向超越，同席习医，相为竞励，通经史，精医学，解医囊，恤贫寡，凡逢绝症，药到即苏，时人有“咸先生、淡先生”之口碑，迄今犹载道焉。以彬继起，善述父志，独得心传，静心修学下帷五六载，几不知春花秋月，是以茅庐初出，即卜得处处春风，排乱解纷，怜贫恤苦，尤其天性使然。其子楚南兴医益进，恨值红羊世乱，靖后即驻屯悬壶，感世道之崎岖，益解囊以济世，贫病不取金，赤贫恒给药，一片赤心足昭千古。每春秋返里扫墓，绩人求诊如山阴道上，应接不暇。垂老携子一枝归，一枝幼年入泮[1]，长习岐黄，夙夜匪懈，医道益精，满期乔梓[2]联辉，不幸中年泡影。仲子在邦，亦早入泮，夙学渊源，前程辽远。痛乃兄之逝世，即弃学而归医，悬梁刺股，穷究医书，恐衣钵失传，益专心方技，搜百家医案，竭力攻读，精伤寒，曾著《懿德新编》一部，惜未付梓，至此益得医道之玄妙，活人无算，有口皆碑，至于热心公益，敬老恤贫，尤其余事耳。子象离，系清武生，随父精习医业，科举废即专医，诚心济世，忠恕待人，贫病叨其惠泽者不知凡几。而又秉性刚，直笃孝友，乡里纠纷恒得一言瓦解，仁风所及，至今犹人远风留。弟爻吉，清邑庠生，素精医学，博学多能，为地方公益从不卸仔肩，兴学校，筑河堤，秉公办公，邑人皆高山仰止。其子震来，随伯父习医学，足不出户凡三四年，于百家医案无不融合贯通，妙手到处，无不成春。民国十二年，安徽桐城县陶润月患重疾求诊治，药到病除，赠其匾额首序云：“贵府世代名医，晚生到此有年，耳之已熟。今沾重疾，果蒙令郎震来先生妙手，药到病除，足征衣钵真传，后先媲美也。活命之恩，愧无以回报，今将回籍，留此以纪不忘。”类此很多，不暇

1 泮：泮，泮宫，古代的学校。

2 乔梓：乔木高，梓木低，比喻父位尊，子位下，因称父子为“乔梓”。“乔梓联辉”，原意为父子同时考中进士。

赘述，其为人之慷慨仁慈，尤为绩人佩敬。兹特采诸事实录为序文，羡九世心传，造福于吾绩者，良非浅鲜，岂可任其湮没，不为我绩增光？爰将原文寄上，乞请当代名人代为序略，以留悬志，永垂不朽。

民国二十四年十二月上浣

采录人：胡子谊

二、一份见证“龙川胡氏医学”世医家族传承的珍贵文献——《龙川胡氏医学家真迹》解读[1]

近期在对绩溪县龙川胡氏世医家族资料搜集整理过程中，意外得到20世纪早期一份记载龙川胡氏世医家族传承的珍贵手稿文献史料，题为《龙川胡氏医学家真迹》（以下简称《真迹》），该手稿共4张，近1000字，采用毛笔小楷体书写，文后盖有相同朱红方印2枚，经走访了解，出自龙川村当地私塾教师胡子谊先生手笔，文末有“兹特采诸事实录为序文，羡九世心传，造福于吾绩者，良非浅鲜，岂可任其湮没，不为我绩增光？爰将原文寄上，乞请当代名人代为序略，以留悬志，永垂不朽。”下冠“民国二十四年（1935年）十二月上浣，采录人胡子谊”。方印为“九世心传胡爻吉手技”字样。该手写稿虽历近80年的时间磨炼，保存仍较为完整，品相亦佳。观其篇尾了解到胡子谊先生当时是为推荐地方名流乡贤的举荐信，一份十分珍贵的文物史料，从中透露出龙川胡氏医学世医家族早在清朝嘉庆十五年《绩溪县志》就开始记载了胡仲伟到民国初期的胡震来，历行十代，呈现出较为清晰完整的胡氏世医家族传承体系的建立，和胡氏医家的典范医德、精湛医技，严谨治学等方面的信息，并深受百姓爱戴的一门德艺双馨家族人物，读来颇受启迪。

明证了“龙川胡氏医学”家族链传承体系的建立

《真迹》首开载记“胡仲伟，绩溪龙川人，幼承家学，继习岐黄，当时声誉大噪，

1 本文刊载于《中医药临床杂志》2014年第26卷第1期。

旧县志已载及,无须赘述”。下述有“其后志相承父志,习医道”;继依次接有“光涵、光淡”兄弟;“以彬”;“楚南”;“一枝、在邦”兄弟;“象离、爻吉”兄弟;至载及“震来”等诸医家。从其记述上看,共载记“龙川胡氏医学”起始胡仲伟(第一代)而下到胡震来,以医为业共十一人,第三、六、七代为兄弟二人皆从医。但从同样出自龙川胡新民先生于“民国二十五年(1936 年)丙子三月立”整理的手写本“清明标祀纸角谱”中,在载记胡仲伟祭祀排名前与后仍有其他胡氏先人牌位,该本采用毛笔竖排,载记有“三十五世明选朝奉胡公、三十六世仲伟府君胡公、三十七世文鳌朝奉胡公、三十八世廷松朝奉胡公”,下再接“三十九世志相府君胡公”等胡氏诸先祖,手写本末页载有“孙男震来巽占拜荐”,写本是一部古徽州典型的宗族祭祀文本,带有神秘的家族气息。再从《真迹》载述“其后志相承父志,习医道”,以及综合“羡九世心传”等记述,胡志相承父志应该源自“三十八世胡廷松”,才能有承前启后,子承父业的延续性。综合其他文献,可见龙川胡氏世医家族链始起胡仲伟到民国时期胡震来已延续家传十代,成为众多新安医学家族链传承中清晰度最为明确的世医家族。据洪芳度先生《新安医学史略》新安名医世家中载:三至三十代以上世医家族共有百余家,截至清末民初连续传承十代以上家族仅有六家,并载“清·绩溪,胡仲伟世传外科,子雪陶,侄景陶,八世孙震来,一节君、煌玙。”其实综合《真迹》及“角谱”看,到民国时期胡氏世医家族已传至十代。而洪氏记述的“子雪陶,侄景陶”与《角谱》载排的“三十七世文鳌朝奉胡公”名字不相符,据查三十七世名为文鳌字雪陶。又洪氏载记的现代“龙川胡氏医学”第十一代除了节君、煌玙外,第十代胡震来还育有长子胡木如(树人),四子胡何如,皆承家学,以医为业。目前,“龙川胡氏医学”世医家族一脉相承已传至第十三代。

此外,从龙川村旅游景点所开放的“胡氏宗祠”及“乡贤祠”中设置的胡氏历代官宦和名流乡贤的牌位排序上看,胡仲伟为龙川胡氏三十六世,胡震来为龙川胡氏四十六世,正与族中其他先世祖排位相符,相距十世,这就与“龙川胡氏医学”世医家族传承代数是完全吻合的。

传递着"龙川胡氏医学"世医家族师授严谨的家风

"龙川胡氏医学"世医家族师授治学有着明显的新安医学教育特色,家族传承有着独具严谨家风,锤炼出读经典,习百案,侍临证,严考核等一系列家传教学模式,家中设有专门书房,便于学子习业。通过跟师抄方学习三至六年不等时间后,经严格的考试、考核,才可授予出师印章,独立行诊。百姓看病凭见师授印章,则放心就诊。胡氏世医家族这套培养方式正与现代极力倡导中医教育培养和执业资格考核极为雷同,显示出家族培养模式的先进性和教育方式的合理性、实用性。父传子,伯授侄,子传孙,代代相袭,形成了独具家族特点的培养模式和成长促才的教育方法,生生不息延续至今。在《真迹》中大量记载着龙川胡氏家族几百年来沿袭着这种教育方式,从中传递出胡氏世医家族授家学、传医道、出名医的成长成才的历程,对现代中医教学育才仍有指导作用。如在述第四代胡志相"其后志相承父志,习医道"、又"以彬继起,善述父志,独得心传,静心修学下帷五六载,几不知春花秋月"、再如"其子震来,随伯父习医学,足不出户凡三四年,于百家医案无不融合贯通"等等,每位世医都经历过忘我的潜心学习,不断在临证中锤炼,故家族医道盛行数百年而不衰,呈现出旺盛的活力,乡里声誉日隆,终成为医道中望族。通过先人探索医道积累经验,为后人承家学走快捷方式早成才奠定了基础,胡氏世医家族经承前启后的不懈努力,终创造出了辉煌的业绩。父子相研,兄弟竟勉,家族中营造出浓郁的习医氛围,凡如"志向超越,(兄弟)同席习医,相为竞励""悬梁刺股,穷究医书,恐衣钵失传,益传心方技,搜百家医案,竭力攻读"等等,众多好学进取的范例,传递着龙川胡氏医家勤奋艰辛习医之路和家族相传育才有效培养途径,父子亲传,伯侄严授,兄弟竞励,促进了龙川胡氏医学的建立发展和代代兴旺不衰的景象。

彰显出"龙川胡氏医学"医家德艺双馨的本色

《真迹》对胡仲伟到胡震来的医技水平都做出了客观的评价和充分的肯定,对他们家学医风都赞不绝口,深受一方百姓信赖。家族中一直沿袭着"医者意也"这枚处方印章,代代相传,时刻提醒,共习同勉,作为家族医道行为准则,成为世医家族的座右铭,也是胡氏医家德艺双馨的真实写照。胡氏医家不仅医术超群,还怀有一颗体恤民情之心，这种关爱社会追求奉献的精神，与其家风教育是分不开的，世代相沿，显示出良好的职业质量。《真迹》不遗余力地加以叙述："其后志相承父志，习医道，得医者意也之意，着手成春，当时有'再扁鹊'之口碑。"又如在记载胡氏第五代胡光涵、胡光淡兄弟时说"精医学，解医囊，恤贫寡，凡逢绝症，药到即苏，时人有'咸先生、淡先生'之口碑，迄今犹载道焉。"及在载记胡楚南时述"解囊以济世，贫病不取金，赤贫恒给药，一片赤心足昭千古。每春秋返里扫墓，绩人求诊如山阴道上，应接不暇"等等，大凡不仅体现出龙川胡氏医家先人都怀有一颗赤心，不仅能解百姓疾苦，救死扶生，药到病除之医国之手的高超医技，而且体恤百姓疾苦，不收诊金，对无钱取药的患者还送药治病。特别是胡氏第十代胡震来先生天资卓越，医术渊博，擅长时令重症，出师不久便治愈"安徽桐城县陶润月患重疾"的记载，病家大为称赞。行医邻近乡里几十年，治愈了大量急危重症，身后遗留精彩医案，案案称奇，真可谓是"医之为道，非精不能明其理，非博不能至其约"（见《医学集成》）。震来先生的医技与医德成正比，更添显了世医家族的声望，誉响乡里，波及深远。

此外，胡氏世医家族深受传统徽文化影响，倡导"仁爱"思想，热心社会公益事业，深切体恤民情，举力奉献社会的家风。取之于民，反哺社会，深得百姓敬仰。在载述龙川世医第八代胡在邦有"热心公益，敬老恤贫，尤其余事耳"。在载记第九代胡象离述"秉性刚直，笃孝友，乡里纠纷恒得一言瓦解，仁风所及，至今犹人远风留。"在载记第九代胡爻吉述："为地方公益从不卸仔肩，兴学校，筑河堤，秉公办公，邑人皆高山仰止。"众追述充分展示出胡氏医家有着强烈的社会责任感和不可多得良好素质。现今龙川村中护河堤仍有世医家族奉献的身影，见证了世医家族的历史功绩和医道成就，在百姓心目中，贡献与口碑同存，故获"邑人皆高山仰止"之美誉，而非空泛之词。

《龙川胡氏医学家真迹》手稿已成为目前所发现的最直接印证的"龙川胡氏医学"世医家族传承的历史史料，胡子谊先生凭借世医家族延续数据，或聆授乡村传闻，完整记载了胡氏世医家族的医道作为，并得到了第九代传人胡爻吉的认可。把"龙川胡氏医学"始祖胡仲伟（龙川胡氏三十六世）到"龙川胡氏医学"第十代胡震来的医技、医德，及家族父传子，子传孙，或叔伯传侄儿等多方式家族师承相授，行医过程，乡间百姓拥戴真实氛围都客观呈现在世人面前。由于胡仲伟而下第二代、第三代胡文鳌、胡廷松离世久远，与民国时期有一百多年时空，故其未见专门记载，但也透露出较为明晰的承接代传细节，“羡九世心传”和印章“九世心传胡爻吉手技”则便直指第九代胡爻吉，及对世医秘技的敬畏，从而也明确了家族代数承袭的痕迹。

“龙川胡氏医学”与“新安王氏医学”等众世医家族一样成为新安医学具有代表性世医家族，是新安医学世家重要组成部分，也是家族传承链中佼佼者，为新安医学发展，发挥出重要的历史作用。目前，“龙川胡氏医学”已被批准为“安徽省级非物质文化遗产项目”，随着对“龙川胡氏医学”整理研究的不断深入，必将使“龙川胡氏医学”真谛和成果展现出来，闪烁着应有的光彩。

三、新安“龙川胡氏医学”世家传承研究[1]

新安医学以世医家族链为传承的教育模式，几百年来为新安医学繁荣与发展起到了积极作用，造就了新安医学数百年的盛世成就。据《新安医学史略》统计，古之新安区域连续传承三代以上名医世家有百余家，而绩溪“龙川胡氏医学”世家便是其中的佼佼者。从较为完整的史料记载来看，其传承教育模式之严谨，家族传承脉络之清晰，留存历史文物之丰富，家族医事典故之精湛，乡间影响程度之深远，延续不绝超十代以上且代不乏人，实为观者所叹服。现今“龙川胡氏医学”的影响已引起绩溪龙川当地政府高度重视，历代胡氏医学文献、文物史料被挖掘开发，成为旅游文化宣传的热点，产生了明显的社会经济效益。龙川胡氏家族正是受之于龙川得天独厚的人文地理优势和深厚的文化底蕴影响，才造就了“龙川胡氏医学”世代相传和兴旺繁荣的局面，成为徽州最具特色的代表性新

---

1 本文刊载于《中医药临床杂志》2014 年第 26 卷第 1 期，相应课题在 2014 年 6 月安徽省新安医学名医世家临床学术传承高级研讨班做大会交流。

安名医世家之一。

望族盛医

据史料记载，绩溪龙川胡宗宪宗族早在400多年以前就开始设置了医馆，胡宗宪的父亲乐山公就在医馆药店参与制药务业，为人乐善好施，深得百姓口碑。从龙川胡氏二十四世太二公时起便在医馆坐堂义诊，传承家风，常免费为贫困者治病施药，其村中开设的药号“余庆堂”早于后来绩溪湖里村的胡雪岩在杭州开办的“胡庆余堂”300多年。龙川胡氏二十五世士贵公行医于苏州，二十八世永泰公则在宫廷太医院供职，太二公至永泰公“连续五代行医，并以正骨理伤，治蛇毒相传，有医著《正骨》传世。”（见《绩溪胡探秘》）。到了龙川胡氏三十六世胡仲伟，幼承家学，痴情岐黄，苦心精研，悬壶济世，尤精大小方脉，医术远近驰名，终成为一代名医。据嘉庆十五年《绩溪县志》载：“胡仲伟，字环溪，龙川人，诚朴谨慎，世传外科，尤精方脉。”胡仲伟开创了胡氏家族以内妇儿科为独具特色的诊疗方法，建立了“龙川胡氏医学”名医家族口授技传的家育培养体系，而胡氏三十六世胡仲伟则成为“龙川胡氏医学”之始祖。

世家谱系

从龙川胡氏宗谱记载和现有数据综合来看，“龙川胡氏医学”（《龙川胡氏医学家真迹》见1935年胡子谊撰写当代名人序）世家起始于清中期龙川胡氏三十六世胡仲伟，在延续不绝300年里，胡氏医家有着一套十分严谨教学考核模式，族中从医者取得出师合格后，才能得到师授其印章，方能独立应诊看病，代代相传。故胡氏医家们不仅医技超群，济人无数，而且医德高尚，体恤病家，百姓交口称赞，常比着“邑人皆高山仰止”，誉之有“再扁鹊”。目前，“龙川胡氏医学”世家实已经传承到第十三代，而胡仲伟成为“龙川胡氏医学”第一代传人。

世医传承简表

胡仲伟

（龙川胡氏三十六世、“龙川胡氏医学”始祖）

胡文鳌（三十七世）

胡廷松(三十八世)

胡志相(三十九世)

胡光涵　胡光淡(四十世)

胡以彬(四十一世)

胡楚南　胡士乔(四十二世)

胡一支　胡在邦(字一桂)(四十三世)

胡象离　胡爻吉(四十四世)

胡震来(字雨田,师承伯父胡象离)(四十五世)

胡树人(字木如)　胡节君(字竹如)　胡煌玙　胡何如(四十六世)

胡亦清　胡亦俭　胡鹏飞(师承伯父胡木如)　胡任清　胡为俭(四十七世)

胡英姿　胡映姿　胡嵘(四十八世)

“龙川胡氏医学”世家十三代,以医为业者共有25人执医,“著有《懿德新编》未付梓”(见《龙川胡氏医学家真迹》1935年胡子谊撰写当代名人序)。以及未刊本《**先严震来胡公医案**》、胡节君医案处方手稿和家传单验方手册等医著存世。在传承谱系中父子相传,伯侄相授,济世救伤,代不乏人,形成独有医学世医家族教育的亮点,堪为新安医学家族传承链中的典范。

名医效应

现今,在“龙川胡氏宗祠”(全国重点文物保护单位)内,竖有明万历进士、御医胡氏三十六世胡文焕的牌位,供人敬仰。同时设“龙川胡氏医学”始祖胡仲伟专栏展区,与历代成就官仕摆在同等重要位置,从中显示出胡氏医学始祖在世人中的地位。在龙川村另一处古建筑旅游点“思敬堂”中设有乡贤图及名仕展示馆,将胡氏医学四十六世胡震来列为乡贤重点名人,设专门展柜介绍,内有胡震来行医事迹介绍和存列遗留实物,由此可见胡氏名医其地位之显赫。与“龙川胡氏宗祠”一墙之隔、至今保存较为完好胡氏医家祖屋,在其门楣上由绩溪清末著名书法家程宗鲁先生题写的“是亦杏林”四个苍劲砖刻篆字,镶嵌在那高高的门楼上,屋内同时还保存着医家使用的部分诊具、“雨田藏书”柜及历代医家医籍遗物,如《家传单验方手册》《医案手稿》等，门窗雕刻育教人物典故等珍贵文物资料，成为新安名医世家中为数不多、也是不可再得的文化遗产，闪耀着熠熠的光辉，为当今挖掘、研究、开发“龙川胡氏医学”文化资源，建立专门的“新安医学文化教育基地”提供了难得的实例实物和展示场所。

古往今来，龙川村不仅是进士村，同时又是一个名医村。而“龙川胡氏医学”世医家族代不乏人，名医不绝，“进士御医同现”“尚书府走出的名医世家”“济世名医聚一村”等，成为坊间美谈，民间传颂着“再世扁鹊”“凡逢绝症，药到即苏”“妙手到处，无不成春”等大量的医事典故，又将胡仲伟、胡志相、胡楚南、胡象离、胡震来及胡节君等医德双馨世家名医推向一门光耀日月人物，这或许就是说明了龙川“灵山毓秀，望族聚医”的一个历史印证。由此可见，加强对“龙川胡氏医学”的继承、整理、研究、开发，对于弘扬新安医学，学习借鉴名医家族的传承教育模式，挖掘先人的宝贵临床经验，促进新安医学文化建设，都具有深远的现实意义。

四、“龙川胡氏医学”始祖胡仲伟史料求实[1]

近期我们在收集整理“龙川胡氏医学”名医世家流派传承课题研究和项目申报过程时，发现胡仲伟的现有资料转载条目，各自为需，普遍存在与原县志记载的部分史料内容有明显出入，且众著莫一，样本多种，以致使后学者在撰著龙川胡氏世医文稿和当下对名医胡仲伟史料介绍宣传中，又好引申，自增衍文，或删略文字，甚而出现文意不顺，医理不达现象。为探原貌，求得真文，提升文献的真实性和可靠度，避免错象再续。其后我们专门走访了绩溪县档案馆，征得馆内同意，随即从古珍籍库房中调出嘉庆十五年《绩溪县志》手本原件进行核实求证。《县志》方技篇这样载记：“胡仲伟，字环溪，龙川人，诚朴谨慎，世传外科，尤精方脉。”虽短短 21 个汉字，足见史册涵盖了对胡仲伟医业伟绩的肯定和为人处世的赞许，因而能名垂于志。本着尊重历史，还原文献，现就笔者当下所见的胡仲伟

1 本文刊载于《中华中医药学会第十六次医史文献分会学术年会暨新安医学论坛》论文汇编。

文献资料，逐一呈现给世人，供有趣者辨择录用。

《新安医学史略》记载

“胡仲伟，字环溪，清·绩溪县龙川人，诚朴谨慎，世传外科，尤精大小方脉。……”该段文字显然是直接或间接从嘉庆十五年《绩溪县志》中转录而成。是文在原志基础上增有“清·绩溪县”和“大小”6个汉字。由于胡仲伟的传世史料稀少，其生卒年代不详和里籍地相应不全，《史略》在不著录出自《县志》而又要说清胡仲伟在世年代和里籍地，故而增文“清·绩溪县”，以做年代和籍地补充，使人一目了然。众所周知，元、明时期太医院中设置十三科，其大方脉为现内科，小方脉为小儿科，故简称“方脉”皆指内、儿科之意。《史略》在方脉前加冠“大小”，则进一步说明胡仲伟是以内、儿科为主业，与“世传外科”其祖业区分，且医技精湛，业绩卓越。笔者认为，《史略》在转载旧《县志》中胡仲伟文献，其表述还是较为客观的，其用意也是合乎于理的。然而《史略》在胡仲伟条目载述的后部分“子雪仲，侄景陶承其学。”原《县志》中并无该文字内容，与所查知的龙川胡子谊撰写的《龙川胡氏医学家真迹》文世家传承排名，和胡新民先生于“民国二十五年(1936年)丙子三月立”整理的手写本，“清明标祀纸角谱”载记胡仲伟名下的子、侄祭祀牌位名字皆不相一致，《史略》说其来源暂无处考证。但原《县志》胡仲伟前有“程文镕字尔鼎，市中人。读书恬退，精岐黄。子浣，字雪仲，工诗”。其本质是否存有谬误，不得而知。

《史略》是近20多年来，在新安医学研究方面最早、资料最可靠的权威性专著，为后之新安医学研究留下精彩一页，渗透着洪芳度先生毕生汗水，值得一赞。

《新安名医考》记载

“胡仲伟，字环溪，清·绩溪县龙川人，为人诚朴谨慎，世传医业，尤精外科。”该段条目内容与《史略》前部分相同，而后部分明显存在差异，二者字数虽相同，但区别点是《名医考》在“诚朴谨慎”前增文“为人”，明确其做人办事的作风质量。而《名医考》的后部分“世传医业，尤精外科”，不仅与《史略》内容不同，显然与原《县志》文献内容更不相符，甚违原文，歧误本意，错象显见。该段史料文字来源亦不做考知，余亦录之，供学者辨识。

《徽州文化全书·新安医学》记载

“胡仲伟，字环溪，绩溪龙川人。诚朴谨慎，世传外科，兼精大小方脉。……”该段文字与《史略》几出一辙，与之有别是将“尤精”易之为“兼精”，亦难显出“世传外科”与“尤精方脉”的对等递进语意和医理，一个“兼”字，把先祖胡仲伟“精方脉”放在次要的位置，显然也是有违《县志》载中本意不符。

《龙川胡氏医学家真迹》记载

1935年本乡塾师胡子谊在《龙川胡氏医学家真迹》一文中，开篇首载：“胡仲伟，绩溪·龙川人，幼承家学，继习歧（岐）黄，当时声誉大噪，旧县志已载及，无须赘述。”虽该段文献资料未重复嘉庆十五年《绩溪县志》内容，仅用“旧县志已载及，无须赘述”，但从其简述“幼承家学，继习岐黄，当时声誉大噪”来看，塾师胡子谊知根知底，充分了解到龙川胡氏世医家族的流派传承经历，及医业兴旺，代代承袭，经久不衰的世家发展医史，对世家名医高深技艺水平和乡间影响皆大加赞赏。深谙始祖胡仲伟而下的200多年里，世家人才辈出，成就斐然，特撰写推荐信《龙川胡氏医学家真迹》，向当地政府推荐乡贤名流，首用“龙川胡氏医学”一词，来总结一门十代名医的传承业绩，足见其意词是通达合理的，评价也尚属客观公正。可能因限于年代久远，胡子谊没有给我们留下更为详细的胡仲伟生平文献资料。

胡氏宗祠木制展匾记载

现龙川胡氏宗祠的名仕展示馆——清代展区，在胡宗宪五世孙胡恢先下，刻挂介绍胡仲伟的木制展匾，“胡仲伟，世传外科，精大小方脉。有传”。寥寥数字，向世人简约介绍历史乡贤名医胡仲伟及世医家族的医业功绩。从“有传”看，该数据应该也是来源于原《县志》。因受展匾限制，其省略“字环溪，龙川人，诚朴谨慎”等文字，但其“精大小方脉”之说，仍与原《县志》中载述“尤精方脉”，不仅多了“大小”二字，在该句前还略去“尤”字。而“尤”字，在句中意为更加、尤其，特别地加重语气，其显得尤为重要意思。失去“尤”字，其“精大小方脉”句意则黯然失色，引用原文有失严谨。在古代缺技惜纸时期，史册内容字字珠玑，倘若引文不当，略词失意，皆愧对这些留传不易的史料。而“精”字前失去“尤”字状语，与“世传外科”也难形成排比句组，有悖本意。

近年来，随着对新安医家流派传承深度挖掘研究，久藏于匮阁而鲜为人知的“龙川胡氏医学”名医世家，不断被爱好探究者重视介绍，诸多研究文稿刊登面世。但部分文稿受上述数据影响，抑或原文难求，乏于查实，而又主观臆断，产生了对胡仲伟史料的曲解，甚者随意取舍，原貌失真，造成文理不通，医理不达，有损文献引用上应有的真实可信度，甚至影响到自身文章的学术价值。大致有：文中已载出自“嘉庆《绩溪县志》”，而后文又复述“清朝名医”。嘉庆即为清朝仁宗(颙琰)皇帝的年号，如此不仅与原《县志》不符，也有违常识。或文又“医术精深”与“尤精大小方脉”并用，而“医术精深”表述，带有明显现代用语特征，后复述“尤精大小方脉”，二个句子都是评价医疗技术，同用，语显赘重，文失缜密。从上述数据看，诸类引用伸意现象，因受“时代局限性”的影响，在原文难求，间接文献又极易误导，难免出现增、衍之遗憾。是故尊重原著，合理诠释，方能文顺意通，医理符合，才能避免讹象乱生。上海中医药大学裘沛然教授在《中医文献杂志》创刊20周年题词曰：“临床疗效是中医发展硬道理，文献记述要真、要实，斯可观矣。”因此，在使用历史数据文献时，一定要有严谨的作风和求实的工作态度，敢担知者纠误的责任，文引要以第一手数据为重，这些都是每一位中医文献爱好者都应严肃认真对待和遵守的职业准则。

胡仲伟天资聪慧，勤奋好学，通过临证不懈努力和对当世内科、儿科多发病、疑难重病的不断努力探索，在幼承祖业外科基础上，中年逐步转型侧重以内科、儿科为业，建立了龙川胡氏内科诊治体系，传承至今，代代相袭，故被称为“龙川胡氏医学”始祖。其不仅确立了龙川胡氏世医家族内科在新安名医世家中应有的地位，同时，通过世家业绩被举荐推入乡贤名册，至今已传承十二代，代有盛名。而胡仲伟的影响魅力如今仍在产生效应，龙川胡氏世医家族已成为新安世医家族传承链中的佼佼者。胡仲伟不仅医术精湛，而且医德高尚，为人正直诚实朴素，诊病细心，处世严谨慎重，体现出"医者父母心"的行医基本素养，得到了社会的认可，患者尊重，故能以"诚朴谨慎""尤精方脉"而名垂青史。

目前，嘉庆十五年《绩溪县志》已由绩溪县地方志编办于2010年点校重印，黄山书社出版发行，为查阅相关史料提供了便利。嘉庆《县志》是新中国成立前，绩溪县历史上四部《县志》中最后、最完整的一部统志。在卷十"人物志、方技、国朝(清朝)"时期，共载有名望的邑乡名士52人，其中精于医者21人，占各技长人员的40.4%。可见古新安仅绩溪一隅，在清早中期短短的166年里，出现了有史记载的如此繁多名医，其当时的医事兴旺局面，也就可想而知了。

五、龙川胡氏医学世家文化传承彰显"医者意也"的核心价值[1]

"龙川胡氏医学"世家秉承家学，以医为业，代代相承，名医辈出，历经数百年而不衰，现已传承第十二代。据古徽州绩溪县龙川塾师胡子谊，1935年以世家人物实录撰写的《龙川胡氏医学家真迹》举荐当地名人信中记载，"龙川胡氏医学"世家传承起始于清中期先祖胡仲伟，止于清末民初第八世孙胡震来，共传承十代，从医人员达14人。在悠悠的岁月长河中，名医迭出，医风卓越，享誉深远，龙川亦成为历史上名医村。究其盛名不衰，源自世家历来奉行着以"医者意也"为文化传承特征的核心价值理念，以"是亦杏林"为祖训育才的培养机制的文化宗旨，出现了誉满杏林，造就了杏林满园的人才景观，而"龙川胡氏医学"世家成为新安医学世家传承中的佼佼者，也就水到渠成，名实所归。

"医者意也，意者艺也"——承父志，精方脉，传仁术，救死扶生传袭家学

《格物理论》曰："医者，非仁爱之士不可托也，非聪明达理不可任也，非廉洁纯良不可信也。"徐灵胎先生言"医者非圣贤莫为"也正应此理。"龙川胡氏医学"世家崇尚"医者，意也；意者，艺也"及"医乃仁术"行医传道之准绳。认为医者不仅要有超群绝伦的精湛医术，而且还需怀有济世救人的仁爱之心，具备德、艺双

1 本文曾刊载于《徽州社会研究》2015年第5期。

馨之才的人，方算是一名合格的医生。因此，世家先祖围绕着“医者，意也”做强做好医家基业，造就艺高德优的良医人才。

早在明代，龙川胡氏世家就开设医馆，自办“余庆堂”药号，坐堂义诊，救死扶生，传承家风，奠定了以医为业的医户家族。到了龙川胡氏三十六世胡仲伟，在幼承外科祖业基础上，通过临证不懈努力和对当下内儿多发病、疑难重病的不断努力探索研究，逐步转型侧重以内、儿科为业，开创了龙川胡氏大小方脉诊治体系，父业子袭，代代相传，先祖胡仲伟被世人称之“龙川胡氏医学”始祖。清嘉庆十五年《绩溪县志》记载：“胡仲伟，字环溪，龙川人，诚朴谨慎，世传外科，尤精方脉。”仲伟公治医首重仁心仁术，以精医术、扬医道、明医理，做人诚恳朴实，处事严谨慎重的家风，作为家学传道之本，毕生又营造出传世耀祖的医事业绩，而名震一时，故能“诚朴谨慎”“尤精方脉”名扬青史。第四代传人胡志相承前启后，在传袭内科祖业，更加痴情岐黄，不仅医术精湛，诊病细致入微，有药到病除之成效，且医德高尚，体现出“医者父母心”的行医基本质量，游走于“医者意也”之境界，得到了社会的认可，患者尊重。故被誉之为“得医者意也之意”。第十代传人胡震来受儒家倡导的“不为良相，则为良医”思想影响，幼时便师从伯父胡象离习医，耳濡目染，深得其真传，对“医者，意也”更有了深刻理解和认识，“意者，艺也”，认识到中医是一门技艺，运用辨证施治理论，把病人治好，不仅是突出了医生的高超医技水平，还要体现出人文关怀和社会道德，作为一名医生理应提高医术，解除病人痛楚作为履行医者的首要责任，也是对社会的最好奉献。震来公不仅全方位接受了世家医理医训，一生追求大医志向，将“医者，意也”融会到医事和社会活动中，并时时告诫后人，使“医者，意也”治医行为，在世家中根深永固，代代相袭。震来公并亲身践行。出道不久，将“医者意也”自设刻制成方形印章，盖在处方首位，自勉自诫。又在处方末尾落款“绩溪龙川世医胡震来处方诊笺”，将寓“意”与签名融而为一体，形成终生行医做人的准则和座右铭。印章的启用既体现出一名医生对病人用心的承诺，还体现出医生应对病人所承担的一份责任，同时也体现出中医的理法方药辨证施治思想与世医处方文化有机合一，促进了医患间的信任和谐。震来公的精湛医术和高风亮节行为一直都在影响着世家后人，受益匪浅。

“医者意也，意者理也”——读经典，勤临证，严考核，探索医理培育人才

意者心意也，所谓要用心去思考事物。许胤宗说：“医特意耳，思虑精而得之。”中医典籍理论深奥，字字珠玑，理、法、方、药蕴藏着丰富的辨治思想，医者只有用心会意去理解记诵，探索其中规律。因此，在学习拜读经典及名家著作时，要用心体会，深意领悟，才能解开愈病的钥匙。在中医临证中，要仔细分析病状、细察四诊、准确辨证、精心配伍、专心致意诊治病人。还要善于总结好的疗效经验，融会贯通、举一反三。更要从失败病例中分析得失、研精覃思，不断探索吸取教训，推进治病经验的不断积累，和治医理论不断创新，只有提高了疗效，才是中医自强不息的硬道理，做到“博极医源，精勤不倦”。

受“医者，意也；意者，理也”的影响，世家治医颇重对医理的学习和临证经验的积累探索创新。世家中每位世医都经历了幼承家学，耳濡目染，随侍临诊，在3～6年不等的时间，接受父（伯）传亲授，走读经典，勤临证，严考核的一套世家人才系统理论和临床培养模式，方能成才成长。他们或“通经史，精医学，解医囊”；或“善述父志，独得心传，静心修学下帷五六载，几不知春花秋月，是以茅庐初出，即卜得处处春风，排乱解纷”；或“长习岐黄，夙夜匪懈，医道益精”；或“弃学而归医，悬梁刺股，穷究医书，恐衣钵失传，益专心方技，搜百家医案，竭力攻读，精伤寒”等师传善学的成才过程。特别是一代名医胡震来，天资聪慧，勤奋好学，足不出户三四年，广搜百家医案，攻读经史医典，融会贯通。悬壶问世后，医术超群，求医者络绎不绝，赤贫者给药，解疑难病，扶济民生，有祟有方。甚至时下患重病的人，能得其治疗者死而无怨。足见震来的治学治医的敬业精神和思想作风，以及深厚的中医基础理论知识。因此，解难病、救危急，游离自如，迎刃而解，体现了良医风范。正如明代新安医家徐春甫指出：医为大道之奥，性命之微，惟力学者应能达今之理，酌经权之宜，可以起死回生于转盼也。

世家名医通过一系列的系统学习和跟师抄方临证等培养，经理论考试和临床拟方考核考评，合格后，才能授予出师印章，而独立应诊。从现遗留的第十代传人胡震来早期行医医案处方,可见处方左侧竖盖“世医胡象离授侄男震来诊”字样,成为不可多得的处方文献实物。取信于民,百姓见章则放心就诊。此外,在《先严震来胡公医案》手抄本中,发现有部分医案右上则,附记有第十一代传人胡震来长子胡树人“树人拟方”字样,从中透露出世家的严父教子的痕迹,也见证了龙川胡氏世医的成长经历和行之有效培养模式。在其先父胡震来精心培育下,胡树人于1939年就基本独立替父坐堂应诊。次子胡节君一九四五年在家乡已行医五年,后到浙江余杭应聘坐堂,他们皆成为世家中的顶梁柱。

实践证明,中医的成才之路,除了入门博览苦学和临证善于多思探索总结外,离不开对经典著作百家医案的学习研究,吸收专业知识;离不开先师循循教导和严密的考核,掌握医疗技艺,才能真正促使世家医道学术经验传承下去。正所谓“操千曲而后晓声,观千剑而后识器”也。(见《文心雕龙》)

“医者意也,意者志也”——体民情,解医囊,恤民苦,关爱社会誉满杏林

世家受儒学仁爱思想的影响,历代世医不仅精于医,造就了荣耀的医事伟绩,还勇于承担社会责任,爱民助贫,敬老扶弱,对贫者施诊舍药事迹举不胜举,乐善好施家风也代代相承。诸如在评价第六代传人胡以彬时“排乱解纷,怜贫恤苦,尤其天性使然。”第七代传人胡楚南“感世道之崎岖,解囊以济世,贫病不取金,赤贫恒给药,一片赤心足昭千古。”第八代传人胡在邦“热心公益,敬老恤贫,尤其余事耳。”第九代传人胡象离“诚心济世,忠恕待人,贫病叨其惠泽者不知凡几。而又秉性刚,直笃孝友,乡里纠纷恒得一言瓦解,仁风所及,至今犹人远风留。”第九代传人胡爻吉“为地方公益从不卸仔肩,兴学校,筑河堤,秉公办公,邑人皆高山仰止。”众世医热心建学校,筑路、修桥、建河堤,取之于民,用之于民,反哺社会,对当地公益事业和慈善事业从不吝啬,舍得投入,成为家族中持之以恒的光辉事业。在医疗实践中也体现出崇仁尚义、仁者爱人的道德风范,每逢疫病流行,必舍命救助,义诊施药,控制疫情,救人疾苦。1943年绩溪县内发生大面积急性脑膜炎,震来先生日夜奔波抢救病人,数月未安枕席,体力严重超支,终染疾而英年早逝。体现了良医的忘我精神。因此,世家的美名享誉杏林,波及深远。绩溪县长马吉笙曾题匾赞誉胡震来先生“识超学粹，仙手佛心”的评价，可谓是恰如其分。

如今在龙川（坑口村六十号）保存完好世医胡震来祖屋，门楣上由绩溪清末著名书法家程宗鲁先生题写的“是亦杏林”四个苍劲砖刻篆字，镶嵌在那高高的门楼上，外以“是亦杏林”做悬壶济世的金字招牌，医患交流沟通治病场所，内以“医者，意也”作为世医修身怡志、教子育才的座右铭，两者形成了相为呼应儒医的文化氛围，因而世家近代呈现出了一门三代十名医，在域内外中医教学、医疗战线皆发挥积极的作用，取得显著的业绩，传承并弘扬了世家文化，呈现出杏林满园的家族。“医者，意也”“是亦杏林”亦就成为世医家族的最为宝贵文化遗产，寓教意义深远。

《国医大师裘沛然学术经验研究》指出：“医学是小道，文化是大道。大道通，小道易通。”“学习研究中医学离开了传统文化，就不能深刻领会中医学的源流和脉络，就不可能真正登入中医学的堂奥。”中医药文化是中医的灵魂。通过对“龙川胡氏医学”世家所征的文献、可鉴的实物看，世家文化传承历史悠久，底蕴深厚，挖掘整理研究世医家族文化传承思想，探索世医家族经久不衰的传承机制和研究名医培养成长成才教育方式，推进中医药学养生保健、治病救人的社会服务功能，都有其现实的指导意义。

六、从龙川走出来的新安名医胡节君[1]

【胡节君小传】胡节君（1924—1991年），字竹如，安徽省绩溪县人，龙川胡氏四十六世，新安医学世家——“龙川胡氏医学”第十一代传人。副主任中医师，安徽省级名老中医。先生在40余年的临证生涯中，能中会西，医术精湛；仁心仁术，医德高尚；医道育才，杏林满园，广受百姓尊重，故有德艺双馨之美誉。曾先后9次被省、地（市）、县评为先进个人，曾任绩溪县政协第一、二、三届常委，兼任中华全国中医学会安徽分会理事、绩溪县医学会副会长、省科协会员、县科协委

1 本文曾刊载于中国中医药出版社2016年1月出版的《名老中医之路 续编（第五辑）》。

员等职。

灵山毓秀　旺族盛医

皖南绩溪县龙川自古文风昌盛，人才荟萃，族兴医旺，是古徽州出名的“进士村”“名医村”。早在明代，该村发展到了一个鼎盛时期，族中共有10多人中进士，履任大学士和宫廷御医。其中最著名的是明成化十四年(1478年)中戊戌科进士、官至太子少保和南京户部尚书胡富，以及明嘉靖十七年(1538年)中戊戌科进士、官至太子太保兵部尚书胡宗宪。现为安徽省历史文化保护区。

胡氏族中盛行一支以医为业支脉，世代相传，为龙川族人的繁衍和发展保驾护航。据史料记载，龙川胡氏宗族早在400多年前就开设了医馆。从胡氏二十四世太二公时起，便在医馆坐堂义诊，传承家风，设药号“余庆堂”。胡氏二十五世士贵公行医于苏州，二十八世永泰公则在宫廷太医院供职。“连续五代行医，以正骨理伤、治蛇毒相传，医著有《正骨》传世。”(见《绩溪胡探秘》)。

其后，清嘉庆十五年《绩溪县志》载：“胡仲伟，字环溪，龙川人，诚朴谨慎，世传外科，尤精方脉。”而1935年本村私塾教师胡子谊先生撰写的名人举荐信，《龙川胡氏医学家真迹》一文，更详细记载了“龙川胡氏医学”世家，起始于清中期龙川胡氏三十六世胡仲伟而下，历经十三代，代不乏人。成为新安名医世家中具有代表性的传承家族之一。胡仲伟自幼秉承家学，续外科祖业，精研岐黄术。并在内、妇、儿科方面积累了宝贵临床经验，医术名盛一时，为后世龙川胡氏医学世家，以内、妇、儿科为祖业传承体系建立奠定了基础。到民国中期，第十代传人胡震来，医术医道，更趋精湛，广受乡里称赞，享誉邻省邻县。

承袭家学　潜心医术

在龙川村，有一幢三间两过厢的徽派建筑，耸立在与龙川“胡氏宗祠”(全国重点文物保护单位)一墙之隔的左侧，门楣上由绩溪清末著名书法家程宗鲁先生题写的“是亦杏林”四个苍劲砖刻篆字，镶嵌在门楼上，这就是绩溪龙川胡氏医学世家第十代传人，胡节君先生的父亲胡震来的故居。胡震来生前医学超群，在学术上有独特之处。举凡内妇儿科的疑难急症，在临床上颇能解疑难，挽急重，决死生，常获药到病除之效验。据《龙川胡氏医学家真迹》一文载道:“其子震来,随伯父习医学,足不出户凡三四年,于百家医案无不融合贯通,妙手到处,无不成春。民国十二年,安徽桐城县陶润月患重疾求诊治,药到病除,赠其匾额首序云:‘贵府世代名医,晚生到此有年,耳之已熟。今沾重疾,果蒙令郎震来先生妙手,药到病除,足征衣钵真传,后先媲美也。活命之恩,愧无以回报,今将回籍,留此以纪不忘。’”1934 年,时任绩溪县长的马吉笙对胡震来医术医德倍加赞赏,赠匾“识超学粹,仙手佛心”予以褒奖。

胡节君先生就出生在这幢世医祖屋内。先生很小时候就随父亲胡震来诵读《医学三字经》《医学实在易》《汤头歌诀》《药性赋》等一类中医基础书籍,耳濡目染,接受家传教育。在村中上私塾学堂时期,课余时间家中兄弟姐妹都要接受统一安排学习。在省重点中学、休宁万安中学读书时,利用寒暑假日回家,跟随父亲侍诊看病,协助抄录医案处方,接受世医家族传统的临证教育和培养,也初步了解中医药学的基本理论基础知识。

1942 年冬至 1943 年春,绩溪县暴发流行性脑脊髓膜炎(简称流脑),胡震来先生一面日夜忙于治疗和抢救病人,一面又在报纸上呼吁民众用“防风通圣散”进行预防。终因数月未安枕席,昼暮出诊,接触病人过多,不幸染疫,加之其 12 岁幼子亦染疫早夭,身心备受疲惫,于 1943 年 4 月 14 日逝世,生命的乐章在高音区戛然中断,享年 48 岁。先生的父亲去世后,因家庭子女太多,日常支出难以为继,经济上已不容许他继续在外求学了。1943 年中学毕业,先生自己也有了继承家学,接父亲的班——做医生的决心。于是在原有家学基础上,加强对中医的学习,特别重视《内经》《伤寒论》等经典理论的学习,认为为医不读《内经》《伤寒论》,则学无根、医无本。先生说到做到,终日求知,名著名案不离手,边做边学不断提高中医理论功底,为临床诊治能力提高贮备营养。1943 年,先生考入北平国医专科学校,系统函授学习了 3 年中医药学知识。自古是功夫不负有心人,几年的勤奋学习为其日后的临证打下了坚实的理论基础。

1946 年 7 月,先生受聘于浙江省余杭县黄湖镇天苾堂药店,坐堂行医。当时结识同堂道友郑学渊医师，他是浙江省立医药专科学校毕业的西医生。先生趁诊余时间，就虚心地向他求教西医理论，且勤学好问，努力探索，通过西医视角审视中医，在中医临床时，对许多疾病就有了新的认识，医术亦日进。1948 年便考取了浙江省卫生厅中医师执业证。1949 年起，先生在临床上就能用中西两法，对患者进行诊断和治疗。由于较一般的纯中医又多了西医知识协助诊疗，故而在内、妇、儿科方面医名渐起，在余杭及邻近县市颇有影响。因此，先生成为邻近中医界中最早接触西医知识的人之一，也是周边地区世医家族中懂得用中西医结合治病疗伤第一人。到了 1952 年，因家中老小需要照应，先生又返回原籍继续行医。1954 年 1 月，先生联系当地四名中医组建了瀛洲乡联合诊所，不久又发展为瀛洲乡卫生院。1979 年，已为副主任中医师的先生通过了安徽省中医考试，以优异成绩被省卫生厅选定为名老中医。1984 年，花甲之年的先生又被调往绩溪县创办中医门诊部（现县中医院前身），担负门诊业务。在 40 余年的临证生涯中，先生从龙川村到县城，始终遵从父教，医者仁心。无论诊务多么繁忙，对患者都是尽心竭力，故四方患者慕名求医，络绎不绝。医名远播浙江、上海、洛阳、芜湖、宣城、宁国、郎溪、歙县、祁门等地。

先生一生勤奋善学和好学不倦精神，一直推动着他不断探索求知。在对经典著作领悟上，他总是怀着一颗敬畏之心，认为中医经典深奥，必须要潜心研读。对名家经验要充分吸收活用。20 世纪中后期，在阅读书籍难求的情况下，坚持不间断地长期订阅各类医学杂志，从中获得医学新的知识、新的方法。此外，平时诊事再忙，他也十分注重对名医名案的抄录研习，注重对灵效单验方的收集挖掘和临床运用。身后为我们留下了王孟英及近代名医丁甘仁、王仲奇、秦伯未、萧龙友、叶熙春、蒲辅周等名家医案手抄本多部。特别是“王仲奇先生方案”，更是十分珍贵新安医学文献资料。同时，他将父亲胡震来生前遗留医案归类后，用毛笔小楷抄录，于 1988 年整理完成了未刊本《先严震来胡公医案》一书。并将自身多年看病处方装订成册，方便后人学习，获取治疗经验。两代故人留下的医案处方，都为世家增添了一份不可多得的文化遗产。真可谓：勤学奋进，用心备至。

能中会西　善治重症

先生从医一生，在传承家学同时，敢于思辨，大胆创新，遵古而不泥古。在临证中不断地学习再学习，总结再总结，力求医术的再提高。对西医学诊疗手段能较好接受，故而在诊治疑难急重症方面展示出中西结合的魅力，临床中发挥出较好的疗效。皆得益于中西医理论各取所长，才能显示出中西医结合的优势。他常说："西医要学习中医、中医同样必须学习西医，做到中西医学要融会贯通。"先生既是世家中西医结合的开拓者，也是耕耘者。因而先生成为远近世家中运用中西医二法治病的第一人。凡其带教的学生弟子都能运用中西医两种方法，在抢救治疗急重症中占有明显的效机。

先生不仅勤于学习吸收名家经验，还善于总结自己以往的得失。在系统学习父亲治疗时疫病经验基础上，十分重视分析总结自己的治病方法，留心于病案的积累。1948 年 9 月，在浙江余杭县治疗一例伏邪秋发的危重病人时，运用温病学说的理论，参照前人经验，一丝不苟地进行审证求因，药随证变，经过精心治疗，使这位九死一生的病人，恢复了健康。这一病案，他一直完整珍藏于身边，为后来在治疗疫症方面积累了一定的临证经验。

1957 年夏秋，先生就遇到和诊治了很多类似后来诊为钩端螺旋体病的患者。当时受诊断条件限制，对这些高烧咳血的病人，无法进行实验室诊断。医学资料也没有钩端螺旋体病案例报道。依据患者的症状和体征，通过查阅大量的中医文献，先生认为肺出血型钩端螺旋体病酷似《温病条辨》所载"暑瘵"一证。其病机为暑热熏蒸，灼伤肺络，肺气膹郁，火载血上。以发病急骤，病情险恶，易于扰营动血，逆传心包为特点。先生在总结以往诊治类似病人临床经验的基础上，按卫气营血的辨证方法和暑、湿、热邪的致病特性，结合临床病症，将此病分为暑湿犯肺、暑热伤肺、热盛正虚三型，立方遣药，每获良效。以三仁汤、藿朴夏苓汤、宣痹汤化裁治疗暑湿犯肺型；以清营汤、玉女煎、清宫汤、清络饮等加鲜茅根、鲜藕节等治疗暑热伤肺型；神志不清，可酌情选用牛黄清心丸、安宫牛黄丸、神犀丹等清心醒脑之品；以生脉散，王氏清暑益气汤等加三七、童便，至宝丹等扶正气以固虚脱，治疗热盛正虚型的病人。吴鞠通指出："暑兼湿热，偏于暑之热者为暑温，多是太阴证而宜清；偏于暑之湿者，为湿温，多是太阴证而宜温；湿热平等者，两解之，各宜分晓，不可混也。"因此，先生根据温与热的偏胜，肺金见证的轻重，以及津气盛衰存亡的不同情况，以卫气营血为纲，分为上述三型，辨证施治。通过审因明症求型，采取清暑涤热，以熄燎原；滋阴化源，以存津液；清络止血，以制涌逆；宣窍宁神，捍卫宫城等治则，使邪热不致内陷，暑热外达，从而解决和治愈了不少较重病人。并认为对大量涌血的患者，加入童便一味尤显重要。对舌绛有瘀点、血色紫有块的患者常以童便合三七粉同用，能起到止血化瘀的效果。朱丹溪谓："降火最速，莫过于童便。"此前辈用药之秘。到 1962 年 10 月，《中华内科杂志》和《中医杂志》才有了钩端螺旋体病的报道。此后，先生更加深对该病的认识。

1972 年 8 月，该病又在邑中流行时，先生根据以前的治疗经验和方法，胸有成竹，在邻近的乡镇一带，治愈了不少病人，皆收到比较理想的治疗效果。经临床的治疗和总结，先后撰写《钩端螺旋体病的中医辨证论治》，和《中医治疗肺出血型钩端螺旋体病的体会》等多篇文章，分别在《徽州卫生》1977 年第 1 期、《徽州医学》1979 年第 3 期上发表。故其成为在 20 世纪 50 年代发现绩溪县首例钩端螺旋体患者的人。采用中医药治疗，使患者很快痊愈，为中医药治疗该病积累了一定的宝贵经验，产生了积极的影响。

20 世纪 70 年代，农村卫生条件差，个人的防护知识缺乏，在当地时常出现较多急慢性肝炎患者。西医没有特别好的治疗方法，患者也多求中医治疗。而远道来诊者为数甚多，所以在瀛洲乡卫生院连年来，为了这些患者能住院隔离治疗费尽周折时，在先生的倡导下，小乡镇卫生院当时就设置病床 20 张，解决了从外省市县和当地三线厂患者住院治疗的需要。瀛洲乡卫生院也成为当地乡镇一级设立隔离病床最早的医院。在肝病治疗方面，采取了中西医结合的方法。认为急性肝炎要抓住病机，掌握治则，权衡用药。清热化湿是其治疗大法，但要辨清湿与热孰轻孰重，以确定清热化湿药物的恰当比例。采用凉膈散、三石汤、柔肝解毒汤等，辅以西药护肝、能量合剂治疗，效果比较理想。如黄疸型肝炎多因湿热蕴郁而成，清热利湿固然是治疗本病之大法，但先生认为，肝病的病人本身身体虚弱，用苦寒清热解毒药更伤脾胃，身体就越虚。清热药多味苦性寒，过量易损伤脾胃之阳，克伐生发之气，于祛湿不利；化湿常须温振脾阳，药宜辛开温化，但辛温药品助热伤阴，于清热又相悖逆，临床常顾此失彼。他始终遵循肝病专家关幼波先生的"补治兼备"法则，扶正祛邪，重点补正。通过数十年的实践，先生在处方用药上形成了自己独特的风格，苦寒伐中的药品尽量少用或不用，即使病情需要也是选择既有清热解毒作用而苦寒性味较轻，或既能化湿又不至伤阴助热的药品进行治疗，力求寒而不凝，温而勿燥。故其一生对黄连、龙胆草等大苦大寒类药物几乎不用。如一胡姓患者，目黄色晦、上腹胀痛、不饥不食、头晕、全身软弱无力，且便溏、小便清长、脉缓、苔白，属阴黄证。先生根据证候投以绵茵陈 15 克，制川朴 6 克，炒谷麦芽各 12 克，炒枳壳 6 克，生熟苡仁各 12 克，炙内金 9 克，片姜黄 6 克，生晒术 9 克，陈广皮 6 克，野茯苓 9 克，砂仁 3 克(后下)，藿香梗 9 克，数帖而愈。

对慢性肝炎的治疗，强调注意肝与肾、肝与脾胃、肝与血气、肝与情志及饮食劳逸之间的关系。正本穷源，知常达变。如肝肾之阴两亏者，要从滋养肝肾之阴入手，佐以清热利湿；对肝炎失治，或过用苦寒攻伐之品，导致木郁土衰，胃失和降，消化吸收功能减退，造成营养不良者，采用疏肝运脾健胃法，注重维护脾胃生理功能，增强患者的抗病能力；对久病血瘀络阻，形成肝脾肿大，皮肤黏膜出现瘀斑等症状患者，则以疏肝解郁、活血化瘀、软坚消积、逐水扶正治疗为重点；对肝病精神情绪不好，多愁善虑，烦躁失眠，肝区作痛，胃胀嗳气病人，选用逍遥丸、越鞠丸等，以解肝郁、定心志。并集多年临证经验，自制家用验方"肝炎糖浆"(由一枝黄花、绵茵陈、虎杖根、六月雪、车前草、半枝莲、板蓝根、樘苔树根、白茅根、垂盆草、淡黄芩、紫丹参、醋柴胡、生山楂、生大黄、白花蛇舌草等组成)，作为肝炎流行时期治疗预防用药，成为两代中医人手中卓有疗效的家庭验方，一直沿用至今。1978 年 4 月，在原徽州地区老中医座谈会上，先生专题介绍"中西医结合治疗急慢性肝炎的体会"经验文章，后又在 1979 年的《徽州医学文选》上刊登了。

在医学领域里，李东垣、刘河间、朱丹溪、陈修园、吴鞠通、叶天士、王世雄等的名家学说，对先生的影响较为深邃。同时，也是运用他们的学术经验，来指导先生40多年的临床实践工作的。先生认为自己出自农村，就要根植民间，服务好群众，洞悉百姓患病的痛苦。农村里的医生，看病是没法区分科别的，不分急慢性疾病，内、妇、儿科，肝肾、心脑、情志内伤等疾病，都得去看。这就迫使他主动地向些学科去钻研学习，并要求在实践中不断提高各科各类疾病的医疗技术，去为患者服务。农民一般小病多不求医，每到高烧不退或脘腹剧痛方来就诊。先生不仅擅长中医中药治病，还不断吸取西医学知识，协助诊断，明确病症。所开西药处方皆用拉丁文书写，老百姓称其为“大医生”（当地老百姓对大医院的医生称呼）。正由于能中会西，故而在内、外、妇科的疑难杂症治疗方面，信心备足，方法更显一筹。先生还十分重视乡村民间单方验方和农村易得药材的使用，使农村的患者都能得到简便廉验的实惠。故在治疗各种急危疑难病时，方剂中十分注重乡间单验方、草药、食物的配伍使用，成为处方中的重要一员。如用童便治疗血热咳血患者；善用荷叶包饭、再煨炭入药，杵头糠、两头尖、大蒜杆、大蒜壳、尖头螺蛳壳、北秫米、陈米、葱白根、御米壳等农村常见食材，治疗各疑难杂症，取得较好效果。掌握药性，就地取材，体现出乡间医生应有的特征。另一特点是，在农村所遇奇症必用奇法治疗。一次一小孩误吞铁钉入腹，腹痛满地打滚。先生与胞兄胡树人出诊在该村，采用活磁石一钱、朴硝二钱，上药研细末，然后用熟猪油蜂蜜调好服下，不久小孩腹内铁钉排出，见磁石末包附在铁钉外，用奇法救治了小孩一命。还采用黑田泥吞入腹中治疗蚂蟥入腹的病人。像这样的奇症用怪招治愈仍有较多的案例，可见单方验方有着无比潜在的效应，也是乡间医生所必备的本领。

传道育才　杏林满园

担重任，传家学，培育医界精英。先生一生传道授业，解惑释疑，造就合格中医人才。为医求精，待人以诚，行事务实，积极践行大医精诚的价值取向。在传医授业的同时，育人品成为带教中的重要一环。并打破中医世家传统的传内不传外、外男不传女的家规，广开师门，培育中医人才，建立平等的师生关系，一生共带教了中医弟子36位，皆奋斗在中医药教学、医疗战线上，发挥积极的作用，呈现出桃李满园的景象。不少学子还成为医疗行政管理方面能手，将“辨证论治”的思维指导管理，取得卓越成绩，为一方中医事业发展尽职尽责。这种培育精英模式效应，在域内医界中广为传颂，一时佳话。因而，将“龙川胡氏医学”世家传承培养推向高峰，杏林满园，盛百年基业。

现今世家后人皆秉承家业，不负师望，精医重德，事业有为，成为医中佼佼者。先生于1948年便携带小其5岁的胞弟胡瑻灼行医于浙江余杭、临安等地时，精心传道授业。胞弟1958年参加安徽省中医进修学校中医师资班学习，毕业后留任安徽中医学院教师。先后担任伤寒教研室主任、图书馆馆长、学位委员会副主任委员、职称评审委员会委员、省中医学会常务理事。1985年被评为教授。1976年起担任硕士研究生导师，培养硕士生数十余人。1990年起享受国务院政府特殊津贴的殊荣。长子胡鹏飞副主任中医师，乃遗家父之风。历任绩溪县中医院院长、县人民医院院长、县卫生局局长。退休后自办绩溪县雨田医院，继续用家传医术为绩溪人民防病治病。次子胡任清1979年从“赤脚医生”直接考取全省500名中医师，此后又晋升为副主任中医师。三子胡为俭秉其学，继承世家精粹，担任黄山市中医院院长、党委书记，兼任安徽省医院管理学会中医院管理专业委员会常务委员，安徽省中医药学会心血管病专业委员会委员，安徽省养生保健专业委员会常务委员，安徽省药学会膏方专业委员会常务委员，《中医临床杂志》编委，黄山市中医药学会暨新安医学研究会副理事长。

正所谓：以医治人有限，以医教人无穷。先生早年求学问医人生经历，及感悟世间人情冷暖，凡出其门下学子，皆以师为楷模，仁慈宽厚，待人以善，关心患者成为行医做人的基本准则。以其精、诚、实的作风，潜移默化地感染身边的学子，促其成长成才。如先生学生胡顺强，1971年跟随习医，1974年考入安徽中医药高等专科学校，毕业后留校任教，获全国优秀教师、芜湖市名中医殊荣。更受世人称道的是，绩溪县中医院1984年建院来，连续数任院长皆师出先生门下，成为中医界罕见现象。受先生治学精神影响，其弟子执医勤恳敬业，待病人真心付出、全力救治。如今绩溪县中医医院在先生弟子曹根健院长的带领下，经过数年的不懈努力，已发展为国家二级甲等中医院，其中无不渗透着先生的心血。

究其盛名不衰之人才培养模式，源自世家代代相传的“医者意也”处方印章，成为世医修身怡志、教子育才的座右铭。又以“是亦杏林”门匾为祖训及育才的培养宗旨，从而出现了杏林满园之景。“龙川胡氏医学”世家成为新安医学世家传承中的佼佼者，也就水到渠成，名实所归。“医者，意也”“是亦杏林”亦就成为世医家族宝贵的文化遗产，寓教意义深远。

现今，“龙川胡氏医学”已被列为黄山市非物质文化遗产名录；“新安医家胡震来临证经验整理研究”已列入2014年安徽省卫生和计划生育委员会中医药科研课题项目计划；“胡节君医案”也已列入整理出版计划；胡为俭先生安徽省非遗传承人工作室，设在黄山市中医院新安名医堂，传带学子，弘大医业。“龙川胡氏医学”后继有人。而“龙川胡氏医学”世家已走出绩溪，行医传道，光大家学，仍在续写着“世家真绩”。先生虽已仙逝，但其传承的医术医德将永远留在人间。

七、“龙川胡氏医学”世医生平及传承简介

依据清代嘉庆十五年(1810年)《绩溪县志》，及1935年绩溪龙川私塾教师胡子谊先生所撰《龙川胡氏医学家真迹》等文献记载，并结合近年对“龙川胡氏医学”世家文献史料的挖掘整理研究，现就“龙川胡氏医学”一代至十二代世医生平及传承关系简介如下。

一世祖胡仲伟

胡仲伟，约生活于清代康乾年间，具体生卒年月不详，绩溪龙川胡氏第三十六世。仲伟自幼受先祖“医者仁心”思想的影响，承继家学，禀续祖业，精习岐黄，济世救人。他不仅世袭外科，而且在内、妇、儿科方面创立的独具特色的学术思想和积累了宝贵临床经验，为后来“龙川胡氏医学”的形成，奠定了良好的基础，从而使“龙川胡氏医学”成为新安医学世家重要的组成部分，为“龙川胡氏医学”之始祖。据清嘉庆十五年(1810年)《绩溪县志》记载：“胡仲伟，字环溪，龙川人。

诚朴谨慎,世传外科,尤精方脉”。

其子文鳌,承其学。

第二代传人胡文鳌

胡文鳌,字雪陶,约生卒于17至18世纪初,一世祖胡仲伟之子,龙川胡氏第三十七世,“龙川胡氏医学”第二代传人。师承父亲胡仲伟以世家内科为家学医业,在胡氏内科传承中起到了承前启后的作用。

其子廷松,承其学。

第三代传人胡廷松

胡廷松,约生于18世纪初期,卒于18世纪中期,胡文鳌之子,龙川胡氏第三十八世,“龙川胡氏医学”第三代传人。承家学,习岐黄,受文鳌衣钵真传,推进了胡氏内科的医业不断发展。

子志相,承其学。

第四代传人胡志相

胡志相,生卒年月不详,龙川胡氏第三十九世,“龙川胡氏医学”第四代传人,约生活于18世纪中期。据民国二十四年(1935年)十二月上浣,龙川村私塾教师胡子谊先生撰荐《龙川胡氏医学家真迹》记载:“志相承父(廷松)之志,研习医道,得‘医者意也’之意,医技大进,急危重症,着手成春,当时有‘再扁鹊’之口碑。”

其子光涵、光淡从其学。

第五代传人胡光涵、胡光淡

胡光涵、胡光淡兄弟,龙川胡氏第四十世,“龙川胡氏医学”第五代传人,约生活于18世纪中后期。《龙川胡氏医学家真迹》记载:“光涵、光淡,秀外慧中,志向超越,同席习医,相为竞励,通经史,精医学,解医囊,恤贫寡,凡逢绝症,药到即苏,时人有‘咸先生、淡先生’之口碑,迄今犹载道焉。”

光涵之子以彬从其学。

第六代传人胡以彬

胡以彬,龙川胡氏第四十一世,“龙川胡氏医学”第六代传人,约生活于18

世纪中后期。《龙川胡氏医学家真迹》记载："以彬继起，善述父志，独得心传，静心修学下帷五六载，几不知春花秋月，是以茅庐初出，即卜得处处春风，排乱解纷，怜贫恤苦，尤其天性使然。"

子楚南从其学。

第七代传人胡楚南

胡楚南，龙川胡氏第四十二世，"龙川胡氏医学"第七代传人，约生活于18世纪末至19世纪中叶。《龙川胡氏医学家真迹》记载："楚南兴医益进，恨值红羊世乱，靖后即迁徙屯溪悬壶，感世道之崎岖，益解囊以济世，贫病不取金，赤贫恒给药，一片赤心足昭千古。每逢春秋返里扫墓，绩人求诊如山阴道上，应接不暇。楚南晚年得子一枝，携子回归故里，一枝、在邦从其学。"

子一枝、在邦从其学。

第八代传人胡一枝、胡在邦

胡一枝，胡楚南之长子，龙川胡氏第四十三世，"龙川胡氏医学"第八代传人，约生活于19世纪中后期。《龙川胡氏医学家真迹》记载："一枝，幼年入学堂学习四书五经，弱冠研习岐黄，夙夜匪懈，医道益精，满期乔梓联辉，不幸中年泡影。"

胡在邦，字一桂，胡楚南之次子，龙川胡氏第四十三世，"龙川胡氏医学"第八代传人，约生活于19世纪中后期。《龙川胡氏医学家真迹》记载："在邦，亦早入泮，夙学渊源，前程辽远。痛乃兄之逝世，即弃学而归医，悬梁刺股，穷究医书，恐衣钵失传，益专心方技，搜百家医案，竭力攻读，精伤寒，曾著《懿德新编》一部，惜未付梓，至此益得医道之玄妙，活人无算，有口皆碑，至于热心公益，敬老恤贫，尤其余事耳。"

子象离、爻吉从其学。

第九代传人胡象离、胡爻吉

胡象离（？—1935年在世），龙川胡氏第四十四世，"龙川胡氏医学"第九代传人，约生活于19世纪后期至20世纪初期。《龙川胡氏医学家真迹》记载："子象离，系清武生，随父精习医业，科举废即专医，诚心济世，忠恕待人，贫病叨其惠泽者不知凡几。而又秉性刚，直笃孝友，乡里纠纷恒得一言瓦解，仁风所及，至今犹人远风留。”

胡炗吉（？—1936年在世），龙川胡氏第四十四世，“龙川胡氏医学”第九代传人，约生活于19世纪后期至20世纪中期。《龙川胡氏医学家真迹》记载：“弟炗吉，清邑庠生，素精医学，博学多能，热心于地方公益事业，从不卸仔肩，出资兴办学校，修筑河堤，秉公办公，邑人皆高山仰止。”曾资助龙川村办学，1936年始任小学校长。

其子震来，幼随伯父胡象离承袭家学。

第十代传人胡震来

胡震来（1896—1943年），字雨田，龙川胡氏第四十五世，“龙川胡氏医学”第十代传人。胡震来少时师从伯父胡象离承袭岐黄，在伯父的言传身教下，经数年的好学苦读，求术勤证，医技日盛，诊病用药出师之上，替伯父代诊，独当一面，经胡象离考核后，授“九世医胡象离授侄男震来诊笺”处方印一枚，准予独立门户，悬壶济世。自古是功夫不负有心人，几年的勤奋学习，为其日后的临证打下了坚实的理论基础，也终成就了一番医业。1934年时任绩溪县长的马吉笙，撰书赠匾曰：“识超学粹，仙手佛心”，便是对他的业绩最好的嘉赞。

据《龙川胡氏医学家真迹》记载：“其子震来，随伯父习医学，足不出户凡三四年，于百家医案无不融合贯通，妙手到处，无不成春。民国十二年，安徽桐城县陶润月患重疾求诊治，药到病除，赠其匾额首序云：‘贵府世代名医，晚生到此有年，耳之已熟。今沾重疾，果蒙令郎震来先生妙手，药到病除，足征衣钵真传，后先媲美也。活命之恩，愧无以回报，今将回籍，留此以纪不忘。’类此很多，不暇赘述，其为人之慷慨仁慈，尤为绩人佩敬。”

1942年冬至1943年春，绩溪县境内又暴发流行性脑脊髓膜炎，震来认识到该病有很强的传染性，中医称为“刚痉”，出于医生的本能职责，自费在当地报纸上公示处方，呼吁民众用“防风通圣散”进行预防，而自己12岁的四子胡汉如却不幸染病身亡。震来先生强忍丧子之痛，仍夜以继日地抢救患者，他常常整月不能上床睡觉，只能在轿中闭目稍息，以至臀部皮肤被轿凳磨破，到病患家中不得不蹲在椅子上问诊开方。一次出诊，先生因过度劳累在轿子里睡沉，结果从行进的轿子上滚落在地，头面部受伤。因身心过度疲惫，免疫力下降，加之接触病人过多，1943 年农历四月十四日，震来先生不幸染疫病逝，享年 48 岁。震来为保一方百姓的身心健康，在与急危重症抗争中，施展了终生才能，为了抢救急危重症病人鞠躬尽瘁，把毕生献给了中医急症事业，展现了一代中医人的精彩人生。身后留传有 1934 年到 1943 年(逝世前)医案、医案医话及单验方手抄本多部。

胡震来共育有五子四女。长子胡树人(又名木如)、次子胡节君(又名竹如)、三子胡煌玙(又名煌如)、五子胡何如均秉承家学，传习医业，个个声名鹊起，学验俱丰，乃遗家父之风。

第十一代传人胡树人、胡节君、胡煌玙、胡何如

胡树人(1922—1986 年)，字木如，胡震来之长子，龙川胡氏第四十六世，“龙川胡氏医学”第十一代传人。木如幼随父亲胡震来习医，耳濡目染，深得震来之家学嫡传，医术日精，弱冠即替父应诊。在手抄本《先严震来胡公医案》中，记载了其随父侍诊时独诊病案多例，深受胡震来的赏识，显示出早期就在治疗时令病重症方面的功力。1954 年与胞弟胡节君、江家标、章本海等四名当地中医，组建绩溪县瀛洲乡联合诊所，任所长。之后又组建了绩溪县临溪、华阳镇卫生院，为绩溪基层卫生院的建设做出了积极的贡献。1960 年小弟何如，1961 年侄鹏飞皆随师学习中医。1979 年在华阳镇卫生院提前退休，由长子亦清顶班，回家后继续从事中医。

弟何如，子亦清、亦俭，侄鹏飞皆承其学。

胡节君(1924—1991 年)，字竹如，胡震来之次子，龙川胡氏第四十六世，“龙川胡氏医学”第十一代传人，副主任中医师，省级名老中医。竹如自幼秉承庭训，少习岐黄，学隙常侍诊于父亲身边，且勤学好问。1934 年考入北平国医专科学校，函授学习 3 年。1946 年 7 月，应聘至浙江省余杭县黄湖镇“天苾堂药店”坐堂行医，并向同店毕业于浙江省立医药专科学校的郑学渊先生学习西医，成为世家中运用中西医二法治病的第一人。1948 年经浙江省卫生厅核准，颁发中医师行业执照。

解放后，加入余杭县医务工作者协会，任黄湖区分会执行委员。1952年，返回龙川行医。1954年1月，联系当地四名中医组建了瀛洲乡联合诊所，不久发展为瀛洲乡卫生院。1979年已为副主任中医师的胡节君，参加安徽省中医人才选拔考试，以优异成绩被省卫生厅选定为省级名老中医。1984年，花甲之年的胡节君，被调往绩溪县中医门诊部(县中医院前身)，开拓门诊中医业务，带教中医学徒。胡节君在40余年的临证生涯中，从龙川村到县城，始终遵从父教，医者仁术，无论诊务多么繁忙，对患者都是尽心竭力，故有“德艺双馨”之美誉，医名远播芜湖、宣城、宁国、郎溪、歙县、祁门、洛阳等地。四方慕名求医者络绎不绝。

1956年、1972年8月绩溪县先后出现多发性钩端螺旋体病患者，节君总结了1947年在余杭治愈一例类似病例的经验和方法，在邻近的乡镇一带又治愈了不少病人。经临证总结，先后撰写《钩端螺旋体病的中医辨证论治》《中医治疗肺出血型钩端螺旋体病的体会》等多篇文章，分别在《徽州卫生》1977年第1期、《徽州医学》1979年第3期上发表，成为绩溪县首个发现钩端螺旋体病并采用中医药治疗的医者。20世纪70年代中期，瀛洲乡及邻近乡村急、慢性肝炎病人较多，节君采用凉膈散、三石汤、柔肝解毒汤等，辅以西药护肝、能量合剂治疗，收到显著疗效。并将验方与中药师一同自制“肝炎糖浆”，方便病人服用，取得较好疗效，验方也一直为后人沿用至今。1978年4月，在原徽州地区老中医座谈会上，先生专题介绍“中西医结合治疗急慢性肝炎的体会”，该文后刊于1979年的《徽州医学文选》。

节君平时诊事再忙，也十分注重对名医名案的抄录研习和对灵效单验方的收集挖掘与临床运用。身后为我们留下了王孟英及近代名医丁甘仁、王仲奇、秦伯未、萧龙友、叶熙春、蒲辅周等名家医案手抄本多部。特别是“王仲奇先生方案”，更是十分珍贵新安医学文献资料。同时，将父亲胡震来生前遗留医案归类后，用毛笔小楷抄录，于1988年整理完成手抄本《先严震来胡公医案》未刊本。同时，将自身多年看病处方装订成册，方便后人学习，获取治疗经验。

胡节君医德高尚，医术精湛，先后9次被评为省、地(市)、县先进个人；并当选为县政协第一、二、三届常委，兼任中华全国中医学会安徽分会理事、绩溪县医学会副会长、省科协会员、县科协委员等职。

子鹏飞、任清、为俭承其学。

胡煌玙（1929—2014年），字煌如，胡震来之三子，龙川胡氏第四十六世，“龙川胡氏医学”第十一代传人，教授。自幼受父兄传统师承影响，潜移默化地得到中医理论知识教育。1948年随胡节君行医于浙江余杭、临安等地。1954年参加绩溪瀛洲联合诊所。1958年参加安徽省中医进修学校中医师资班学习，毕业后留安徽中医院任教。先后担任安徽中医药大学伤寒教研室主任、图书馆馆长、学位委员会副主任委员、职称评审委员会委员、安徽省中医学会常务理事，并多次参加安徽省教师高级职称的评审工作。论著有《中医内科学》（1976年上海科学技术出版社出版）、《通俗伤寒论讲义》（1960年安徽人民出版社出版）。论文有《伤寒论辨证论治初探》《伤寒论中三纲鼎立说之我见》等，1960年起分别发表在《安徽卫生》《安徽中医学院学报》上。1992年应美国加州针灸学会邀请，在该学会年会上作专题报告，题目是《伤寒论中论八纲》，受到高度赞扬。1976年起担任硕士研究生导师，培养硕士生数十余人。1985年被评为教授。1990年起享受国务院政府特殊津贴的殊荣。

胡何如（1935—2008年），胡震来之五子，龙川胡氏第四十六世，“龙川胡氏医学”第十一代传人。1950年跟随二哥胡节君到浙江省余杭县黄湖镇“天苾堂药店”当学徒学习中医。1961至1966年，按照安徽省卫生厅扶持中医师徒政策，又跟随大哥胡树人在华阳镇卫生院习医5年，获省级中医药主管部门颁发的出师证。1979年以优异成绩通过安徽省500名中医师选拔考试。先后在绩溪县瀛洲、华阳、北村乡等卫生院从事中医临床工作，晋升主治中医师。何如承继家学遗风，为人谦慎，医德高尚，临证擅治内科杂病，尤其对伤寒杂病、脾胃病、妇科病的治疗经验丰富，深受当地群众好评。

第十二代传人胡亦清、胡亦俭、胡鹏飞、胡任清、胡为俭

胡亦清（1956年—），胡树人之长子，龙川胡氏第四十七世，“龙川胡氏医学”

第十二代传人。幼受家庭熏陶，后因“文革”期间“读书无用论”的干扰，初中未毕业即辍学，自谋出路，曾经历了一段学艺谋生的艰苦路程。“文革”结束后，1979年其父提前退休，由亦清顶替补员，进入绩溪县华阳镇卫生院中药房工作。受益于当地老药工的带教以及自身虚心求教学习磨炼，亦清对中药传统的加工炮制有着独到技能，在丸、膏、贴、散剂型的制作上技艺颇深，深得同道的肯定。亦清成为“龙川胡氏医学”世家中唯一的一位从事中药工作的传人。

胡亦俭(1962年—)，大专学历，胡树人之次子，龙川胡氏第四十七世，“龙川胡氏医学”第十二代传人。幼惠世家熏陶，对中医爱之心切，及长随父侍诊，自学家藏医籍和西医学知识。在诊闲暇时，常与堂兄弟间促膝论医，汲取家传技艺，掌握现代诊疗技术，医技水平逐年获增。1986年便承担龙川村卫生室乡村全科医生工作，采用中西医两法，治疗农村常见病、多发病和一般流行性疾病，服务一方百姓身体健康。

30多年来，亦俭秉承家风，传续家业，不分昼夜，酷暑严寒，兢兢业业为当地村民诊病服务，深受百姓好评。1999年始兼任龙川村党总支书记、村委会主任。绩溪县第十四、十五届县人大代表；2006年荣获“安徽省优秀乡村医生”称号；2008年北京奥运会期间被指定为奥运火炬手。

胡鹏飞(1945年—)，胡节君之长子，龙川胡氏第四十七世，“龙川胡氏医学”第十二代传人，副主任中医师。1961—1966年，跟随伯父胡树人系统学习经典著作和中医基础理论。临床上注重中医理法方药的辩证统一，不断总结经验，中医业务水平有了较快的提高。1979年9月以全县总分第一名的成绩通过了全省中医药人员选拔考试。1982—1983年，师从浙江中医学院附属医院著名主任中医师李学铭先生(全国名医叶熙春先生的高足)。1984年筹建绩溪县中医院并出任院长，将单一门诊部发展到具有一定规模的二级中医医院。1995年出任县卫生局局长兼任县人民医院院长，并晋升为副主任中医师。

胡鹏飞在多年的临证中，积累了大量的诊疗经验。其曾用固本止崩汤治愈因大量出血而休克妇女，用猴枣散加入养阴清肺化痰药物抢救麻疹并发肺炎伴有呼吸衰竭的患儿，用车前草、宣木瓜加冰糖治愈百日咳病儿，用附子理中汤治愈一例严重腹泻、全身冰冷且经西医治疗未见缓解的患者，用犀角地黄汤加味治愈五官科鼻腔填塞仍不能止血的鼻衄病人，对其他多发病、常见病的中医治疗也取得显著疗效。曾受聘为安徽省中医药管理局初等中医专业学徒临床带教教师；担任省中医药管理学会第一届理事会理事，县中医药学会会长。

2005年退休后，鉴于患者的需求，鹏飞退而不休，在绩溪县城自办雨田中医诊所，继续传承世家责任，用家传医术为绩溪百姓防疾治病。其间，其自拟养阴清肺利咽止咳汤治疗慢性咽炎咳嗽，用半夏天麻白术汤加味治疗颈性眩晕，用二仙汤治疗更年期综合征，并在慢性胃炎、慢性肾炎等疾病治疗上颇有心得，收到较为满意的疗效，深得广大患者信赖。上海、杭州等地患者亦慕名专程来绩求治。

胡任清（1948—2009年），胡节君之次子，龙川胡氏第四十七世，“龙川胡氏医学”第十二代传人，副主任中医师。任清自幼聪颖，受家传医学的耳濡目染，从小便热爱上医学，并在父亲的指导下学习岐黄之术。其认真研读家藏医籍，凡《内经》《金匮要略》《汤头歌诀》和本草经典以及祖父胡震来的临证医案，无不早晚背诵，穷究奥旨，故而打下了扎实的中医理论功底。临证谨慎周详，擅长内、妇、儿科及针灸。1973年担任龙川村“赤脚医生”，其秉承祖传座右铭“医者意也”理念，怀揣仁心仁术，常年奔走于田间地头，穿行于百家千户，用一根针一把草热情为群众防病治病，故而深得同道推崇及八方群众的好评。

1979年，中医药事业迎来了发展契机，安徽省出台了广纳中医药人才政策，胡任清以“赤脚医生”身份参加了全省的中医药人员选拔考试，并以优异成绩入选安徽省500名优秀中医药人才库，是全省唯一一位通过统考入选的“赤脚医生”，从而由乡村走向城镇，被纳入了国家医疗机构编制，先后任职于绩溪多个乡镇卫生院。1984年调至绩溪县中医院从事中医工作，为广大群众提供龙川胡氏医学的特色中医药服务。

胡为俭（1957年— ），胡节君之三子，龙川胡氏第四十七世，“龙川胡氏医学”第十二代传承人，主任中医师，新安医家，高级政工师，安徽省新安医学研究会首届副会长兼活态传承委员会主任，安徽省非物质文化遗产（新安医学）代表性传承人。为俭自幼受家风熏陶，耳濡目染，热衷岐黄之术。1976年师从父亲胡节君承袭中医，兼职于龙川村卫生室，悉得嫡传。1978—1980年就读安徽中医药高等专科学校中医专业。1980年12月分配至绩溪县瀛洲乡卫生院，再入师门，随父临证。1987年10月调往黄山市中医院，从事中医临床工作。其间，1993年通过安徽中医学院高等中医专业自学考试。1996年任黄山市中医院门诊部、科技开发部主任。1997年毕业于中央党校本科函授班经营管理专业，任中医院工会主席。2001年任中医院副院长，2002年9月任中医院副院长主持工作，2003—2015年任院长、党委书记。

胡为俭临证中坚持弘扬祖传中医诊治特色，崇家学，精于内、妇、儿科，在肝胆病、脾胃病、心血管、妇科病的治疗上颇有心得，理论造诣颇具深厚。先后师从于其父胡节君先生及全国著名老中医——脾胃病专家顾培荣教授。擅长肝胆疾病、脾胃病、心悸、失眠、便秘、肿瘤及妇科疑难杂病的治疗，并涉足中医药美容、养生与保健。大胆开拓思路，灵活创新，利用祖传清肝解毒药方治疗急慢性肝炎和早期肝硬化，采用自拟龙牡枣仁安神汤治疗失眠，应用小柴胡汤加味治疗胆汁反流性胃炎，采用清热活血汤治疗前列腺炎，应用参七楂蒲汤治疗原发性高血压，采用益气养血化瘀汤治疗妇科病等，都取得显著疗效。在此基础上及时总结临床经验，撰写心得体会，先后在《安徽中医学院学报》《黑龙江中医杂志》《江西中医杂志》《中医临床与保健》《中医药临床杂志》等学术期刊上发表论文20余篇；其中《柔肝解毒汤治疗急慢性肝炎和早期肝硬化》获优秀论文一等奖、《胡节君治疗肺出血型钩端螺旋体病的经验》获安徽省科协自然科学优秀学术论文三等奖，担任《程道南临证集要》主编、《新安医学内科精华》副主编。

为俭曾受聘于安徽省医院管理学会中医院管理专业委员会常务委员；省中医药学会心血管病专业委员会委员、省养生保健专业委员会常务委员、省药学会膏方专业委员会常务委员、《中医临床杂志》编委、安徽中医药大学第三附属医院（安徽省中西医结合医院）所属安徽省新安医学流派诊疗中心特聘专家、黄山市中医药学会暨新安医学研究会副理事长、黄山市老年医学专业委员会副主任委员；分别被省、市文化委员会命名为省、市级非物质文化遗产项目新安医学代表性传承人。

近年来，作为胡氏后人的胡为俭承载着传承与弘扬“龙川胡氏医学”的历史重任，其亲力亲为，与其团队一道努力挖掘、整理、抢救散失在民间的宝贵史料，走访征询胡氏老人，广征博引，核实求证历时多年，初步完成了《先严震来胡公医案》整理和《胡节君临床精萃》的数据归类工作，基本厘清了“龙川胡氏医学”世医家族谱系，使尘封了多年的“龙川胡氏医学”宝藏得以重见天日，并为进一步深入研究、开发利用提供了翔实的历史宝贵数据。

“龙川胡氏医学”自胡仲伟伊始，世家共有20余人承其医业，研习岐黄。名医包括：胡仲伟、胡文鳌、胡廷松、胡志相、胡光涵、胡光淡、胡以彬、胡楚南、胡士乔、胡一支、胡在邦、胡象离、胡爻吉、胡震来、胡树人、胡节君、胡煌玙、胡何如、胡亦清、胡亦俭、胡鹏飞、胡任清、胡为俭等。有《懿德新编》《先严震来胡公医案》《胡节君医案处方手稿》和《家传单验方手册》等医著存世。龙川胡氏医学父子相传，伯侄相授，以严谨的家族传承，口传心授的教学模式传承至今，已历十三代，延续不绝300余年，是最具代表性的新安名医世家之一。

第七章　胡震来学术经验研究

一、世传名医胡震来[1]

绩溪龙川胡氏宗祠左侧，有一所民居颇具特色，三间两过厢的徽派建筑一反黛瓦白墙的传统，墙体全部用青泥粉刷，十分醒目。高大的门楼上“是亦杏林”四个苍劲洒脱的砖刻大字，突出了主人的身份，也隐含着书法家、绩溪名士程宗鲁先生的赞许和厚爱——这就是近代新安名医胡震来先生的住宅。

胡震来，字雨田，1896 年出生在龙川一个世代行医的家庭，为胡氏医学的第十代传人，其先祖仲伟公医名卓著，嘉庆《绩溪县志》称其：“诚朴谨慎，世传外科，尤精方脉。”震来先生从小受家庭熏陶，立下了不为良相即为良医的志向，刻苦学习中医典籍和先辈经验，埋首书房，足不出户，达 5 年之久。一分耕耘一分收获，当胡震来先生开始悬壶于世时，已能整本背诵《汤头歌诀》《脉诀》《药性赋》等必读书籍，对《内经》《伤寒论》《金匮要略》、温病学经典等著作的精髓都有深刻的理解，尤其服膺王孟英的温病学说，同时也全面系统地继承了先辈丰富的临床经验。就这样，一位英气勃发胸有丘壑的青年医家，从龙须山脚登源河畔走上了人生舞台。

临证之初，震来先生就以深厚的医学功底，察微知著的锐利目光，灵活独特的用药方法，解决了许多疑难病症，因而名声渐起，医名远播至歙县、宁国、昌化、临安等地，慕名求治者络绎不绝，10 余年后医术日臻精湛，常挽狂澜于既倒，使许

1 本节主要内容曾刊载于《中华中医药学会第十六次医史文献分会学术年会暨新安医学论坛论文汇编》。

多患者重获生机。1939年秋，临溪镇一位做木材生意的程老板患病，身热重炽，神昏谵语，循衣摸床，已数天未进饮食，邻近医生都已束手无策，急邀震来先生诊治。先生赶到临溪时已近中午，当时患者僵卧于床，奄奄一息，家属为争取时间早已将炭炉扇得通红，等待煎药。震来先生仔细诊察后却迟迟不开处方，只是隔一段时间再诊一次脉。面对垂危的患者，望着神闲气静的慢郎中，病家心急如焚又不便催促。同往的临溪药店胡老板是震来先生的朋友，这时忍不住开了口："震翁，病人命如悬丝，危在旦夕，为何迟迟不开方撮药？"震来先生答道："胡兄有所不知，此病乃阳明腑实，大实如羸之象，目前痞满、坚症已具，但脉未沉实，不到攻下火候，请少安毋躁。"待到下午二时，先生诊得脉已沉实，急用大承气汤荡涤实热，攻下积滞，半小时后患者矢气频转，泻下硬粪10余枚，当晚身热渐退，神志转清，后调治而愈。

中医辨证重在望、闻、问、切，但切脉易学而难精，所谓"心中了了，指下难明"，震来先生却能从脉象的变化中明表里，分虚实。1942年夏令，歙县南乡的一位患者上门求诊，震来先生仔细切脉后嘱同来的患者家属赶快扶住患者，称其马上就要晕厥。当时患者神清气爽，毫无晕厥迹象，不仅家属深感诧异，侍诊在旁的次子胡节君亦困惑不解。移时，患者果然晕倒，昏不知人，家属惊恐万分。震来先生含笑而起，从容捧着水烟筒说，不要惊慌，只需几筒烟工夫就会苏醒。果如所料，片刻后就自行清醒过来。

震来先生不仅谙熟药性，而且对患者服药后反应和预后判断十分准确，1940年5月，家住高枧的叶勉干先生的妻子身热不退，不思饮食已经半个月，勉干自为医生，多次用药皆未见效，渐致卧床不起。这天震来先生赴扬溪清水塘出诊，途经高枧，勉干先生闻讯后拦轿求治。震来诊后开方一帖，并很有把握地指出：药后患者要出汗，汗如玉米大小，汗后病即转轻。叶勉干当时半信半疑，心想：药后出汗相信你先生有此经验，但汗如玉米大小恐怕未必如此。药后患者果然出汗，而且汗液黏稠，积聚成一颗颗汗珠，大者如玉米，小者如绿豆，患者身热渐退，全身轻松。第二天复诊加减用药，又服三帖霍然而愈。勉干先生叹服不已，曾多次向人讲述此事。

震来先生不仅擅治伤寒、温病，治疗时疫也有独到之处。悬挂在先生厅堂一幅“仁术济世”的匾额，记载了一个妙手回春的故事。此匾为绩溪名士周恭先生所赠，匾中跋语云：“秋间小儿起汉偶染时疫，几致不起，先生力挽狂澜，恩同再造，特赠匾额以志谢忱。”可惜该匾额已毁于“文革”中。

震来先生身材瘦小，衣着普通，身怀绝技却没有衣冠楚楚、气宇轩昂的名医派头。一次，歙县城内一位富商身患重病，久治不愈，已是气息奄奄，朝不保夕，因慕先生盛名，恳请登门施治。先生抵达歙城时，富商的高朋好友集于一堂，见震来先生一袭布衣，足蹬布鞋，一副草根郎中模样，有人心存疑虑，不知此公是否名实相符，能否担此重任？个别人还流露出轻慢之意。先生充耳不闻，泰然自若，经过一番细致诊察，已是成竹在胸。他不用自己的常备方笺，却令病家准备一大张宣纸，众人不解其意，走近观望，但见先生笔走龙蛇，广征博引，病因病机，条分缕析，遣方用药，引经据典，君臣佐使，纲目分明，开出了平生最牛的特大号处方，并断言据此服药，定能转危为安，步入坦途。众人至此才大吃一惊，方知此公不是浪得虚名。先生和颜悦色地交代完注意事项，婉言谢绝了病家送上的参汤，从容登轿而去。一周后患者痊愈。为感激救命之恩，并赎轻慢之过，富商亲自登门致歉并送来不菲的酬金。

震来先生宅心仁厚，怜贫惜苦，对同乡人更是关爱有加，凡龙川、岭里、岭外、巧川的村民就诊一律不收诊金，特别贫苦者还代付药费。他诊务繁忙，经常外出，但每次出诊回家，不管再忙再累，不管是雨雪风霜，都要利用晚上时间，提着马灯上门看视本村的患者。对上门乞讨的乞丐，总是有求必应，一副菩萨心肠。长子、次子的婚宴上，让前来乞讨的叫花子围坐入席，开怀畅饮，以致后来引出了一段“叫花鸡劫道”的佳话。那是一次他出诊回来，已是夜色苍茫，路过一处荒郊时，见前方有几个人在叫“来了来了”，先生一惊，莫不是遇到了劫道的歹徒了？正在不知如何应对时，几个人已围了上来，其中一人捧着一只烤鸡。原来是几个乞丐打听到震来先生要路过此地，特地等着送上一只野地烤制的正宗的“叫花鸡”以表谢意。

震来先生以精湛的医术和高尚的医德，赢得了广大民众的信赖，许多人将他的处方长期珍藏。一些危重患者以能得先生高手一诊，方觉无憾。

1942 年冬至 1943 年春，绩溪境内流脑流行猖獗，战乱和疫病使老百姓的日子雪上加霜。震来先生 12 岁的幼子亦染病身亡。先生深怀丧子之痛，一面在报纸上呼吁用"防风通圣散"进行预防，一面夜以继日地抢救患者，常常整日不能上床休息，只能在轿中闭目养神，以至臀部皮肤被轿凳磨破，到病家后不得不蹲在椅子上开方。一次，到丛山关出诊，因过度劳累在轿中睡沉，结果从行进的轿中滚落在地，头面部受伤。1943 年农历四月十四日，震来先生因身心疲惫，因接触患者过多，不幸染疫病逝，生命的乐章在高音区戛然中断。时年 48 岁。

胡震来先生有四子四女，长子胡树人，幼承家教，早年就声名鹊起，用药果断，乃父之风。次子胡节君，德艺双馨，誉满全邑，曾连任三届县政协常委。四子胡何如，为绩溪名老中医，学验俱丰，深孚众望。此三位先贤均先后谢世。胡震来三子胡煌玙，系安徽中医学院（现为安徽中医药大学）教授，为 1959 年安徽中医学院建院时第一批师资，授业育人几十载，可谓桃李芬芳满天下。

为纪念英年早逝的祖父，继承和发扬祖先的优良传统，2002 年 6 月，震来先生的长孙胡鹏飞从县卫生局局长的岗位上退下来后，在县城开设了绩溪县龙川雨田医院，医院秉承传统，中西合璧，开设内外妇儿等科室，遵循"认真做事，诚恳待人"家训，爱岗敬业，善待患者，得到广大群众的好评。震来先生的四孙胡为俭，出任黄山市中医院院长，两位曾孙女也在卫生部门工作。先生的事业后继有人，钟灵毓秀的龙川必将有更多更优秀的人才茁壮成长。

二、胡震来辨证论治急危重症学术经验探析[1]

胡震来（1896—1943 年），字雨田，绩溪"龙川胡氏医学"第十代传人，世医胡

1 本文曾刊载于《中医药临床杂志》2017 年第 8 期，新安医学研究栏目。

炇吉之子，近代新安名医。胡震来先生家学有源，秉性聪慧，志向高远，有鸣世之才和仁者之风。一生勤学深研，医途显著，深得病家信赖。遗著《先严震来胡公医案》，病因阐述简洁，病机分析透彻，遣方用药灵动飘逸，理法方药及疾病的预后一气呵成，是部难得的医案珍集。载案485例，医案医话6例，出诊日记1则，诊次达627例，病症达81种，慕名转诊案例占26%，涉及内、外、妇、儿、五官科等。其中急危重症病患达72%，有效率约29%。由此彰显出，其在当下治疗急重症病方面精准的辨证论治路径和积极有效的治疗特色，突出了"平衡阴阳""邪去正安"主体及截病防变决生死的学术思想，走出了一条承家学、习经典、探医理、崇名法、勤思变、善临证的名医成才之路，对新安医学的传承发展及中医人才培养皆具有现实指导意义。

承家渊，习经典，熟读精思，奠基医业成就

医之大凡有成就者，皆博采众家，而精取其华。术博而通，通而后精。胡震来先生幼从伯父胡象离习医，承袭家学，攻读医典，广搜医案，"焚膏继晷，寒窗四载"，终成一番医业。其成就医途包含三大要素：一是秉承家学，得益于伯父精心传授，倾经验之所学，为其成长成才，提供了天然的基础条件；二是习经典，崇名贤，熟读精思，重视经典著作的追理研究，临证中善于采撷历代名家特色治法，践行于彼时乡间的大量急重病患者，为其临证取效积累了丰硕的经验，铸就了独到的临证特色；三是潜移默化地受世医家族"宅心仁术"之家风影响，追求德艺双馨为医之最高境界，认为医乃仁术，德在术中，以"医者，意也"为座右铭，全心服务患者。

胡震来先生临证经验，来源于师授与善学，学术思想根植于《内经》《伤寒论》等名著，旁征于李东垣、朱丹溪、徐灵胎、喻嘉言、陈修园、王孟英、陆以湉等名家思想，形成重视辨证、诊必求细、法必求良的辨治思想。现今世家中，藏有大量明清时期的各类中医经典名著，从中医四大古籍到中医临证入门小读本，如《东医宝鉴》《赤水玄珠》《医宗金鉴》和《医学实在易》《兰室秘藏》《本草备要》《医学心悟》等。从基础理论、中药方剂、医案医话，大凡应有尽有。在这些现存古医籍中，较多版本字里行间和页眉顶上，都注满了胡震来的强调号及批注印章。从不同时期的用笔颜色看,他确实是反复研读过这些著作。我们也仿佛看到了先生在青灯夜读,“三十乘书”之情景。震来公不仅喜读善学,而且尊贤惜书,深知书对医户的重要和价值,因此,其设专置书房,特制“雨田藏书”专柜,便于保存传世,供后人学习查阅。虽经百年历史的磨损及人为盗失,现仍有两千多册古医籍,分存于后辈医门家中,这在一般世医家族中是不可多见的,显示出世家重术惜书的家风。

胡震来先生为中医,学渊理深,世家培养教育起到了关键作用,也是成为名医的天然机缘。而熟读经典,尊古不泥古,长而渊博,承袭中发展,造就了一番医事盛业,惠延子孙,出现了世医家族传承不衰的兴旺景象。可谓是渊源有自,影响深远。

重辨证,崇名法,攘外安内,调整阴阳平衡

辨证论治是中医药学理论的精髓,理、法、方、药是辨证论治在临床上的具体运用表现,而四诊合参辨明证候为施治提供依据,其核心价值首在辨证。

《伤寒论》曰:“观其脉证,知犯何逆,随证治之。”中医辨证论治就是运用四诊全面了解患者所出现的证候,然后通过对证候进行分析,弄清疾病发生的原因、部位、性质及其发展趋势,从而掌握疾病的实质,确定治疗措施。因此,在辨证论治过程中首先要明确辨证,认清人体阴阳失调和邪正斗争性质,才能为论治提供病理指标。胡震来先生辨治急危重症学术思想,贯穿以《内经》《伤寒论》为渊源主线,论治思路与李东垣、朱丹溪、徐灵胎、喻嘉言、陈修园、王孟英、陆以湉等名家名法相承一体,尊古而不泥古,临床善于吸取运用这些名家辨治思想和治疗方药,在其病案中大量引用体现,印证了辨证论治过程。特别受明代新安医家孙一奎“重明证,不拘方”思想的影响,对其“凡证不拘大小、轻重,俱有寒热、虚实、表里、气血八个字,苟能于此八个字认得真切,岂必无古方可循?”认识颇深,深刻理解“医难于认证,不难于用药”的临床意义,其在“湖村,聘珍令郎”案中体会到“辨症之难,甚于用药,二症虽一时臆断幸中,然不外乎,医以意会也,阅者审之”,突出“同病异治”的辨治原则。在辨明证候的基础上,然后立法、遣方、用药,灵活加减,以期达到法随证立、方从法出的治则思想。可以看出,其临证注重辨证的作用。

在辨明不同病证诊断基础上，选择历代名家治则方法进行论治，这种重辨证择名法的有效组合思想，以适应临床疾病需要，大大提高了急危重症的临床疗效。只有辨明病证，才能有的放矢地用药。有效是医者首要作为，有效才是硬道理。如案二九二："右偏头痛，无时或释，此外感也。方书所谓：外感头痛无休，内伤头痛，时发时已。前医投以固本之法，其痛愈剧，其为外感无疑，宜从治标之计。"震来公遵循名著辨明外感头痛与内伤头痛的基本点，阐明了"急则治标，缓则治本"的根本原则，并与治疗疾病的原则性与灵活性结合起来，避免了步入前医"内伤头痛固本"的误区。又在医案医话中载："湖村，聘珍令郎，即予之表侄也。六月中旬，因感风热，便泻，日晚数十行。始由该村章应辰先生诊察议方，一以分消，一以理中，二进后，便泻如故，肢体反转清冷，冷汗时时外泄，旁论纷纷，以为待毙之症，迨予诊之，犹不以凶证论方就，乃咨照如仙，一剂后，该体转温，汗当见敛，不治泻而泻自止矣。二剂服完，果渐恢复如初，爰将方案抄存以备后辈检览，俾知予临症不苟煞费苦心矣。"案为："邪热霹陷心脾，卫阳已被下迫，大便滑泄，日晚数十行，溲清体冷，冷汗时出，神形烦躁寡寐，舌苔焦黄。症候如斯，以鄙浅见，非泻黄汤加味不为功，姑仿其例，以俟动静。"是方："石膏（酒炒）一钱五分，黄芩（酒炒）八分，山栀(酒炒）八分，甘草(酒炒）八分，广藿香八分，防风(酒炒）八分，连翘(后入）一钱，佩兰（后入）一钱，白蔻花八分，淡竹叶（后入）一钱，苏荷（后入）八分。"本案治疗上，震来公应用八纲、脏腑辨治理论，详察病机变化，掌握证候实质，抓住阴阳失调和邪正斗争这两种矛盾，以症宗法，法随病转，使治则与病症相一致。用泻黄汤加减，在大堆苦寒药处方中，几近一半药采用酒制，认为："酒制升提，古有成法，然泻黄汤中带有苦寒之药，非酒炒不能熏蒸病所，而反有害，撮药时须关照药铺，依法制炒，切勿藐视为要。"在组方与药物炮制上，形成独具特色亮点。正如第二届国医大师徐经世先生所言："要想取得良好的临床疗效，必须对方药配伍与炮制熟稔于胸，明方之理，知药之偏。能否一方多病，异病同治，全在变通。"可见独到的思路，精准的辨证，周密的治则，恰当的组方，合理的炮制，这套完整的治疗理念贯穿在其中，确难能可贵，经验实用。本案成为胡震来先生急危重症辨证施治学术思想经典案例。可见先生在传承基础上,多有创新和发展,达到了“平衡阴阳,祛邪扶正”的目的,于今日仍具有实际价值和指导作用。

胡震来先生在明确疾病“寒热、虚实、表里、气血”辨证的同时,又善于选择名家法则及名方治之:如治便血久治不愈之症案,仿东垣先生升阳法。又如治吐血,宜降气不宜降火,姑仿秦越人先生,舒肝和胃,保肺宁络一法。再如对脾虚湿郁,母病及子,引起的肺失宣畅之权之咳嗽案,则“治以和中运脾,宣畅肺金,以逐其咎而固其本。仿徐灵胎先生,治咳必先治脾之例”,以资土生万物意。还在“重阳则狂”案中,“究由痰火怫郁,上蔽清阳,适尔神志不清,或发狂暴动,汗来尤甚。经云:汗为心液,汗愈多,狂愈剧。其为心阳内灼,痰随火升,越发无疑。姑仿丹溪先生,一面清上而豁痰,一面通腑而降火之例,以俟动静”。再如:“年逾花甲,诚恐酿成噤口,姑仿喻嘉言先生法,冀其攘外安内,俾中肯乃吉”,祛邪与扶正双管齐下,逆转年高痢疾危症患者。他如治麻疹亟仿钱氏升麻葛根汤意加味,治红疹姑仿陈修园之冲和汤加味等等。这些名家法则及名方,在急危重症案例中大量运用,体现出震来公在临证中,将辨证与论治相统一,法则与名方相结合,形成了独到的思路、实用的经验,极大地完善了世家的辨治思想体系。

断预后,决生死,仙手佛心,倡导医道正能量

人体疾病的过程是一个不断变化的过程,疾病实质也是在不断变化的。辨证论治的意义,还包含着要随时掌握疾病实质的变化,并相应地改变治疗措施,判决顺逆,提前干预,防止误判误治。胡震来医案中,对温热病、伤寒、疟疾、鼓胀、脘腹痛、血证、哮喘、产后病等急危重症病例,通过收集临证时不同的病症反应,以四诊合参辨别病情进退与顺逆趋势,来判断疾病的预后,防范病情传变,鉴别出患者生命体征,显示医者有所为有所不能为的临证治疗意义,从而,把辨证论治提高到断预后决生死的新高度,也进一步丰富了胡氏特色的辨治思想体系。

在胡震来医案及医案医话中,危重患者占据了一定的比例,依据患者病情,采用积极主动干预治疗,防止病情逆转,同时,表明病家配合治疗及注意事项,以利于病情向良性方面转归。如在(案二六五)中指出:“左,四月十七日。风温内蕴,厥阴之气凝滞，痰热怫郁而不化。左偏胁部隐隐作痛，痛及肩臂，咳嗽，气分不利。风温症治法，宜以清疏，姑仿其例，冀应热达于外，转为吐痰，方许无虑。”再如治“头痛如劈，神形烦躁，乃温邪蕴伏阳明，胃浊壅遏，清阳失其展舒故也。势有转剧，幸勿大意为要”。又如治“年华已逾花甲，体元累衰，势防变幻，幸勿疏忽”。其案例末语，不仅是对医者自警防恶，防病于未然，也是医者对病家承诺和提示，加强医患协作，共同战胜病魔。对病已入膏肓的患者，其生命体征已到极限，病情已无法逆转，无药可施的状况，先生本着客观求实，据情晓理，实告疾病的严重程度，委婉地向患者及家属做好思想解释工作，如在重症滞下案曰：“外感风邪，内兼重浊，肠胃失其通降，酿成滞下。痢色赤者偏盛，每厕腹笥胀痛，里急后重。为期已久，胃阴累伤，饮食全废，肢频清冷。脉渐沉伏。势入险途，毕难医治。”再如：“秽浊充满肠胃，腹胀膨脝，日复一日，由来已历数月，坤土累伤，渐至大便稀溏，形容瘦削。脾败之象益显，毕难疗治，勉拟尚希酌进。”又如：“流行瘟疫，自口鼻吸入，从太阳而转入阳明，胃浊抑遏，有升无降。始由头痛呕吐，继之神识昏迷，呓语喃喃不息，种种见症，此属刚痉重候，即西医称为慢性脑膜炎，是最危之候也。勉方仍急前医酌正为妥。”及“产后血耗气乱，脾少运行，痰热互相抑遏，胃之贲门，失其展舒，胸宇以次，冲逆乃跳，动辄头晕眩运，夜欠安眠，大便溏，食欲不振，环唇䀮白少华，肢指有时微冷，神形倦怠。恙久中土累伤，气机旋转，偶有蹇滞，脉如屋漏水流，逾时始见一落，是为七怪之脉。产后大非相宜，姑仿徐灵胎先生建中理气化痰一法，是否有当，敬候前医斧正”等等。震来先生秉性谦和，为人礼善，治病务实，凭据精准的辨治能力，对时下救治条件无法疗治的患者，予以“勉方，务希另请高明”，或“勉方仍急前医酌正为妥”等，体现医者的务实作风。

此外，对慕名转诊求治的疑难重症及久治不愈的患者，震来先生做到不推诿，不歧视，虔诚诊治。对相识或不相识的医生，同道前辈或域外医者，皆能做到互尊互学，谦逊的治医态度，认为“一体同道、互资相长，严于律己、宽以待人，谦逊礼让、顾全大局”，体现医者的人格修养，和同道相处规范必备的礼仪。同时，认真审视剖析前医脉案处方，从中汲取得失，提出商榷辨治方案，择善施治。这种对患者生命高度尊重，对患者治疗极度负责的态度，对当前医德医风教育，倡导医道正能量都有着积极作用。这种把病案作为与同道交流学习管道，对完善病案内涵质量具有现实意义。其做法也理应得到推广。如提出：“病势已入险途，震愧无才，且无能力挽转，勉方即乞竹兄斧正。”再如：“管见如斯，质之理平同志，以为何如，并乞酌加斧正。”又如：“姑仿疏风导痰理气之法，谅与病机有裨，是否有当，敬候芍翁斧正。”还如：“温邪经已内陷，营阴累伤肺气，渐渐壅盛，势有内闭外脱之虞，勉方仍候顺兄酌正。”对晚期肺痨患者，指出：“痰越多，肉愈脱，阴愈损，渐入瘵途，不易医治。勉方，务希另请高明斧正。”先生心系患者，除了家中繁忙应诊外，对部分偏远就诊不便的危重患者，上门出诊也是其诊务重要一环。对危重症患者，必亲自看护，常常卧不就席，“病家守护一夜”，一心赴救，显现草根乡医之本色。正因其医术至臻，医风至正，故有“人罹重疾，得其治者，虽死而无怨”之美谈，时人咸称“仙手佛心”之美誉，可见当时声誉之高。

由此，胡震来先生辨证论治急危重症学术思想，贯穿着完整的中医辨证论治理论思维，临证突出了：一是重视辨证，诊必求细；二是擅汲名法，法必求严；三是判断生死，治必求诚。辨治中注重肺胃气机升降功能，重视脾胃后天之本的调顾，从而达到邪去则正安，阴阳趋平衡的生理状态。胡震来先生的临证实践，丰富了中医治疗急危重症的临证经验。

三、胡震来临证组方用药特色三则

国学大师章太炎尝谓：“中医之成绩，医案最著。欲求前人之经验心得，医案最有线索可寻，循此钻研，事半功倍。”近代新安名医、绩溪“龙川胡氏医学”第十代传人胡震来先生，家学有源，医术精湛，治医谦和，名噪域外。《先严震来胡公医案》是其一生临证经验总结的结晶，案言简朴，辨证精确，立法透彻，组方严谨，择药得体，展示其名医的风范。尤其可贵的是，临证用药特色鲜明，亮点繁呈，彰显出其组方用药特有风格。一是组方善用药对炮制之法，意在以药助药，融合药力，提疗增效。首倡药对炮制新方法；二是洽握病情，体恤民意，组方喜用乡间食用弃材，彰显简便验廉的中医辨治精髓；三是汤剂方中善择膏、丹、丸、散等剂型为伍，意在明辨病情，对症施治，以丸助汤，突出缓急两宜的愈病遣方用药特点。形成了胡氏独具特色的辨治思想体系，今读之令人赞赏，获益良多。

首创药对炮制法　融合药力提疗效

疗效是中医能否生存与发展的关键，而制约疗效之原因，除了精确的辨证与辨病外，还有药材的选用和药物的炮制等诸多必备因素。清代名医石成金(字天基、号惺斋)认为："制不如法，药亦无效。"胡震来悉知药性，善操药法，认识到愈病与药物炮制有直接关联的重要因素。因此，临证用药除了采用米炒、土炒、酒炒、醋炒、清炒、蜜炙等传统的加工炮制方法外，尤为重视以药制药的特有药对炮制法，使炮制后的中药，在功效和用途上都发生了明显的变化。其临证中常以甜百合与乌药、苏荷或紫苏等泡水同炒，融合药力，意取乌药、苏荷、紫苏之温中散寒、行气解郁之功效，而增强百合的温润肺气、行气宽中之作用；其采用车前子与安桂片或芒硝等泡水炮制，分别增进车前子的温利与缓泻作用，通泄二便，祛邪排毒功效；诸如用玉竹、南沙参加淡秋石泡水同炒，可增加玉竹、南沙参的养阴润肺、除烦止渴的功效；用白蒺藜加苦丁茶拌炒，炒后使白蒺藜药性缓和，能平肝补肾、清热明目；枇杷叶取生姜汁、竹茹加姜汁拌炒、细辛加干姜同炒，取二姜解表祛邪、温中散寒及引经作用，直达病所，增加枇杷叶、竹茹、细辛之温肺化痰、燥湿除痰、润肺止咳、散寒止痛的功效。此外，橘白与芒硝泡水同炒，海蛤粉与青黛同拌等，将药与药之间的药性功效融合发挥到淋漓尽致，创新了炮制理论。仅医案中固定药对配伍炮制近 20 组，常用中药达 30 余种。通过主辅药的药对配伍炮制，增加了主药功能，提高临床疗效，摸索出一套行之有效的择药炮制组方经验。

汪奶奶，四月十一日。风温温热，上注于肺，肺气失其下行。咳嗽，右偏胁胸相引而痛，目合则神糊谵语。屡经汗出，而热终然退却不清，其为温病可知。方书所谓：温邪不在汗解是也。兹诊：脉象细数，舌色紫绛。阴分累伤，亟以清解和阴，开其肺气，冀应咳痰转多，方许无虑。管窥若此，质之前医以为何如，并乞酌正。

白蒺藜一钱五分，炒白前一钱，象贝母一钱五分，野茯神三钱，南沙参三钱，白蔻花六分，苦杏仁三钱，丝瓜络三钱，淮小麦三钱，冬瓜仁三钱，炙桑叶一钱五分，炒知母六分，川橘白(芒硝三分，泡水炒)一钱，肥玉竹(淡秋石四分，泡水炒)一钱五分。

二诊：四月十四日。来书所详，进拙方之经过情形，及近日之表现状况，似已由渐而安。前法既合效机，按示仍仿原意出入，可冀霍然。

瓜蒌根衣(米炒)各一钱五分，川象贝(去心，米炒)各一钱，淮小麦三钱，冬瓜仁三钱，无花果一钱，川橘络一钱，肥玉竹一钱五分，野茯神三钱，苦杏仁三钱，枇杷叶一片，甜百合(苏荷一分，泡水，炒)三钱，南沙参(淡秋石四分，泡水炒)三钱。

按：《珍珠囊补遗药性赋》载曰："人徒知药之神者，乃药之力也，殊不知乃用药者之力也。"本案为温病重证，经前医医治未见好转，而求震来诊治。此案可看出：震来在首诊清解和阴，开肺化痰为方基础上，又采用川橘白加芒硝泡水炒、肥玉竹与淡秋石泡水炒，以增加清解养阴、宣络化痰之功能，因而患者温热缓解，病情则趋于好转。二诊更为百合与苏荷泡水炒、南沙参与淡秋石泡水炒，进一步增强了养阴退热作用，达到去邪不留寇的目的，病亦随之而愈。

胡震来在传统的中药炮制方法基础上，不断研究创新药对炮制法，在临证中取得了较显著的疗效，极大丰富了中药的炮制理论，令人耳目一新。案末用"管窥若此，质之前医以为何如，并乞酌正"，以其恳商的态度，虚心与同道推诊论治，足见震来临证治医谦和的作风。

食材弃料变废为宝　彰显简便廉验魅力

清代名医石成金(字天基、号惺斋)认为："药不执方，合宜而用，全在医人，变通酌量……世上不患无良药，只患无良医。有良药而无良医，参附不能疗病，无良药而有良医，姜葱亦可极疴。"中医之辨证立法组方用药，四者在辨治体系中，而药是愈病的终极利器。病有轻重缓急，而药无优劣贵贱，人参甘草各有所需，合宜病情才是硬道理。震来先生根植乡间，深悉民病，在组方时，十分注重采用乡间药食两宜或食材弃料的配伍运用，常用杵头糠、大蒜杆、大蒜壳、尖头螺蛳壳、箬叶蒂、荷叶蒂、北秫米、陈仓米、葱白根、陈墨汁、海蜇皮、鲜荸荠汁粉、鲜稻穗、荷叶边、红白糖、陈橄榄及千捶木、荷叶包饭煨炭等20余种，农村民家易得食材或弃用部分，入药同煎，用于治疗鼓胀、噎膈、咯血等各种疑难重症，在处方中起到了小兵担大将的治疗作用，取得较好效果。震来悉握药性，就地取材，变废为宝，使药食资源得到充分的利用，使乡村的患者得到深切的实惠。将民间低廉的单方验方引申运用到中医临床，发挥出较为理想效应，既体现出乡间医生知民意、接地气之特质和本领，又彰显出中医的简便验廉之精髓意义，对当今挖掘易得食材、食材边角或弃材资源，研究拓展药食价值都具有深远意义。

此外，震来先生十分重视后天之本的调理养护，着重培育中焦脾胃的不足，坚守顾护生生之胃气，慎用大苦大寒之品的家训，临证中常采用野茯苓、山药、扁豆与北秫米、陈仓米、炒粳米等食材的配伍，既补脾气又养胃气，以“助苓药扁补脾益胃之功”的用药特色，将食材弃料另辟蹊径地进行独特应用，使后学有了直观而深切的启悟。

童，石京，八月二十三日。恙久，坤土累亏，肺气宣畅不利。咳嗽，痰中带红，一再举作，形色萎黄，肢心常有蕴热。脉濡软，苔灰滑。姑仿徐氏治咳必先治脾之例，以资土生万物意，是否有当，敬候酌服为盼。

甜百合三钱，款冬花一钱五分，川橘白一钱，御米壳二钱，炒冬瓜子三钱，金钗斛一钱五分，怀山药二钱，扁豆衣三钱，粉甘草六分，野茯苓三钱，炒粳米三钱。

按：本案患童久病致脾肺气阴两虚，肺络受损，咳嗽咯血，一再发作。震来先生采用培土生金资育生化之源补脾理论，主张益气健脾、润肺止咳的方法，组方其中运用茯苓、怀山药、扁豆与御米壳、炒粳米等配伍，方中御米壳、炒粳米乃民生日用有形之物，充药养胃补无形之气，辅助茯苓、怀山药、扁豆之健脾胃、补中气、益肠胃，达到扶佑后天之本功效，形成绝妙的药食同源组合，临证中成效已是其必然。

左，纹川，三月十九日。心为胃母，心虚则胃多升逆之火。脾为肺母，脾阳久困，则肺失肃降之权。饮浊蕴蓄于胸，偏偏上溢。气梗喉中，致碍食物，食入胸宇痹塞，恐有噎膈之虞。附方即乞酌正。

威灵仙八分，石菖蒲一钱，大蒜壳二钱，益智仁一钱，炒杵头糠一撮，法半夏一钱,炒白芥子一钱,炒玉苏子一钱五分,炒甘草六分,野茯苓三钱,尖头螺蛳壳四个。

按:本案最醒目的一点是,方中采用大蒜壳、炒杵头糠、尖头螺蛳壳配伍治疗脾虚浊饮阻肺,肺胃不降反升,致使食道受阻,饮食不下之噎膈重症,三物皆为食材边角或弃材,在常人眼里已是废弃物,震来先生独衷,以形取物,辅助诸药降逆通腑气,消食止呃的功能,占处方所用之药近三分之一,可见其重视食材边角或弃材的合理使用,充分理解药食属性及临证配伍。

膏丹丸散依需配汤　对症施药各显功效

《珍珠囊补遗药性赋》载曰:"大抵,汤者荡也,去久病者用之;散者散也,去急病者用之;丸者缓也,不能速去其病,用药徐缓而治之也。"临证时针对不同疾病的病情证候,选择适宜且恰当的药物剂型和给药方法,从而解除其病痛,以求达到最佳的治疗效果,这是每位中医人在诊病用药与临床疗效上,应该下功夫思考的问题,也是考验中医人辨治能力的硬性指标。震来医案中广泛采用各种膏、丹、丸、散、露等成药制剂与汤剂组合,在各种疑难重症中运用。据统计:在485例医案中,用一味或两味,或丸或丹或膏等剂型配伍的病案有54例,占11%以上,品种有济生肾气丸、指迷茯苓丸、磁朱丸、琼玉膏、牛黄清心丸、半贝丸、礞石滚痰丸、庆余镇惊丸、白金丸、越鞠丸、琥珀抱龙丸、左金丸、苏合丸、安桂丸、通关丸、控涎丹、香连丸、枳术丸、滋肾丸、黑锡丹、益元散等20余个品种,采用另炖分冲或入煎或分吞等服法,辅助汤剂施治,成为处方的主要用药,临床疗效亦显著提高。震来先生以汤剂为主方,祛邪扶正治其本,去病源。用膏、丹、丸、散、露等成药,辨明病性病位,对症施药治其标,各显功效,控病情。标本兼治,有效搭配,全面发挥了中药各种剂型协同作用,成为震来临证用药三大特色之一。

现今这些安全有效的中成药,不管是在剂型的品种数量上,还是在与汤剂的配伍使用上,皆已日趋萎缩,远离临证,淡出处方,走进历史,诚为惋惜。震来医案留给了我们较多的深刻反思。

春兄,北村,三月九日。失血后,继续咳嗽,阴分累虚,虚阳不时上越,额间一遇灼热,则胸次必随懊侬,气馁呻吟。年华已届七旬,肾水日有枯竭,木失水涵,故有眩掉之患。拟用清滋潜阳法。

款冬花一钱五分，炙龟版三钱，石决明三钱，灵磁石三钱，五味子四粒，南烛子二钱，参贝皮一钱五分，肥玉竹二钱，明天冬一钱，山萸炭一钱，怀山药三钱，炙甘草六分，野茯苓三钱。

二诊：三月十三日。据述：额间灼热渐次解除，眩掉亦随平息，精神、饮食方面业见增旺，所详一切，似有转松。前法既合效机，照述仍守原意出入可也。

款冬花一钱五分，炙龟版三钱，石决明三钱，南烛子二钱，女贞子三钱，肥玉竹二钱，明天冬一钱，参贝皮一钱五分，山萸炭一钱，野料豆三钱，炙甘草六分，野茯苓三钱，磁朱丸二钱（分吞），琼玉膏四钱（分冲）。

按：本案为年高失血后，致气阴二虚，虚阳上潜，出现眩掉之症。震来先生首诊采用清滋潜阳法，于各种症状趋于好转，在二诊处方效不更方基础上，加用磁朱丸（磁石、朱砂、六神曲）滋阴潜阳，治疗心肾阴虚，心阳偏亢，胸次懊侬，心悸失眠等；用琼玉膏（地黄、人参、茯苓）补虚健脾，治疗气阴不足，肺虚干咳，形虚体弱等，以协同汤剂滋阴生水、补土生金、清肺生津的作用，选用丸膏剂型缓缓图进，以善病后的康复，实为精妙之举措。

昌夫，七岁，岭里，六月十一日。树人撰方。风温温热上蔽清阳，粘腻痰浊胶滞中脘，胃气壅遏而不降，肺之治节渐失下行。其痰其热业经弥蔓，影响膻中，心经必致迷昧弗宁。缠延多日，正气大虚，虚邪贼风渐渐旋动，四肢筋拘搐搦，脉来屋漏水流，逾时始见一落，是为七怪之脉，病势已入险途，在方书本难疗治，若病家九泉积德，庶克有济。

陈胆星四分，明天麻四分，炒姜虫一钱，炒枳壳六分，青防风八分，皂角炭二分，天竺黄八分，青龙齿三钱，川桂枝八分，川羌活（盐水炒）四分，远志肉一钱，石决明（盐水煅）三钱，炒酸枣仁一钱五分，双勾藤二钱，庆余堂镇惊丸一颗（炖冲）。

二诊：六月十二日。树人撰方。病情详叙前方，兹不复赘，前法既合效机，照述仍守原意加减，以希转入坦途。

正山慈菇一钱五分，天竺黄八分，青龙齿三钱，明天麻四分，炒酸枣仁一钱五分，上上真平蕃连心一钱，陈胆星四分，皂角炭二分，川菖蒲六分，远志肉一钱，九孔石决明（盐水煅）三钱，苏花粉（飞青黛拌）一钱五分，抱木野神（飞芦荟两分，拌）三钱，正崔氏半夏二颗（研细，分冲），磁砂丸三钱（入煎）。

三诊：六月十三日。树人撰方。前仿风涎汤之法，药后肢搐已定，神识渐渐转清，蕴郁之热行将达表，夜寝渐能安寐，复诊诸恙，似已趋危为夷，更以原法进步，得庆更生，实为万幸。

天竺黄八分，上上真川贝（去心）一钱，珍珠母三钱，灵磁石（醋煅）三钱，远志肉一钱，野茯神三钱，西菖蒲六分，青龙齿三钱，炒酸枣仁一钱五分，南北沙参各一钱五分，白金丸五钱（入煎），庆余堂牛黄清心丸一颗（另炖，分冲）。

四诊：六月十七日。树人撰方。来函所详进拙方之经过情形，及刻下之表现状态，似已转好。前法既合病机，按示更以甘平养阴之法投之，以冀康复如初。

炒香白薇八分，明天冬八分，肥玉竹一钱五分，山萸肉八分，野茯苓三钱，炒酸枣仁一钱五分，炒白芍一钱，怀山药二钱，远志肉一钱，炙甘草六分，川橘白络各一钱。

按：本案患童为温病危症，命悬一线。胡树人（胡震来长子）在震来的指导下，首诊在祛风潜阳方中佐以本村药店特制的庆余堂镇惊丸以增强清热降逆作用。二诊则更为磁朱丸息风通窍、镇心安神。三诊更加白金丸、庆余堂牛黄清心丸，协同豁痰通窍，清心安神、益气养血、镇静息风，用于痰热上扰引起的郁热虚烦等，在各急危重症状趋于好转后，四诊及时撤除丸剂给药，予养阴定志，养心安神为其收功。

震来先生根据病情进展各阶段，合理选择使用对应的成药，力挽狂澜，抢救孩童生命，足显其在抢救治疗急危重病方面的应变能力和丰富的临证经验，不愧是位治疗急危重病的高手，意义重大，影响深远，其景难现。

清代医家周学海曾指出：每部医案中，必有一生最得力处，潜心研究，最能汲取众家之长。今天我们讲要充分发挥中医药特色优势，那就应该清楚地认识到，只有很好地传承研究，才能更好地创新发展。胡震来医案中这些个性鲜明，而且相对稳定的遣方用药特色经验，及临证认识处理疾病的特定思路和方法，如今不为人们重视，业已渐行渐远，远离人们视野。因此，承袭医家特色遣方用药经验，总结珍贵的辨治遗产，推进药对炮制方法的传承与创新；推行药食弃材资源的充分利用；挖掘恢复膏、丹、丸、散、露等剂型的制作及临证有效配伍运用，对于保持并弘扬中医特有的辨治思想体系，领悟博大精深的组方用药特色，对现今临床都有着重要指导意义和实用价值。

四、王仲奇、胡震来辨治汪浩如验案赏析[1]

《先严震来胡公医案》之医案医话部分，虽案例不多，但系震来先生行医多年之所思所悟心得体会，读之启人悟境，践效临证，弥足珍贵。深感案中，多道有得之言，体验中具言诚恳之语，足以补泛泛医案之不逮。今摘选近代新安名医王仲奇与胡震来先后所治汪浩如案例进行赏析，从中窥究二位大师的辨治特色及用药亮点，彰显中医特具的同病异治理论精髓，析之临证意义深远。

王仲奇诊治汪浩如病案

方案：脾钝肠急，胃气着滞，脘腹胀痛，牵引胁背欲作呕恶，食难消受。脉弦。治以温中运脾，舒肠健胃。

佩兰叶三钱，荜茇一钱，白蔻花一钱，法半夏一钱五分，淡干姜一钱，藿香一钱，沉香曲一钱五分，佛手柑一钱五分，炒五灵脂二钱，炒川芎一钱，旋覆花（包）二钱，白茯苓三钱。

胡震来诊治汪浩如病案

仁里，汪浩如君。素抱腹痛宿恙，五月间，就医于沪上王仲奇先生处，求治旋归未久，痛忽转剧，比即延竹书先生、恩廉先生医治，方用通腑与分消之属，二便终不下行，不得已，特来邀予，予即从速前应，诊治索阅前医方案，有谓棘手云云，内有仲奇先生的方，为之抄来以备参考。仲奇先生乃近代卓著之名医也。鄙人因才疏识浅，不厌求详，但王先生虽非我师，矧其经验之宏富，置于手边，亦可资效法耳。

1 注：本案原载于胡节君整理《先严震来胡公医案》手抄本“四三七至四三九”页。

汪君，八月二十日。嗜饮湿盛，上注于肺，腑浊亦随之而上升。少腹气扛胀痛，上连胸脘，非嗳逆即咯痰，痰浊粘腻。内热重炽，神形烦躁少寐，大便多日未行，小溲点滴不利。凭《内经》所谓：肺气不降，则小便不利是也。亟宜泻肺化气之法，以俟动静，拙见如斯，仍候前医斧正。

炒射干一钱，炒鼠粘子二钱，川菖蒲八分，北紫菀一钱五分，橘红衣（盐水炒）八分，炒赤芍一钱，炒桑白皮二钱，甜葶苈（隔纸炒，去油）八分，怀牛膝（盐水炒）一钱五分，车前子一钱五分，枇杷叶（用生姜二片，杵细取汁，拌炒）三钱。

二诊：八月二十二日。进拙方，大便已解数次，小溲亦渐畅行，惟少腹尚有胀痛之象，嗳逆与咯痰未已。究属肺金为邪热遏郁，无以制于肝木，木犯于胃故也。再照原意损益，可冀渐次就痊。

炒射干一钱，炒鼠粘子二钱，川菖蒲八分，桑白皮一钱五分，橘红衣（盐水炒）八分，制郁金一钱，无花果一钱，白蔻花一钱五分，炒冬瓜子三钱，野赤苓三钱，两头尖（酒洗飞青黛拌炒）六粒，枇杷叶（姜汁炒）三钱，济生肾气丸三钱（分吞，内牛膝、车前子合成）。

三诊：八月二十九日。精神胃纳渐旺，腹痛已弭，痰浊已解，肺气似乎肃清。脉静舌洁。更以和中益胃，以期康复如初。

法半夏一钱，炒北秫米三钱，生谷芽三钱，川橘白一钱，益智仁(盐水炒)一钱，无花果一钱，炒冬瓜子三钱，粉甘草六分，白茯苓三钱，金匮肾气丸二钱(分吞，即肾气丸内加肉桂、附子)。

按：王仲奇先生（1881—1945 年）系安徽歙县人，新安王氏医学第三代传人，1923 年由徽迁杭，同年秋定居上海，擅治疑难杂症，声名远播。胡震来先生行医绩溪龙川，以擅治急危重症而名震一时，时人患急危重症经其治而无憾。邻里医患纠纷，皆由出面平息排难。本案汪氏素患腹痛，五月间旧疾复作，由绩溪仁里赴上海寻求王仲奇先生诊治，仲奇先生以温中运脾，舒肠健胃入手，药用芳香化湿，理气健胃之剂，予以调治收功。汪患由沪返绩后，于八月间旧疾又作，且症有传变，访医多人终未能解，又转请震来先生诊治。先生根据病情发生变化，对照仲奇先生并结合竹书恩廉三位前医的得失方脉，调整思路，治标祛邪，掌握了本患辨证的三大关键：一辨明了证候的轻重缓急；二辨清了病位的因果先后；三辨定了病性的真假异同，依病情转归，提出泻肺化气之法，着眼于肃肺降气，利水化湿，以清除上中焦之邪，经三诊，服用汤剂十四帖，并辅以丸药，恙久而愈。本案的取验，对临床腹痛病症仍具有重要的参考价值。

因医而生，为病而逝。胡震来先生生于医户世家，以医为业。历来遵循精医为道，学中悟，悟中学，将理论与实践有效融合，正当才学横溢，大展作为的年代，确因烦劳过度，染斯瘟疫，英年早逝，生命的乐章在高音区戛然中断，终为世家与病家心悲憾事。先生根植乡邻，治病求真，服务求善，一生深研急危重症病的治疗，愈者众多，成为近代新安辨治急危重症之里手，享誉深远，求医者远及江浙与徽、宣各地。

五、胡震来：一位把毕生献给了中医急症事业的医家

胡震来（1896—1943 年），字雨田，出生于绩溪龙川胡氏九代世医之家。父胡爻吉为清末庠生，科举废止后，便弃儒从医。震来先生幼受世家医学承袭文化的影响，便“抱济世泽民之心”，立下“不为良相，即为良医”的远大志向。在承袭世家技学的基础上，走尊经习贤、重技探艺、德行为先的精医之路。把救死扶生，解患者痛楚，作为医者最终目标，以宅心仁术为己任，经多年的临证实践，推出“医者意也”的为医座右铭。极力营造医者与患者的严谨和谐的诊疗环境及平等交流氛围，创建“是亦杏林”的杏林世家诊病场所，追求医者最佳之精神状态。因而，他为医一生，谱写了一曲将短暂的生命献给了患者、把毕生精力献给了中医急症事业的精彩华章。是今追思数典令人感怀，习读验案仍具有临证指导价值。

医者意也　技艺为本

胡震来少时师从伯父胡象离承袭岐黄，在伯父的言传身教下，经数年的好学苦读，求术勤证，医技日进，诊病用药青出于蓝，曾替伯父代诊，独当一面，经胡象离考核后，授“九世医胡象离授侄男胡震来”处方印笺一枚，准予独立门户，悬壶

济世。自古是功夫不负有心人，几年的勤奋学习，为其日后的临证打下了坚实的理论基础，也终成就了一番医业。

震来先生通过多年的临证实践和体悟，对中医学有了更深的理解和认识。认为医者，首要的是提高技艺水平，解救患者生命，减轻患者痛苦，倘若没有真本领和实用手段，再好的理论也难以在临床中解决问题。因此，特别遵从东汉名医郭玉提出的"医之为言，意也"，对医与"意"有了自身的解读。为使临证中，诊而有度，治之有则，特制作了一枚木制方形"医者意也"的隶书大字处方印章，用以自省自警。印章右侧下方署有"绩溪龙川世医胡震来诊笺"。先生认为"医者意也，在人思虑"，强调行医治病，贵在思虑，胆大心细，谨慎处置。综观震来先生"医者意也"的悟印，谆谆告诫和鼓励世家医者，在临证时要进行积极、灵活、创新三个层次的思考，要体现出"医者意也"的三种境界：一是在临证诊病时，要积极思考，自出机杼，理法方药，首要注重辨证；二是在辨证分析时，要圆机灵活，知常达变，判明疾病之见证与变证，及转归与预后，明确诊断；三是在处置用药时，要谙熟药理药性，合理组方配伍，用药如用兵，对于急重症患者，贵在出奇制胜，解患者于危难之时。震来升华了世家承袭机制，提炼出历代世医的医道准则，将"医者意也"作为行医的"座右铭"，铭记祖辈的告诫，不断提高医技水平，诚待每一位患者。特别要求在处理急危重症患者时，要临危不乱，专心致志，诊断缜密，处置果断，有的放矢，令我们在读其医案医话时，仿佛身临其境，备受启悟。此外，先生还认识到，行医者的诊疗行为，与同道相处的理念态度，及医者与患者诊治关系等，皆包含"医者意也"的内涵精髓。因此，震来先生以其深厚的中医学理论功底，和察微知著的辨证目光，以及灵活善变的遣方用药经验，治愈了大批急危疑难重症患者。早在20世纪20年代初便崭露头角，名声大振，医名就飞跃出龙须山脚、登源河畔，并远播邻近徽、宣及浙江昌化、临安等地。故有"世家医名，震来尤精"之说。又有"急症高手"之称。

是亦杏林　救死扶生

在绩溪龙川胡氏宗祠左侧，有一座三间两过厢的徽派建筑，高大的门楼上砖刻“是亦杏林”四个苍劲洒脱的篆书大字，这便是胡震来先生故居。先生既精于辨证，谙熟药理，重视医者的医技和行为，从内修炼“医者意也”，提高技艺。又注重诊病场所的工作氛围，营造“杏林春暖”病至如归的温馨就诊环境。营造出医者从容严谨的工作氛围，增强病家对“医不三世，不服其药”的世医家族所相传积累经验的信任和信心，达到内外兼修，使患者有个宁静舒心的就医场地，医者发挥出最佳的工作状态。

震来先生在营造医患和谐的氛围下，更清楚地认识到，急危重症病因病机错综复杂，病情病症层出不穷，疾病的传变迅速多样等特点，这就要做到临危不乱，遇急从容，重视辨证。只有辨明证候，才能有矢处置。明确“辨症之难，甚于用药”的见解。还要了解到“病有见证，有变证，必胸有成竹，乃可施之以方”（叶天士语）。因此，《先严震来胡公医案》中急危重症患者占 72%，慕名转诊的急危重疑难症患者占 26%。

在 20 世纪 20 年代末的一个夏秋季节，绩溪临溪石榴村、高车村等地，众多村民中疫痢流行，死伤无数。附近村庄多名医生，束手无策，后来邀请震来先生出诊。先生在为患者看诊之前，向家属索要前面医生开的处方，震来看后认为都是一些普通治痢疾处方和常用通腑逐秽利气之药物。有的医生用当归白芍汤、有的用平胃散、有的用葛根汤、有的用白头翁汤，或在处方中加槟榔、枳实、广木香、川连、炒芩、大腹皮、焦山楂、六神曲、淡吴萸、大黄等，上述中药轮番使用，患者都不见有效。震来“审症求因”后，认为是“表里两邪，互相壅滞之咎”，采用人参败毒散（去人参，加盐水炒益智仁）治疗。患者服用二帖后，病情很快转好，再经调理，患者便恢复如初。此后，同村及邻村患者得知情况，皆以该方为验方，照方服用。另有一部分无力请医生治疗的村民，也自行抄方服用，均“屡服屡效”。此方广为传用，起到了治疗效果，挽回众多生命。后来，这几个村的村民都感谢震来先生恩德，把这次的治疗经历，当做佳话传颂很久。

有一年的六月某暑天，邻近湖村，有个叫聘珍的人儿子，因感受风热，大便泄泻有许多天，后来发展到一日便泻几十次。开始由同村的章应辰医生开方治疗，他先用分消治法，后用理中治法，二诊过后，便泻仍然不见好转，反而出现四肢清冷，冷汗淋漓，家中人甚为忧虑，认为是得了不治之病，遂邀请震来先生出诊。先生经四诊合参后，认为是由“邪热霹陷心脾，卫阳已被下迫，大便滑泄”造成的。震来不被表面的凶险症状所迷惑，果断采用泻黄汤治疗。方用石膏(酒炒)一钱五分，黄芩(酒炒)八分，山栀(酒炒)八分，甘草(酒炒)八分，广藿香八分，防风(酒炒)八分，连翘(后入)一钱，佩兰(后入)一钱，白蔻花八分，淡竹叶(后入)一钱，苏荷(后入)八分。认为该方苦寒药能入心脾而泻热，但“非酒炒不能熏蒸病所”，故近一半药采用白酒炮制，一半芳香解暑药后下。患者服药一帖后，身体转温，汗出也逐渐收敛，不用止泻药而便泻自止。二帖药服完后，患者身体就基本恢复正常。后来，又采用泻黄汤，治疗同村张家如儿子与聘珍儿子相似的病症，亦收到较好的效果。先生特把该医案总结体会载记附案后，曰：“爰将方案抄存以备后辈检览，俾知予临症不苟煞费苦心矣。”

民国二十三年(1934年)六月。绩溪县城木牌楼，求是轩裱画店主人，章灶玉的媳妇。起病开始咳嗽，腹痛，后又发冷发热，就像打摆子发疟一样，连续几天请县城医生治疗，但是都没效果。某日傍晚时分，患者突发痉厥，肢体发抖，病情十分危急，家里人惶恐不知怎么办好，一时没有主意了。恰好这时候震来先生在县城，为子承先生看病，章灶玉听到后，立即赶到子承家中，邀请先生出诊救治，并说明了他媳妇的病情，心中万分着急。随后震来立即一同前去患者家，当时章灶玉家中有位“芍坡先生”正在救治，采用中药取嚏等多种办法，患者始终不醒，“芍坡先生”也不知如何是好。震来当时因受章灶玉催促得很急，进门后也没有来得及与“芍坡先生”详谈病情，就直接到患者寝室诊察，诊得脉症相符，认为是痰饮上壅造成的厥症昏迷。此前几位医生未能查清病因，用药杂乱。几天来，换一位医生则开一处方。有的医生用导滞法，有的医生用散寒法，有用逐瘀法，有用定痛法，方证不符，哪里有效果呢？震来经过四诊合参后，认为病因是痰饮作怪，治疗上必须采用探吐之法，为患者启开户门，药用皂角末二分，藜芦三分，细辛二分，枯矾二分，瓜蒂三分，半夏三分。将上药研极细末，用开水调匀，将药灌下，过了一会时间，患者一下吐出许多痰涎，随后慢慢苏醒，震来再用疏风导痰理气泄饮治法和药物，患者逐渐转危为安，又经几次复诊调理，患者痊愈。

民国二十八年(1939年)十月十六日，震来先生受老朋友绳武先生一再相邀，到休宁龙湾出诊。患者是个老年妇女，患有一种奇难怪病，每天夜晚一两点钟，便开始恶心呕吐，白天如常人，病情已持续一个多月，看了当地几位医生，都没有效果。由此慕名请震来先生远途出诊。震来初诊以宣肺和胃治法，无效后，又再投和中运脾、舒畅气机药，一天一剂，希望能镇逆止呕，但是，两天药后，仍如其故，震来苦思不解，便仔细查看夜间呕吐物，发现多为痰涎，继而断定是痰饮在作怪，即便使用逆吐治法，采用“通因通用”法。开方服药后，一会时间患者吐痰浊很多，第二天改用甘平益胃药物，和中固本，一剂服完，是夜呕吐不再发作，一个多月顽疾怪病就治好了。病家一再设宴感谢，欲挽留几日，震来先生考虑出门有几天，家中诊务又较忙，便谢辞而归。

1939年秋，一清早就见一个人急匆匆赶来，请求震来先生出诊。患者是几十里外临溪镇上一个做木材生意的程姓老板，已一周没有进食，且身热重炽，神昏谵语，请了几个医生诊视后，面对其症都束手无策，方急速差人邀震来先生诊治。待先生赶到临溪镇时已是中午时分，患者僵卧在床，已奄奄一息。震来先生从容不迫，先是询问了其家人程姓老板的病起症状，而后仔细诊脉，反复观察患者周身情况，隔一会儿再诊一次脉，却迟迟不开处方。这时家属早已备好炭炉，等待煎药。但望着神闲气静的“慢郎中”，患者家属是心焦如焚。在一旁陪侍的临溪中药铺的胡老板是震来先生的朋友，忍不住开了口：“震翁，病人命如悬丝，危在旦夕，为何迟迟不遣方下药？”震来先生答道：“胡兄有所不知，此病乃阳明腑实，火灾如羸之候，痞满、坚症已具，但脉未沉实，不到攻下火候，请少安毋躁。”就这样震来先生一直守在患者身边观察诊脉，直至下午二时，先生见脉已沉实，急嘱用大承气汤荡涤。果然，半小时后患者矢气频转，泻下硬粪近十枚，当晚患者身热渐退，神志转清，再经调治而愈。

又载，震来先生赴扬溪清水塘出诊，途经高枧村口，忽然村中一人奔跑上前拦轿求治。停轿一问，原来是家住高枧的叶勉干医生的妻子患病身热不退，且不思饮食，已经半月有余，勉干医生多次用药皆无效，渐致卧床不起。正焦急万分之时，听说震来先生途经村口便拦轿求治。震来先生诊后开出药方，嘱其服药一帖，明日再来复诊，并告知勉干：药后患者定会出汗，汗如玉米粒大小，汗后病即转轻，但切不可再受风寒。勉干医生听了心有疑惑，心想：药后出汗相信你震来先生有此经验，但汗如玉米粒大小恐怕有些悬乎。不想患者服下汤药后不到一个时辰，果然出汗，且汗液黏稠，积聚成一颗颗汗珠，小者如绿豆，大者如玉米粒。随后患者体热渐退，全身顿觉轻松。第二天震来先生前去复诊，加减药方，只服三帖，其妻病就痊愈了。勉干医生惊叹不已，百闻不如一见，对震来先生是更加佩服之至。

1942 年冬到 1943 年春，时值抗日战争艰苦时期，绩溪县境内又暴发流行性脑脊髓膜炎，百姓的日子是雪上加霜。震来先生认识到该病有很强的传染性，中医称为“刚痉”，出于医生的本能职责，鉴于当时的医疗条件，自费在当地报纸上刊登处方，呼吁民众用“防风通圣散”进行预防，而自己 12 岁的幼子胡汉如却不幸染病身亡。震来先生强忍丧子之痛，仍夜以继日地抢救患者。他常常整月出诊，不能正常睡觉，只能在轿中闭目稍息，以至臀部皮肤被轿凳磨破，到病患家中不得不蹲在椅子上问诊开方。一次出诊，先生因过度劳累在轿子里睡沉，结果从行进的轿子上滚落在地，头面部受伤。先生终因身心过度疲惫，免疫力下降，加之接触患者过多，不幸染疫，于 1943 年农历四月十四日仙逝，享年 48 岁。震来先生把毕生献给了中医急症事业，将短暂的生命献给了患者，履行了医生救死扶伤的天职，展现了医者临危不惧的精神，他的英名也将永远留在这片他所热爱的土地上。

仙手佛心　仁术济世

胡震来先生医术精湛，诊病出神入化，常挽狂澜于既倒，使许多垂危患者重获生机，故慕名求治者络绎不绝。患者称颂先生“妙手回春，恩同再造”，深得广大百姓的信赖。许多曾经先生诊治过的患者都将他的处方长期珍藏，甚至一些危重患者称：能得先生高手一诊，虽死而无憾。彼时歙县南乡一带民间，相传只要有胡震来先生的一纸处方，往往就可以平息因医疗纠纷引起的闹丧风波。

民国二十四年(1935年)十二月上浣,龙川村私塾教师胡子谊先生撰写的《龙川胡氏医学家真迹》载记:"民国十二年,安徽桐城县陶润月患重疾求诊治,药到病除,赠其匾额首序云:'贵府世代名医,晚生到此有年,耳之已熟。今沾重疾,果蒙令郎震来先生妙手,药到病除,足征衣钵真传,后先媲美也。活命之恩,愧无以回报,今将回籍,留此以纪不忘。'"真实记载了其妙手回春,救死扶伤的事迹。

20世纪30年代初期,震来先生因治好了绩溪名士周恭先生小儿时疫病,为感谢先生再造之恩,特赠"仁术济世"匾额,匾中跋语云:"秋间小儿起汉偶染时疫,几致不起,先生力挽狂澜,恩同再造,特赠匾额以志谢忱。"这也是众多牌匾的传记之一,颂赞着先生的医术美德。先生"医者仁心",在龙川村常常利用晚上时间,无论再忙再累,也不管风雪雨霜,总要提着马灯挨户上门去巡视村里的患者,始终保留着祖辈们惠泽百姓的遗风,对四乡百姓也同样关爱有加,凡邻村村民就诊,有困难者一般不收诊金,特别贫困者还代为付药费,百姓时常念其恩德。

民国二十三年(1934年)时任绩溪县长的马吉笙,为表彰世医胡震来先生的医学事业成就,特制一块匾牌,题为"识超学粹,仙手佛心",高度概括了震来先生的医学水平和医事成就,对绩溪县"龙川胡氏医学"世家的惠世家风也给予了肯定。

医案载记的学术经验,乡间百姓的感恩美谈,皆传颂着胡震来先生为保一方百姓的身心健康,穷尽毕生所学与急危重症抗争,为了抢救急危重症患者鞠躬尽瘁,把毕生献给了中医急症事业的感人事迹,展现了一代中医人的精彩人生。真可谓:"龙川胡氏学渊长,十世震来德艺香。识超学粹医中杰,仙手佛心美名扬。"

历史的责任，世家的重托——《胡震来医案探微》编后语

“龙川胡氏医学”文献史料挖掘及胡震来医案整理和学术思想、临证经验研究工作，循序渐进，剥茧显蛹，伴随世家资料不断发现，将尘封已久的宝贵文献，呈现于世人面前，还原了真实面貌，取得了阶段性的科研成果，为新安医学名医世家之系统性挖掘整理和学术研究传承工作起到了典范作用。

早在2011年12月，黄山市新安医学研究中心原主任张贵才先生一篇《从尚书府走出来的新安医家》刊登在《新安养生谷》(内刊)后，开启对“龙川胡氏医学”世医家族的挖掘与整理研究序幕，奠定了之后的基础研究工作。2013年4月末，正值山花吐艳，茶园飘香，又是一年春生业旺的季节。黄山市中医院胡为俭院长、资深新安医学研究专家张贵才先生、中医院新安医学传习基地办公室主任来雅庭一行三人，为探幽揭秘，专程来到“龙川胡氏医学”世医家族发源地——龙川，对近代新安医家胡震来先生故居展开寻访考察。在一楼大厅，除了徽派古民居常有的八仙桌、太师椅、茶几等常见家具外，还有震来先生使用的三屉诊桌和“雨田书柜”等诊疗用具。在寓所二楼东侧背后，一间久无人居房内，发现大量明清时不同版本的中医古籍，达300余册。另有胡节君先生遗存的历年处方手札及单验方手抄本多部，共计20余册。诚然，观者不仅为故居内藏有众多的中医古籍版本所震撼，更对世家经久不衰的渊源传承机制有了更深的理解和感悟。为此，素来眼捷手快的贵才先生，灵感顿发，撰写《探寻安徽龙川胡氏医学》一文，刊载于2013年5月10日《中国中医药报》第八版，着重介绍了近代医家胡震来、胡

节君父子二人的医事医迹，彰显了他们德艺双馨的业绩。同时，胡为俭与来雅庭先生对“龙川胡氏医学”世家传承进行深度的探析研究，深化了研究内涵，理清传承脉络，逐一展示深藏久远的名医世家文献资料。先后有多篇论文刊载在《中医药临床杂志》《徽州社会科学》《新安医学研究杂志》《黄山老科协》等杂志上。相应的“‘新安龙川胡氏医学’世家传承研究”于 2014 年 6 月在安徽省“新安医学世家传承研究会议”上作大会交流。同年 8 月有相关三篇论文，收载于“中华中医药学会第十六次医史文献分会学术年会暨新安医学论坛”论文汇编。由此，将“龙川胡氏医学”文献史料挖掘及胡震来学术经验整理研究推向了高潮，向世人展示了名医世家鲜为人知的文化传承内涵，这也成为了世家传承研究的一个转折时期。

2014 年 6 月，“新安医家胡震来临证经验整理研究”项目成功申报安徽省卫生和计划生育委员会中医药科研课题，为抢救“胡震来医案”抄本提供了机遇。至此，将“龙川胡氏医学”家学渊源研究和胡震来先生学术思想及临证经验整理研究工作推向了一个新的高度，也使“龙川胡氏医学”前期史料考据与文化传承的纵向研究转为医家学术思想和临证经验总结的横向研究，全方位展示了名医世家的核心价值。

安徽中医药大学牛淑平教授指出：“传承是基础，创新是关键，临床疗效是生命力。”“盛于明清的新安医学，正得益于家族世医的传承纽带作用而延绵不绝。”但随着历史的进程，时代的变迁，传统的父子相传模式已很难坚持下去，传统的师徒传承模式也很难延续，探索新型的传承模式，培养后继中医铁杆人才，仍任重道远。因此，整理抢救胡震来先生学术思想及临证经验，出版发行《胡震来医案探微》，授之以渔，显得尤为重要。这将有利于振兴中医药治疗急危重症，增强中医界的信心，履行历史责任和诠释世家重托，也具有推动新安医学传承创新的现实意义。

按照“保护为主、抢救第一、合理利用、传承发展”的工作方针，如今在绩溪龙川（省级文化保护区）思敬堂名仕展示馆内设有胡震来展区，以传播胡震来医事业绩。2013 年“龙川胡氏医学”被黄山市政府列入第四批非物质文化遗产名录。2014 年胡震来哲孙胡为俭荣获第五批省级非物质文化遗产(新安医学)代表性传承人称号。可以预见，“龙川胡氏医学世家”研究必将在新时期下挖掘出更多精华。

我们谨向大力支持本书编辑工作的领导、专家以及黄山市中医院郭泽伟、刘萱医生及计算机专家俞永辉同志表示由衷的感谢,他们在医案初稿整理、目录编排过程中做了大量工作,付出了辛勤的劳动。由于我们是首次尝试将研究与医案同集一书,缺乏经验,加之时间仓促,难免有不足之处,敬请读者和中医同仁不吝赐教。

胡为俭

2022 年 11 月

附录　绩溪“龙川胡氏医学”历史文化遗存

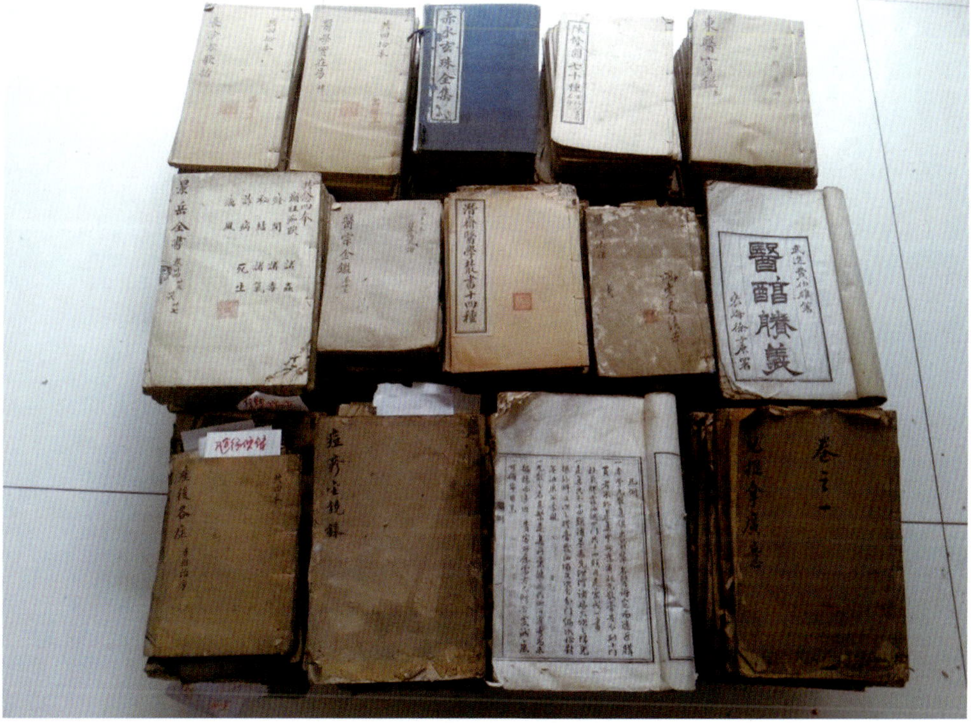

附图 1　胡氏家藏医学书籍

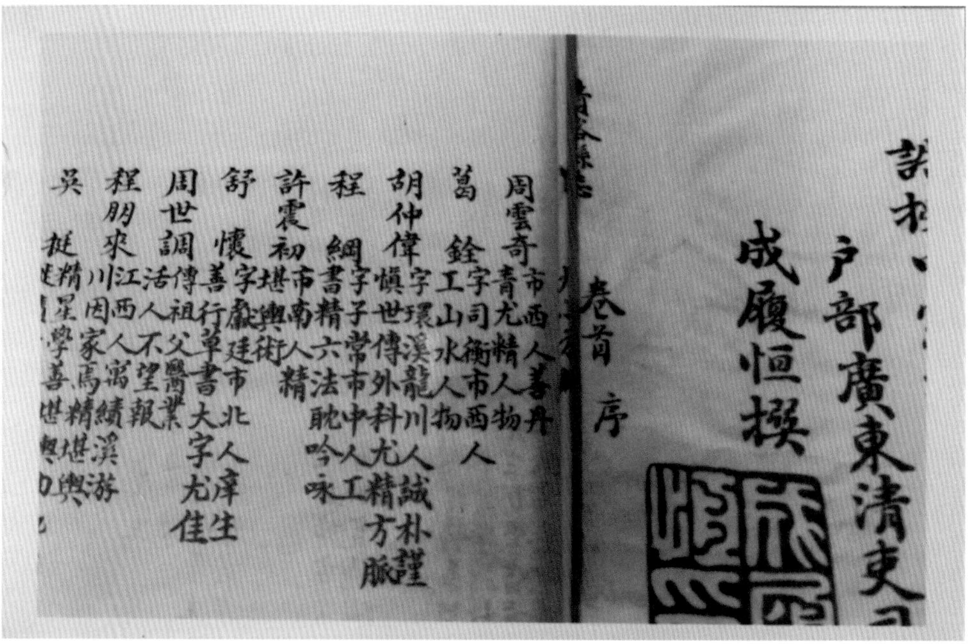

附图 2 《绩溪县志》载：胡仲伟、字环溪，龙川人，世传外科，尤精方脉。

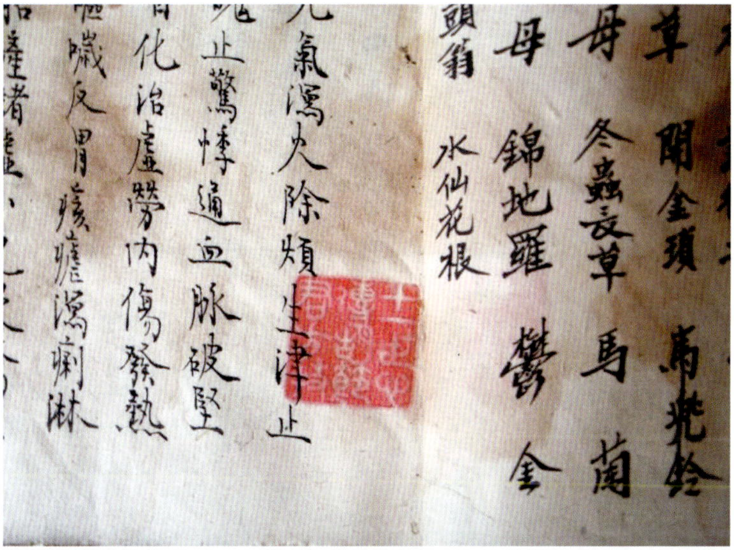

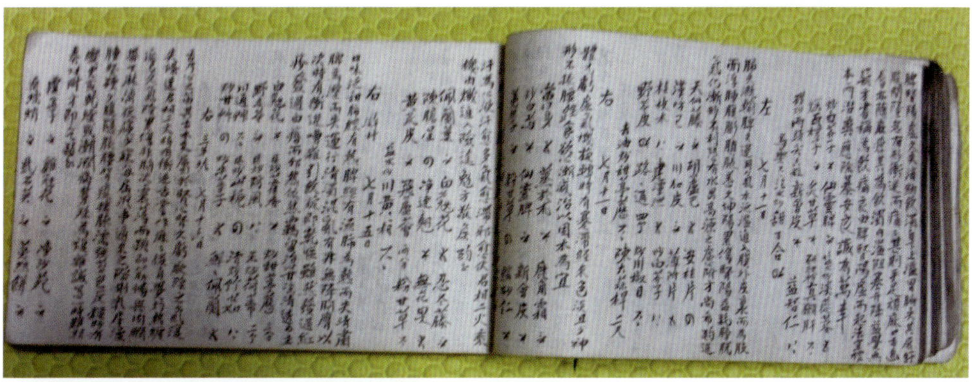

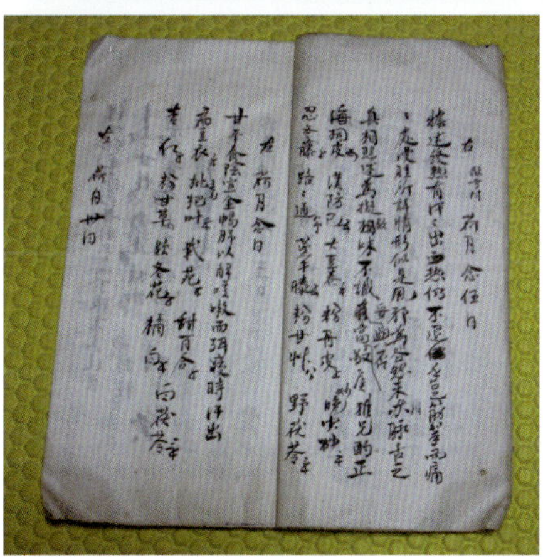

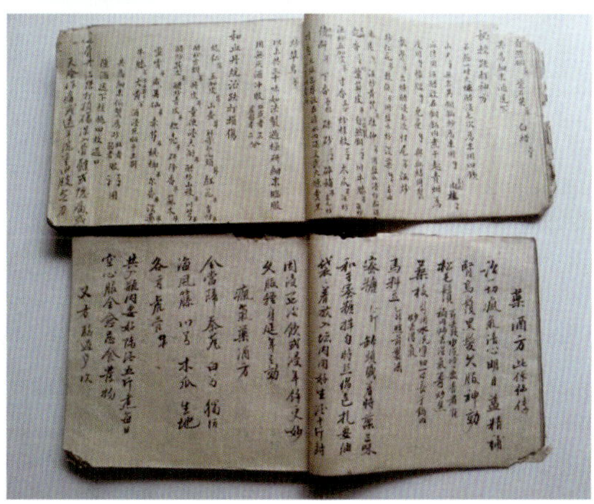

附图 3 “龙川胡氏医学”家藏部分医案、医话手迹

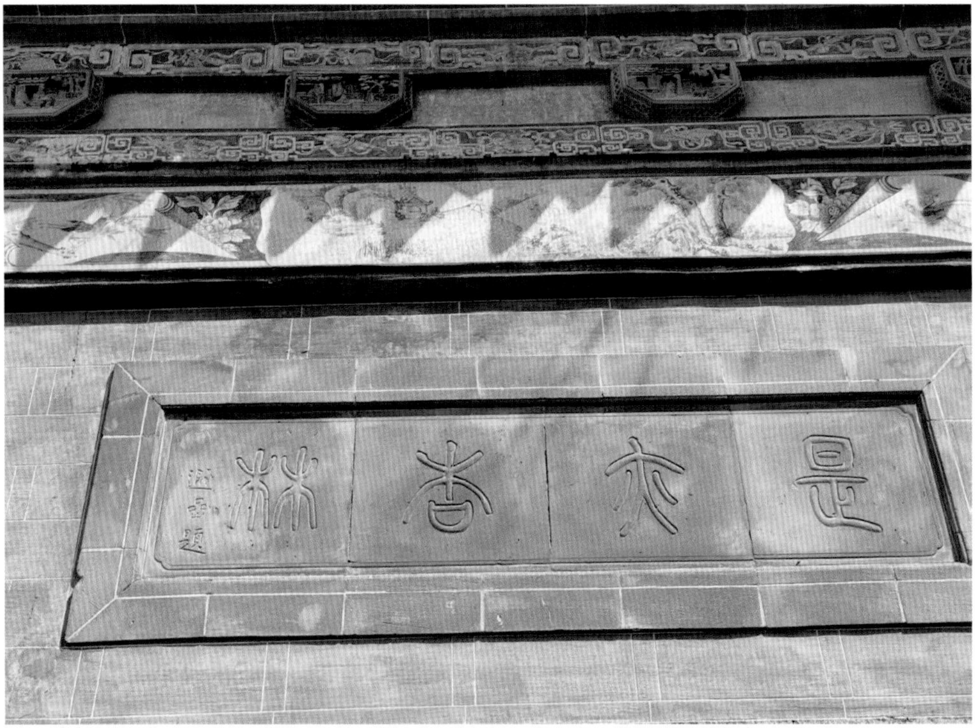

附图 4　胡震来祖屋门楣上雕刻着“是亦杏林”

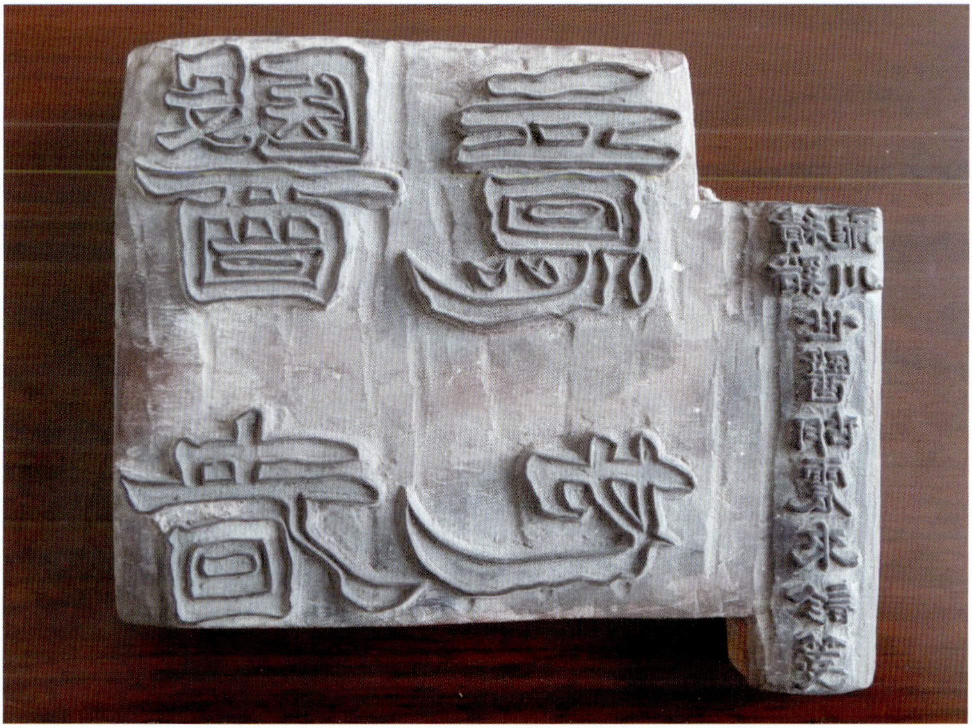

附图 5　“龙川胡氏医学”第十代传人胡震来先生诊笺“医者意也”

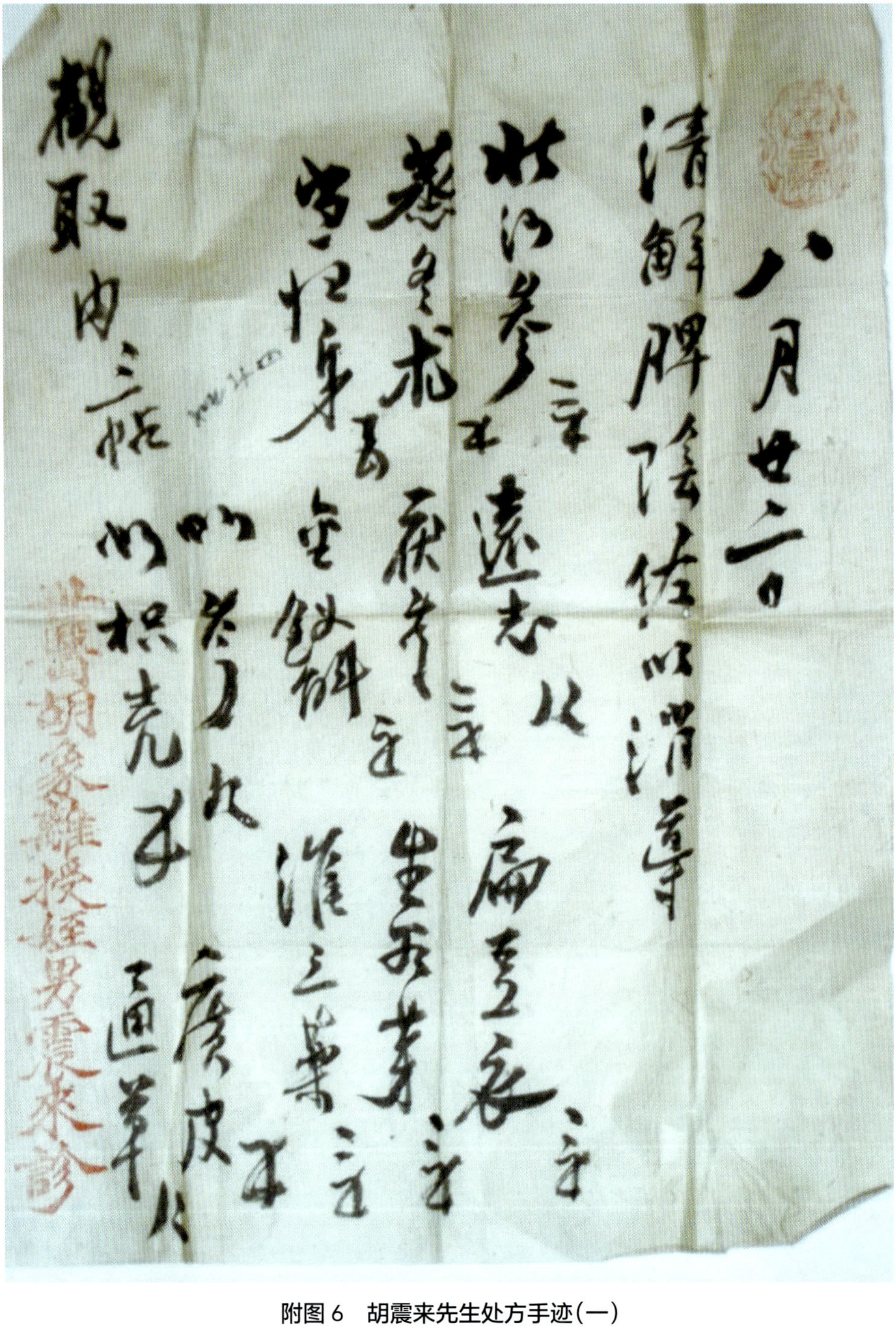

附图 6　胡震来先生处方手迹(一)

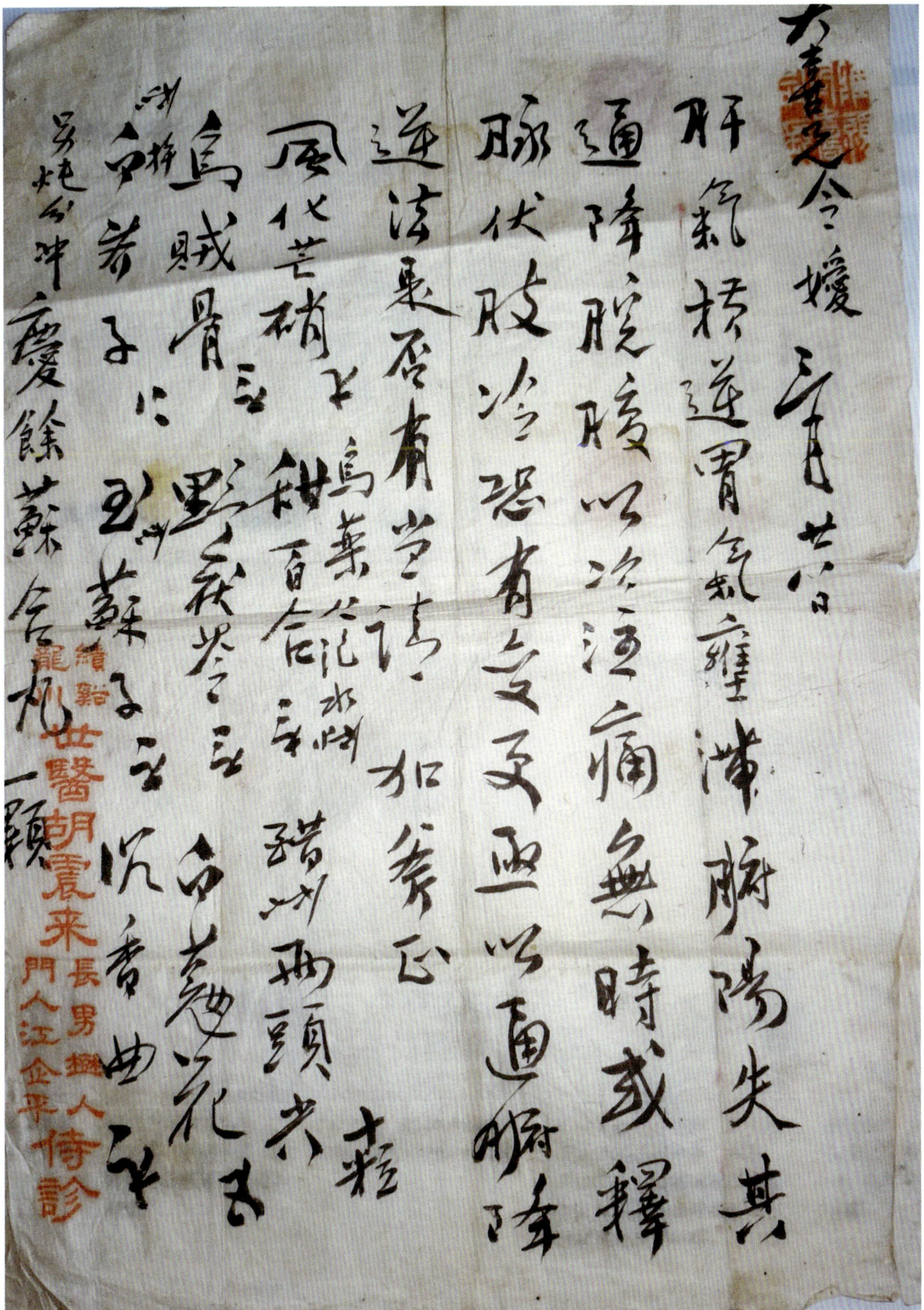

附图 7　胡震来先生处方手迹（二）

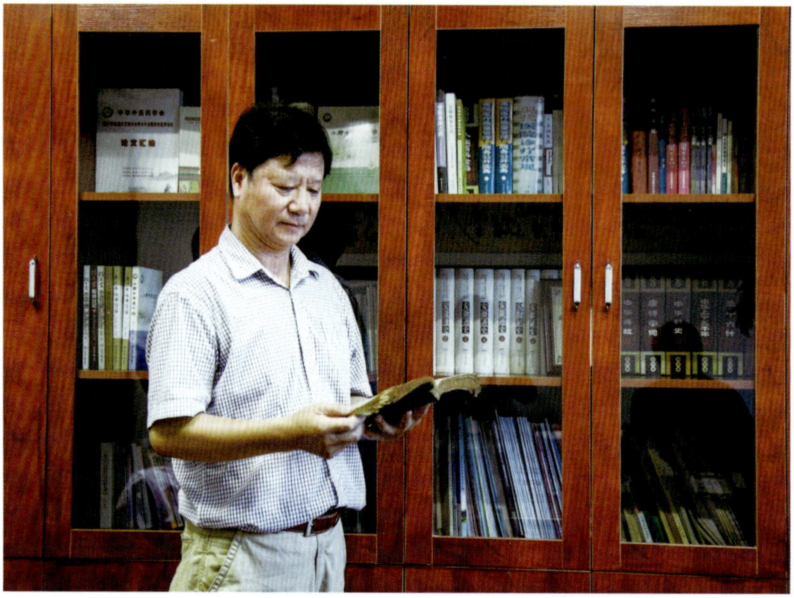

附图 8 "龙川胡氏医学"第十二代传人胡为俭

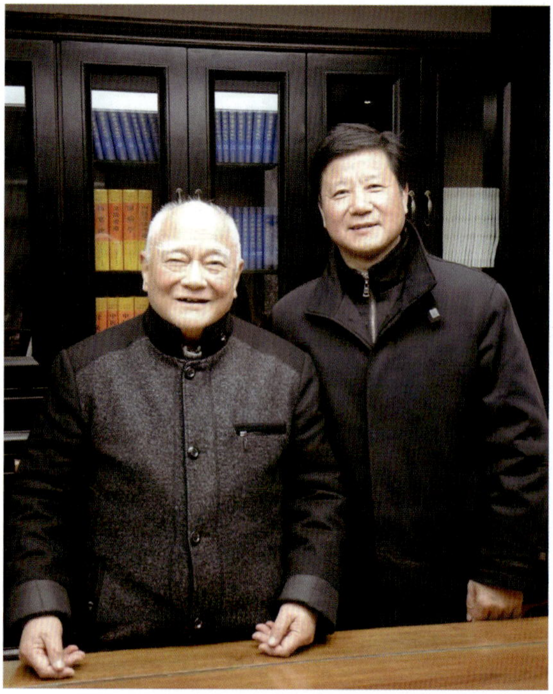

附图 9 胡为俭与国医大师李济仁合影